Guide Vétérinaire des Chiens et Chats

Plus de 1 000 remèdes maison pour les chiens et chats

MODUS VIVENDI

Guide Vétérinaire des Chiens et Chats

Plus de 1 000 remèdes maison pour les chiens et chats

MODUS VIVENDI

Publié aux États-Unis par Rodale Press, Inc.
sous le titre de: *Doctor's Book of Remedies for Cats and Dogs*

Version française, édition révisée:
Les Éditions Modus Vivendi
3859, autoroute des Laurentides
Laval (Québec) Canada
H7L 3H7

Traduit de l'américain par: Jean-Robert Saucyer
Design de la couverture: Marc Alain

Dépôt légal: 3ème trimestre 2001
Bibliothèque nationale du Québec
Bibliothèque nationale du Canada

IBSN: 2-89523-044-7

Table des matières

Avant-propos

Les meilleurs remèdes se trouvent souvent à la maison

Au fil de ma carrière de vétérinaire et d'experte-conseil en comportement animalier, j'ai constaté que les gens ne souhaitent pas toujours me consulter. Souvent, ils préfèrent traiter eux-mêmes les petits bobos de leurs animaux familiers, sans aller chez le vétérinaire, ce qui plaît assurément à ceux-ci.

Une consultation en cabinet nécessite un déplacement stressant pour l'animal et signifie généralement une dépense toute aussi stressante pour son propriétaire. Les chiens gémissent dans la salle d'attente. Les chats s'agrippent à la boîte de transport dans l'espoir de ne pas atterrir sur la table d'examen. Enfin, le maître d'un animal malade est déjà suffisamment inquiet et tout ce remue-ménage vient s'ajouter à ses tracas.

Bien entendu, il est parfois impossible d'échapper à une consultation chez un vétérinaire. Si un chat urine trop fréquemment, si un chien perd soudain son poil, si un animal se met à mordre les gens, il est essentiel de lui faire subir un examen par un professionnel.

Toutefois, il est de nombreux cas pour lesquels vous pouvez vous-même administrer un traitement à votre animal dans le confort de votre foyer. A la lecture de cet ouvrage, vous apprendrez à départager, parmi les problèmes de santé susceptibles d'être rencontrés par votre animal, lesquels nécessitent une consultation professionnelle et lesquels peuvent être soulagés à la maison. Les éditeurs ont demandé conseil à des médecins vétérinaires qui comptent parmi les plus respectés qui soient. Il en est résulté plus de mille remèdes sûrs et efficaces.

Plusieurs des chapitres de l'ouvrage comportent un intitulé précisant quand consulter un vétérinaire. Lisez toujours cette section en premier lieu. Parfois, un problème peut sembler simple à résoudre alors qu'il en est tout autrement. Dans le doute, n'hésitez pas à téléphoner à un professionnel. Le vétérinaire ou son assistant se fera une joie de vous conseiller.

J'espère que vous aurez autant de plaisir à la lecture de ce livre que j'en ai eu à sa préparation. Vous y apprendrez des tas de choses concernant un grand nombre de problèmes courants et vous découvrirez ce que vous êtes en mesure d'accomplir afin que votre animal soit heureux et en santé!

Amy Marder,
docteur en médecine vétérinaire

Introduction

Les soins donnés à un animal de compagnie

Les chiens et les chats ne sont pas l'apanage d'une classe sociale particulière. On les retrouve aussi bien dans les appartements de luxe que dans les maisons de ferme, dans les petits studios et dans les résidences bourgeoises. Certains chassent les souris, d'autres gardent les troupeaux de moutons. D'autres paressent tout le jour sur des coussins de chintz et ronronnent de contentement entre deux bouchées de filet mignon.

Pourtant, tous les animaux familiers, du caniche le plus délicat au matou le plus hardi, ont une chose en commun: ils n'oublient jamais ce qui leur importe le plus. Ils se moquent de la pluie, des factures impayées ou de la grève des conducteurs de trains. Ce qui leur importe le plus, c'est leur maître ou leur maîtresse. (Quoiqu'une bonne bouffe et un coin où roupiller ne soient pas à dédaigner!)

En retour, il est de notre devoir de veiller à leur bien-être. Cela ne va pas toujours de soi. Les chats et les chiens sont des créatures intelligentes et curieuses, mais ils ont une fâcheuse tendance à s'attirer des ennuis. Lorsqu'un animal se blesse ou qu'il est malade, il n'est pas en mesure de nous confier ce qui ne va pas; ainsi, notre marge de manoeuvre est d'autant réduite quand vient l'heure de le soigner.

Si rien ne remplace les visites régulières chez un vétérinaire, chacun dispose d'un tas de moyens pour veiller à la santé et au bien-être de son animal. En fait, quelques-uns des meilleurs «remèdes» peuvent être concoctés avant même l'arrivée d'un chiot ou d'un chaton à la maison.

Le choix de l'animal

La décision d'adopter un animal de compagnie peut s'avérer l'une des plus satisfaisantes qui soient, mais il faut d'abord réfléchir sérieusement au type d'animal qui nous convient.

En premier lieu, prenez en considération votre mode de vie. N'importe quel animal fait un bon compagnon mais ses besoins et les vôtres peuvent s'avérer conflictuels. Si vous voyagez fréquemment et que vous travaillez souvent tard en soirée, il faudrait y réfléchir à deux fois avant de vous doter d'un chien. Ce dernier est un animal qui aime la compagnie et qui exige beaucoup d'attention de la part de son maître.

Par contre, un chat est plus indépendant et peut s'avérer un choix judicieux pour quiconque se déplace régulièrement, en particulier si vous en achetez deux. Selon les experts consultés, deux chats peuvent se tenir compagnie et se suffire à eux-mêmes pendant assez longtemps.

Choisissez un animal en fonction de votre vitalité. Si rien n'est plus adorable qu'un chiot ou un chaton, il faut bien voir que certaines personnes n'ont pas le temps ou la patience nécessaire à l'apprentissage de la propreté et à la surveillance constante dont les jeunes animaux ont besoin. Dans de tels cas, il vaut mieux adopter un chien ou un chat adulte.

Toutefois, si vous envisagez de prendre un animal adulte qui a déjà eu un autre maître, informez-vous sur ses antécédents. Il n'est pas souhaitable de s'attacher à un animal dont le comportement antérieur nous est inconnu ou est problématique, à moins de savoir exactement ce qui nous attend.

Visitez plusieurs animaleries ou chenils avant de fixer votre choix. Si vous avez l'intention d'acheter un animal d'une race bien précise, faites la tournée des éleveurs de votre région; mais si vous ne vous souciez guère du pedigree de l'animal, rendez-vous à un refuge pour animaux errants ou à la société de protection animale de votre localité et choisissez parmi les nombreux chiens et chats perdus ou abandonnés qui espèrent trouver un maître ou une maîtresse.

Une spécialiste à l'emploi de la société de protection animale estime que quelques-uns des meilleurs animaux de compagnie qui soient proviennent des refuges, car ils semblent savoir que leurs nouveaux maîtres sont venus à leur rescousse.

Le choix du vétérinaire

Le vétérinaire est l'une des personnes clés de l'entourage de votre animal. Évidemment, votre ami à fourrure n'en sait rien. Peut-être même rechigne-t-il quand vient le temps de l'examen périodique. (Vous-même n'auriez guère envie que l'on prenne votre température de cette manière!) Ceci dit, un bon vétérinaire peut faire en sorte que l'animal soit en santé et que son propriétaire ait l'esprit tranquille.

Vous devez dénicher un vétérinaire auprès de qui vous serez en confiance, tout comme s'il s'agissait de votre médecin personnel. Même si l'entreprise peut être ardue, il importe de fixer votre choix sur un candidat qui soit doté des qualités que vous jugez importantes.

Voici quelques-unes des caractéristiques recherchées chez un bon vétérinaire:

- Prend-il le temps de répondre à vos questions? Est-il doux envers l'animal? Vous fait-il bonne impression?
- S'occupe-t-il seulement de consultations ou est-il doté de l'équipement nécessaire en cas de problème grave qui exige une hospitalisation? S'il garde ses patients sous observation, l'un de ses assistants est-il en service durant la nuit?
- Fournit-il des soins d'urgence vingt-quatre heures par jour?
- A-t-on prévu deux salles d'attente distinctes en fonction des chiens et des chats?
- Les employés sont-ils gentils et dévoués? Il est rassurant de savoir que l'animal recevra toute l'attention dont il a besoin.

Une vétérinaire consultée conseille même de se présenter avec l'animal chez un candidat vétérinaire afin de vérifier la réaction du premier lorsqu'il se trouve en présence de son éventuel médecin. Il s'agit d'un excellent moyen de jauger l'endroit qui occupera une place importante dans la vie de l'animal.

Un peu de prévention

Les vétérinaires s'entendent pour affirmer que le meilleur moyen de soigner son animal est d'en prendre soin quotidiennement. Une maison accueillante, une alimentation équilibrée, beaucoup d'exercice et un toilettage à intervalles réguliers composent un régime qui veillera à la joie et à la santé de votre petit ami.

De l'avis des experts consultés, il est beaucoup plus simple de prévenir les problèmes de santé que de les guérir. Pour éviter que les problèmes ne s'aggravent, il importe de les déceler dès les premiers symptômes. Ainsi, des gens qui surveillent de près leurs animaux sont en mesure de savoir que quelque chose ne va pas avant l'apparition de signes avant-coureurs. A cette fin, on conseille au maître de faire subir à l'animal un examen complet, de la tête à la queue, chaque semaine. Il n'en faut que quelques minutes et cela contribue à prévenir des problèmes ou à empêcher qu'ils s'aggravent.

En premier lieu, frottez-le bien. Ainsi, l'animal se détendra et sera plus enclin à se laisser manipuler. De plus, les doigts pourraient découvrir quelque chose que l'oeil ne verrait pas.

- Des gales ou des pellicules: elles peuvent trahir des allergies, la présence de parasites ou une affection cutanée.
- Des grosseurs et des bosses: elles sont en général des signes normaux de vieillissement, mais elles peuvent parfois indiquer que quelque chose ne va pas. Dans l'intérêt de l'animal, il est important de les déceler au plus tôt.
- Les vertèbres: si vous sentez les interstices entre les vertèbres de votre animal, il est possible que quelque chose entraîne chez lui une perte de poids. Par contre, si vous ne sentez pas sa colonne vertébrale, il se peut qu'il soit trop gras.
- L'enflure: selon l'endroit où elle survient, elle pourrait révéler la présence de parasites, un trouble cardiaque ou même un cancer.

Écoutez le son de sa respiration. A moins qu'il ne soit haletant, le son de sa respiration devrait être régulier, sans bruit. S'il respire difficilement, s'il émet un son âpre ou s'il râle, il peut être atteint d'un trouble respiratoire, auquel cas il faudrait consulter un vétérinaire.

Prenez son pouls. La pulsation cardiaque doit être forte, régulière. Afin de prendre le pouls de votre animal, posez la main sur sa cage thoracique, là où sa patte gauche rencontre son torse. Comptez le nombre de pulsations pendant quinze secondes, puis multipliez ce chiffre par quatre.

Chez un chat, le pouls se chiffre en général à 120 pulsations à la minute. Chez un chien, il se chiffre entre 60 et 160 pulsations à la minute. (Le pouls est toujours plus élevé chez un chiot et un chaton.) Si le pouls de votre animal est considérablement supérieur ou inférieur à ces normes, téléphonez au vétérinaire afin de lui demander conseil.

Examinez ses oreilles. Elles doivent être roses et propres. Une odeur désagréable, un écoulement, une rougeur peuvent être des signes d'infection.

Examinez ses yeux. Ils doivent être vifs et brillants. L'enflure, le strabisme, une rougeur ou un écoulement peuvent révéler des troubles oculaires tels que la conjonctivite et le glaucome.

La vaccination en temps opportun

Assurez-vous que votre animal reçoive ses vaccins de façon régulière; il s'agit d'une mesure des plus efficaces pour prévenir la maladie. En général, le vétérinaire s'en charge, mais vous pouvez vous procurer des vaccins et des seringues auprès de certains fournisseurs spécialisés. La plupart des vétérinaires respectent le calendrier établi. Certains vaccins sont donnés séparément, tandis que d'autres sont combinés et injectés en une seule fois.

Fréquence de la vaccination pour les chiens

Maladie	**Age au premier vaccin (en semaines)**
Maladie de Carré	6 à 10
Hépatite infectieuse du chien (CAV-1 ou CAV-2)	6 à 8
Infection à parvovirus	6 à 8
Bordetellose	6 à 8
Parainfluenza	6 à 8
Leptospirose	10 à 12
Rage	12
Coronavirus	6 à 8

* Consultez un vétérinaire afin de connaître le type de vaccin.

Fréquence de la vaccination pour les chats

Maladie	**Age au premier vaccin (en semaines)**
Leucopénie infectieuse	8 à 10
Rhinotrachéite virale	8 à 10
Maladie calicivirale	8 à 10
Pneumopathie inflammatoire	8 à 10
Rage	12
Leucémie féline	10

* Consultez un vétérinaire afin de connaître le type de vaccin.

Age au deuxième vaccin (en semaines)	Age au troisième vaccin (en semaines)	Intervalles entre les rappels (en mois)
10 à 12	14 à 16	12
10 à 12	14 à 16	12
10 à 12	14 à 16	12
10 à 12	14 à 16	12
10 à 12	14 à 16	12
14 à 16	s/o	12
64	s/o	12 ou 36*
10 à 12	12 à 14	12

Age au deuxième vaccin (en semaines)	Intervalles entre les rappels (en mois)
12 à 16	12
12 à 16	12
12 à 16	12
12 à 16	12
64	12 ou 36*
12 et 24*, 13 à 14 *	12

Examinez l'intérieur de sa gueule. Des gencives saines sont d'ordinaire roses, bien que chez certains animaux elles sont naturellement foncées. Lorsque vous appliquez une légère pression sur les gencives, elles doivent retrouver rapidement leur couleur naturelle.

Puisque vous y êtes, assurez-vous qu'il ne s'y trouve aucune grosseur ni rien d'inhabituel. Voyez si les dents sont encroûtées de tartre jaunâtre, puis humez son haleine. L'haleine d'un animal en santé ne devrait pas vous faire fuir.

Ouvrez l'oeil afin de déceler tout changement qui surviendrait du jour au lendemain, au niveau de l'appétit, de la démarche, des selles ou du comportement. Si vous remarquez un changement qui vous inquiète, téléphonez à votre vétérinaire sans tarder.

Protection domestique

Les chiens et les chats sont dotés de griffes effilées, de dents pointues et d'une insatiable curiosité, ce qui peut s'avérer un trio infernal. Voici ce que recommandent les vétérinaires pour faire en sorte que vos animaux ne courent aucun danger à l'intérieur comme aux abords de la maison.

Assurez-vous que l'armoire à pharmacie soit bien fermée. Les animaux ne lisent pas les mises en garde paraissant sur l'emballage

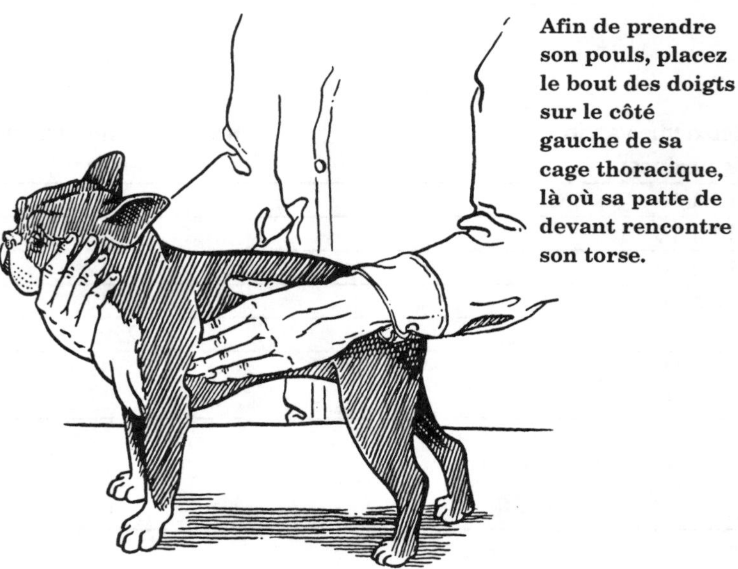

Afin de prendre son pouls, placez le bout des doigts sur le côté gauche de sa cage thoracique, là où sa patte de devant rencontre son torse.

Quelques notions de premiers soins

Les accidents sont par définition imprévisibles mais il est possible de bien se préparer pour éviter qu'un léger incident ne se transforme en événement fâcheux. A cette fin, il est recommandé d'avoir chez soi une trousse de premiers soins. On en trouve dans la plupart des animaleries ou on peut choisir de la confectionner soi-même. Voici ce qu'elle doit contenir:

- le numéro de téléphone de votre vétérinaire, ainsi que celui d'une clinique d'urgence ouverte 24 heures par jour;
- un manuel de premiers soins vétérinaires;
- de la gaze et des tampons;
- du ruban adhésif;
- du coton hydrophile;
- des ciseaux, aux bouts arrondis de préférence;
- de l'eau oxygénée;
- un onguent antibiotique;
- un onguent à base d'hydrocortisone;
- du collyre;
- une pince fine;
- un thermomètre rectal;
- une seringue sans aiguille pour donner des médicaments par voie orale;
- un antihistaminique liquide.

des produits pharmaceutiques et le fait qu'un remède soit vendu dans un contenant à l'épreuve des enfants ne signifie pas nécessairement qu'il résistera à l'action d'un chien ou un chat. Un animal peut mâchonner un flacon, qu'il dispose ou non d'un bouchon de sécurité.

Si votre animal est un explorateur intrépide qui excelle à ouvrir les portes closes, vous auriez intérêt à y installer des loquets.

Rincez les contenants des produits toxiques avant de les jeter. Un nombre élevé de produits domestiques tels que les pesticides et l'antigel sont toxiques. Une lampée d'antigel peut porter un coup fatal. Il vaut mieux éponger rapidement les déversements de tels produits, avant que votre jeune ami ne s'y intéresse.

Prenez garde aux appâts à escargots et à insectes. A l'occasion, les jardiniers installent des appâts à escargots dans le potager et, sans plus y songer, font sortir le chien ou le chat, qui flairera vite la chose et s'en régalera comme s'il s'agissait d'un biscuit. Or, il s'agit d'un produit chimique qui peut être toxique.

Fermez les poubelles hermétiquement. Le contenu d'une poubelle équivaut, pour un chien ou un chat, à un repas gastronomique. Plus l'odeur est nauséabonde, plus il se pourlèche. Afin d'éviter les dégâts et les troubles digestifs, fermez les poubelles de façon hermétique et, si possible, ne les laissez pas à leur portée.

Prévenez les électrocutions! Nombre de chiens et de chats s'occupent à mordiller les câbles électriques et encourent ainsi des risques de choc qui peuvent s'avérer mortels.

Vous devriez débrancher vos appareils électriques lorsque vous ne les utilisez pas. Essayez de dissimuler les fils et les câbles en les passant sous le tapis ou derrière les armoires. Afin de mieux protéger les chatons et les chiots, vous pourriez couvrir les fils électriques de ruban adhésif (ils sont alors plus difficiles à mâchonner!) ou les enduire d'un répulsif à animaux familiers.

Prenez garde aux plans d'eau. Bien qu'ils soient bons nageurs, les petits animaux ne sont pas toujours en mesure de sortir de la piscine ou d'un bassin une fois qu'ils y sont tombés. Ne les laissez jamais près d'un plan d'eau sans surveillance.

Castration

On ne manque pas de prétextes pour éviter de castrer ou de châtrer un animal de compagnie; d'aucuns croient qu'il deviendra obèse ou paresseux, d'autres estiment que cette mutilation est dangereuse ou contre nature.

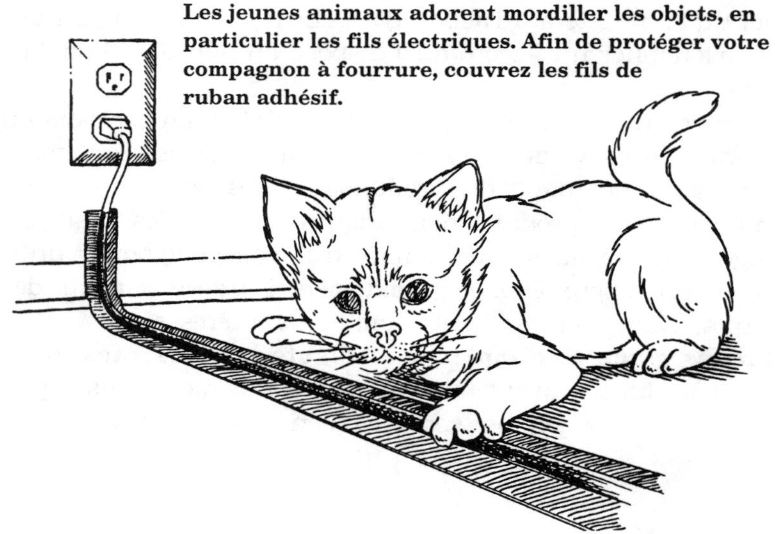

Les jeunes animaux adorent mordiller les objets, en particulier les fils électriques. Afin de protéger votre compagnon à fourrure, couvrez les fils de ruban adhésif.

L'armoire à pharmacie

Il existe plusieurs similitudes entre les chiens, les chats et les êtres humains, du moins au chapitre des maladies. Comme nous, ils souffrent du mal de ventre et de la diarrhée, de démangeaisons cutanées et d'infections mineures. Qui plus est, ils réagissent fort bien à certains médicaments que nous consommons afin de soulager nos petits bobos. Précisons cependant qu'il est préférable de consulter un vétérinaire avant de donner à votre animal un médicament destiné aux êtres humains. Voici quelques conseils généraux touchant l'administration de médicaments aux animaux de compagnie:

- Aspirine: afin de soulager la fièvre et les douleurs légères chez un chien, donnez-lui le quart d'un comprimé de 325 mg par tranche de 5 kg une ou deux fois par jour. Les comprimés glacés sont plus faciles à digérer.
  L'aspirine peut s'avérer extrêmement dangereuse pour un chat. Aussi, ne lui en donnez jamais sans l'autorisation du vétérinaire.
- Acétaminophène et ibuprofène: selon les experts, les deux substances sont dangereuses pour les animaux. N'en faites pas usage.
- Kaopectate: utile pour soulager les troubles digestifs, ce produit vendu sans ordonnance peut être administré à un chien ou un chat aux quatre heures. Donnez-lui une cuillerée à thé de Kaopectate par tranche de 5 kg. Les doses peuvent varier largement d'un animal à l'autre; consultez donc un vétérinaire.
- Pepto-Bismol: si votre chien a mal au ventre, donnez-lui-en une cuillerée à thé par tranche de 10 kg aux quatre à six heures. N'en donnez toutefois pas à un chat, car ce produit contient des composants qu'il aurait du mal à métaboliser.
- Dimenhydrinate: afin de prévenir les maux de coeur pendant un déplacement, administrez à un chien de taille moyenne ou grande une dose variant entre 25 et 50 mg, une heure avant le départ. S'il s'agit d'un petit chien ou d'un chat, donnez-lui-en 12,5 mg environ. Ce produit est vendu en comprimés de 50 mg qu'il suffit de diviser en quatre parties pour se procurer la dose adéquate.
  Le dimenhydrinate est sans danger pour les chiens et les chats en santé, mais il peut s'avérer dommageable dans le cas d'un animal souffrant de glaucome ou de problèmes de vessie. Ne courez aucun risque; consultez le vétérinaire!

De l'avis des experts, ces craintes sont mal fondées. La castration n'entraîne pas l'obésité, pas plus qu'elle n'influe sur le caractère de l'animal. Toute intervention chirurgicale comporte des risques, mais celle qui consiste à castrer ou à châtrer est pratiquement sans danger. En fait, ces deux interventions peuvent allonger l'espérance de vie d'un animal du fait qu'elles réduisent l'occurrence de certaines tumeurs, sans compter qu'elles atténuent son penchant pour l'errance et la bagarre.

Si la plupart des animaux de compagnie sont bien traités par leurs maîtres ou maîtresses, l'Association de protection animale évalue à environ dix millions le nombre d'animaux recueillis dans les refuges qui sont victimes d'euthanasie chaque année, aux É.-U. seulement. La réduction du nombre d'animaux non désirés par le biais de la castration est peut-être une façon de leur épargner ce mauvais sort.

Le meilleur âge auquel il convient de castrer ou de châtrer un animal se situe entre six et huit mois.

Discipline et dressage

Toute relation satisfaisante entre un humain et un animal se fonde sur des objectifs communs doublés d'une communication claire. Cela est particulièrement vrai dans le cas des chiens, qui recherchent l'approbation et le commandement de leurs maîtres. Le fait de connaître les règles du jeu leur confère un sentiment de confiance, notamment lorsqu'on récompense leur bonne conduite.

Alors que certains chiens (et même certains chats!) parviennent à apprendre des tas de trucs, ils n'ont en réalité besoin de comprendre que cinq commandements, à savoir: assis!, reste là!, au pied!, couché!, ici! Dès lors que votre animal obéira à ces commandements, il aura moins tendance à sauter sur vos invités, à se lancer dans la circulation ou à se sauver au jardin public. Il sera sous votre domination.

Si les chiens font d'excellents élèves en matière d'obéissance, les chats sont des cancres. Adressez-leur un reproche et ils vous tourneront le dos pour mieux s'éloigner. Mais il faut leur inculquer quelques notions fondamentales, par exemple se soulager dans une litière et s'abstenir de sauter sur la table pendant les repas.

Bien sûr, on peut dresser soi-même son animal. Toutefois, de l'avis d'un expert en comportement animalier, on aurait intérêt à fréquenter un cours de dressage bien structuré, au cours duquel tant l'animal que son maître apprendront l'a b c du commandement et de l'obéissance. Vous pourrez tous deux vous exercer dans un cadre sympathique où vous ferez la connaissance d'autres maîtres et de leurs animaux.

Les cours de dressage débutent d'ordinaire après que les chiots aient reçu leurs premiers vaccins, soit vers leur huitième semaine. Inscrivez-vous à un cours où règne la bonne humeur, où vous percevez de nombreuses interactions entre les chiots, les enfants et les adultes, de sorte que votre animal sera préparé à un grand nombre de situations.

S'il vaut mieux mener son chien à une école de dressage alors qu'il est jeune, les chiens plus âgés peuvent également apprendre un truc ou deux. Ils réagissent favorablement au renforcement positif, sans compter qu'ils adorent apprendre!

Du plaisir et des jeux

La présence d'un animal dans la maison donne le sentiment de retomber en enfance. On se prend à courir comme un gamin, à lancer la balle, à engager des poursuites et à se comporter de façon ridicule. De plus, étant donné que les chiens ont besoin de s'ébrouer — les vétérinaires recommandent de les sortir pendant un minimum de 20 minutes deux fois par jour —, leurs maîtres prennent également de l'exercice.

Cela vaut pour les chiens, mais parfois pour les chats. En fait, promener son chat comporte des avantages par rapport à une promenade avec le chien. Un chat ne lève pas la patte à chaque poteau, ne renifle pas tout sur son passage et ne tire pas sur sa laisse. Les chats adorent sortir au grand air et faire une promenade avec leurs maîtres, en particulier si on les initie très tôt.

Les chats se dégagent facilement de leurs colliers en se tortillant, aussi il est préférable de leur passer une sous-ventrière plutôt qu'un collier étrangleur. Afin d'habituer le chat à la chose, passez-lui la sous-ventrière sans y fixer la laisse. Lorsqu'il se sera habitué à porter la sous-ventrière, fixez-y la laisse et promenez-le dans la maison. Quand vous serez en mesure de marcher côte à côte, allez faire une balade au grand air.

Toutefois, ne croyez pas qu'un chat se promènera à vos côtés à la manière d'un chien. Essentiellement, c'est lui qui vous promènera!

Il n'est pas nécessaire de vous éloigner de votre jardin pour vous amuser. Les animaux adorent s'amuser où qu'ils soient. On trouve des tas de jouets dans les animaleries, mais nos petits amis ne sont pas capricieux à ce chapitre. Une balle cousue dans une vieille chaussette les amusera autant qu'un jouet de caoutchouc acheté à prix fort. De temps en temps, donnez-leur un nouveau jouet et prenez part à leurs jeux.

L'acné

Neuf manières d'apaiser la démangeaison

Bien sûr, vous ne surprendrez pas votre siamois devant la glace, muni d'un tube de Clearasil, et votre doberman ne refusera pas de paraître au bal des finissants sous prétexte qu'une éruption cutanée ravage son visage. Mais les animaux peuvent faire de l'acné, ce qui leur cause autant de désagréments qu'aux adolescents qui en sont atteints.

Chez un animal, l'acné est généralement causée par une infection bactérienne présente à l'intérieur d'une glande sébacée obstruée. Visible sur le menton et le visage, elle peut survenir par suite de l'irritation des follicules pileux causée par les griffes de l'animal lorsqu'il se gratte; cela entraîne ensuite l'inflammation des glandes. Elle peut aussi être causée par des allergies ou un déséquilibre hormonal. Chez les chats, l'acné peut être le symptôme d'un toilettage qui laisse à désirer.

L'acné peut affliger les chats de tous âges, tandis qu'elle ne frappe généralement que les chiots. Pour une raison obscure, ce sont les chiens de grande taille, par exemple les mastiffs, les danois et leurs congénères, qui en sont le plus souvent atteints. Bien que l'acné, chez un animal, n'ait pas d'incidence sur sa vie sociale comme il en est chez les ados, elle demeure malgré tout une source de désagrément. Voici les recommandations des spécialistes afin de la guérir.

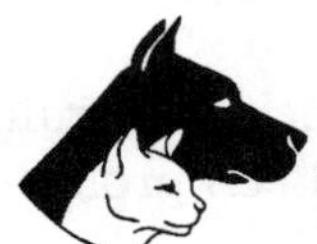

Pour chiens et chats

Procédez à un nettoyage quotidien. Laver doucement le visage de l'animal à l'aide d'un chiffon et de savon détruira les bactéries présentes à la surface de la peau et délogera les substances qui obstruent les glandes sébacées. Afin d'en accentuer l'efficacité, le chiffon devrait être légèrement plus chaud que l'eau d'un bain de bébé, mais pas brûlant. Frottez doucement, puis rincez à l'eau tiède afin que les traces de savon disparaissent.

Vous pouvez employer un savon nettoyant doux ou un shampooing bactéricide vendu dans les animaleries. N'employez pas les savons parfumés destinés aux êtres humains, ils pourraient irriter davantage la peau de l'animal.

Appliquez des compresses chaudes. Afin de débloquer les glandes obstruées, appliquez un chiffon imbibé d'eau chaude (mais pas bouillante) sur la région atteinte pendant cinq minutes environ ou jusqu'à ce que le chiffon ait refroidi. Faites des compresses une fois par jour jusqu'à ce que l'acné ait disparu.

Administrez-lui de l'échinacée. Cette plante, que l'on trouve dans les boutiques d'aliments naturels, combat l'infection et agit à la manière d'un antibiotique doux; elle peut enrayer l'acné à la base. L'échinacée est habituellement vendue sous forme de comprimés ou liquide. On recommande de donner la moitié d'une dose humaine aux chiens de grande taille, le quart de cette même dose aux chiens de taille moyenne et le huitième aux chiens de petite taille. Cependant, ne donnez pas d'échinacée à un chat sans consulter, au préalable, un vétérinaire, car l'ami félin pourrait éprouver des troubles digestifs.

Badigeonnez-le avec de la teinture de Calendula. Il s'agit d'une solution concentrée, faite à partir de soucis, qui résorbe les infections cutanées et accélère la cicatrisation. On recommande de délayer six gouttes de teinture dans 30 g d'eau tiède. A l'aide d'un tampon d'ouate, badigeonnez la région couverte d'acné deux fois par jour.

Appliquez du gel à base d'aloès. A défaut de posséder un plant d'aloès, vous pouvez vous procurer ce gel dans la plupart des boutiques d'aliments naturels. Il soulage efficacement les démangeaisons.

N'employez pas de produits contre l'acné formulés pour les êtres humains, cela risquerait d'aggraver le problème.

N'exercez pas de pression sur les éruptions, car cela pourrait être douloureux et risquerait de propager l'infection plus en profondeur.

Si certaines éclosions d'acné durent à peine quelques jours avant de disparaître, il arrive parfois que le problème soit constant. Il faudra peut-être en chercher la cause dans l'environnement, par exemple un certain type de collier antipuces ou la présence de pesticides dans la maison. Vous pourriez alors remplacer le collier antipuces à base de substances chimiques par un autre à base de végétaux.

A l'instar des êtres humains, les animaux peuvent faire une poussée d'acné suite à une montée ou un déséquilibre hormonal.

S'il s'agit d'un problème continu, il faudrait songer à faire castrer l'animal.

EXPERTS CONSULTÉS

Stephen Blake, docteur en médecine vétérinaire, établi à San Diego.

Bernadine Cruz, docteur en médecine vétérinaire, établi à Laguna Hills en Californie.

Michael Lemmen, docteur en médecine vétérinaire, établi à Renton, Washington.

Wayne Rosenkrantz, docteur en médecine vétérinaire, dermatologue vétérinaire, établi à Garden Grove en Californie.

Nancy Scanlan, docteur en médecine vétérinaire, établie à Sherman Oaks en Californie.

L'agressivité

Treize manières de calmer l'animal

Aux temps où les aliments nécessaires à la subsistance n'étaient pas emballés sous vide, où l'existence était beaucoup plus rude qu'aujourd'hui, les chiens et leurs compères félins devaient compter avec leur agressivité, leurs dents longues et effilées, et leurs griffes pointues pour survivre.

De nos jours, le comportement trop agressif d'un animal risque de s'avérer dangereux, non seulement pour votre entourage et les autres animaux, mais aussi pour lui-même.

Les chiens et les chats peuvent être agressifs pour plusieurs raisons. Ils sortent les griffes et montrent les dents lorsqu'ils ont peur d'un inconnu ou parce qu'ils se trouvent dans une situation nouvelle. Un animal qui a été maltraité est susceptible d'avoir mauvais caractère et de découvrir souvent les dents. Enfin, ajoutons que certains propriétaires de chiens encouragent cette agressivité chez leurs animaux.

Ne fermez jamais les yeux devant un comportement agressif, nous dit un spécialiste en comportement animalier, car le problème risque de s'aggraver. Tôt ou tard, quelqu'un (ou un autre animal) sera blessé. Voici ce que recommandent les experts consultés afin de calmer votre animal et de le maîtriser.

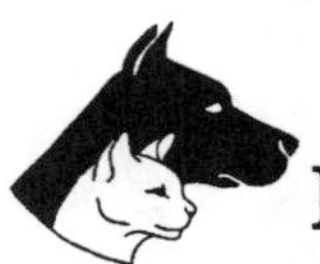

Pour chiens et chats

Rappelez-lui qui est le maître. La prochaine fois que votre animal grogne, crache ou mord, signifiez-lui clairement qu'il ne doit pas agir ainsi en lui intimant: «Non!» Il doit abandonner sur-le-champ son comportement agressif et adopter une attitude de soumission. Il doit sembler dire: «Je n'agirai plus jamais de la sorte!» Il importe toutefois de ne pas l'effrayer ni de l'alarmer. Il faut se montrer ferme sans apeurer l'animal. Il finira par comprendre.

Réprimandez-le sans attendre. A l'instar des enfants, les chiens et les chats manigancent leurs mauvais coups tandis que nous sommes occupés à autre chose ou lorsque nous sommes dans l'incapacité de les réprimander, par exemple lorsque nous avons le

Quand consulter un vétérinaire?

Vous devez consulter s'il gronde férocement lorsqu'un bambin lui touche la queue; s'il découvre les dents à l'approche d'un inconnu; s'il sort les griffes alors que quelqu'un s'apprête à le caresser. On dit que vivre avec un animal véritablement agressif est aussi dangereux que de vivre en portant sur soi un revolver chargé.

Un comportement menaçant s'explique parfois par la présence d'un problème physique douloureux: l'arthrite, par exemple, peut rendre l'animal agressif. Cependant, l'agressivité est généralement associée à des problèmes comportementaux plus difficiles à résoudre.

Si votre animal constitue une menace sérieuse, consultez un vétérinaire ou un dresseur professionnel.

patron à dîner. Corrigez-le malgré tout. Pour être efficace, une réprimande doit être prononcée au cours des quelques secondes suivant le méfait.

Privez-le de votre présence. Une des meilleures mesures disciplinaires contre un animal consiste à le priver de ce qu'il aime plus que tout, c.-à-d. vous-même! Enfermez-le seul dans une autre pièce pendant cinq minutes; cela suffira. Les animaux de compagnie n'aiment pas se trouver seuls.

Faites un peu de vacarme! Les animaux détestent le vacarme; aussi, la prochaine fois qu'il fera montre d'agressivité, faites-lui entendre un son désagréable. Mettez quelques pièces de monnaie dans une canette de boisson gazeuse vide, scellez le couvercle à l'aide d'adhésif et, lorsque l'animal agira mal, agitez fortement la boîte en lui signifiant clairement: «Non!» La sonorité désagréable devrait le ramener à l'ordre.

N'employez vos mains qu'à le caresser! Il est normal de vouloir frapper un chien qui montre les crocs ou un chat qui siffle mais, dans la plupart des cas, les coups font plus de mal que de bien. En fait, certains animaux craignent tant les coups qu'ils mordent d'instinct chaque fois qu'ils se sentent menacés. Votre main devrait être l'amie de votre animal.

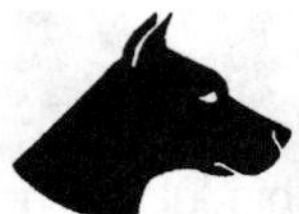

Pour chiens seulement

Présentez-le aux inconnus. Les chiens aiment marquer leur territoire et peuvent devenir agressifs lorsqu'un étranger, par exemple le facteur ou un coursier, envahit son fief. En vue de favoriser les nouvelles amitiés entre votre chien et les visiteurs, conservez quelques gâteries à portée de la main dans le vestibule. Lorsque des visiteurs se présentent, donnez-leur une gâterie afin qu'ils la présentent au chien. Il cessera de percevoir ces gens comme une menace si ceux-ci lui offrent quelque chose à manger.

Postez-lui un os! Les employés de la poste subissent parfois les foudres des chiens menaçants. Si le facteur glisse votre courrier dans une interstice pratiquée dans votre porte d'entrée, préparez à son intention un os ou une gâterie qu'il pourra donner au chien en déposant votre courrier. Cela représentera, en quelque sorte, un gage de réconciliation entre le facteur et son ennemi de toujours.

Inscrivez-le à un cours de dressage. Le meilleur moyen de prévenir l'arrogance canine consiste sûrement à bien dresser l'animal et ce, dès son plus jeune âge. Les cours d'obéissance mettent les chiots en contact avec leurs congénères et avec d'autres humains, et enseignent aux propriétaires à se faire obéir et à maîtriser leurs bêtes. Les cours de dressage peuvent commencer dès que le chiot est âgé de douze à seize semaines.

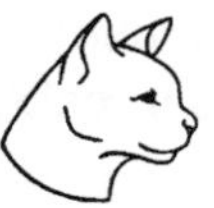

Pour chats seulement

Faites-vous silencieux pendant quelque temps! La prochaine fois que votre chat fera le voyou, donnez-lui une pichenette sur le nez, puis feignez de l'ignorer pendant un moment. Il apprendra vite que la gentillesse est mieux récompensée que l'agressivité.

Surprenez-le. Lorsque votre chat vous fait des misères en bondissant sur vous, toutes griffes dehors, alors que vous ne vous y attendez pas, corrigez-le à l'aide d'une petite pompe à air comme on en utilise pour nettoyer les lentilles d'appareil-photo. Les chats détestent les sifflements et le vôtre apprendra vite à quoi l'expose son inconduite.

Arrosez-le. Un pistolet à eau est également très utile afin de discipliner un chat récidiviste. Une petite giclée lui apprendra les bonnes manières!

Prenez les devants. Si vous parvenez à cerner ce qui motive l'inconduite de votre chat, par exemple s'il bondit sur vous chaque fois que vous dépliez le journal, prévenez le coup en lui lançant auparavant un de ses jouets préférés.

Tenez-le occupé! Les chats ont beaucoup de vitalité et sont moins agressifs après avoir dépensé beaucoup d'énergie à des occupations plus acceptables socialement. Amusez-les de façon intensive pendant un moment, par exemple avec des balles de tennis sur table, et leur taux d'agressivité faiblira.

EXPERTS CONSULTÉS

Steve Aiken, propriétaire de la firme Animal Behavior Consultants à Wichitas dans le Kansas.

Robert K. Anderson, docteur en médecine vétérinaire, professeur et directeur émérite de l'Animal Behavior Clinic de l'University of Minnesota College of Veterinary Medicine à Minneapolis-St.Paul.

Margaret English, dresseuse à Somers, New York.

Andrea Fochios, docteur en médecine vétérinaire, pratiquant à Ferndale dans l'État de New York.

Wayne Hunthausen, docteur en médecine vétérinaire, expert-conseil en comportement animalier à Westwood dans le Kansas.

Steve Lindsay, dresseur et propriétaire de Canine Behavioral Services à Philadelphie.

John C. Wright, Ph.D., spécialiste du comportement animalier, professeur de psychologie à la Mercer University à Macon en Géorgie, et membre de la faculté à l'University of Georgia School of Veterinary Medicine à Atlanta.

Le vieillissement

Treize conseils en vue d'une longue vie

Hier encore votre chien n'était qu'une petite boule de poils qui tournait sur sa queue et votre chat n'était qu'un chaton espiègle s'amusant d'un brin de laine. Et voilà que déjà, il n'est plus tout jeune. La plupart des chiens ont une espérance de vie de quinze ou seize ans et, s'il s'agit d'un animal de grande taille, il faut compter dix ans environ. Du côté des félins, bien qu'il se trouve un grand nombre de chats âgés de vingt ans, il faut avouer qu'ils n'atteignent pas tous cet âge vénérable.

A l'instar de leurs maîtres, nombre d'animaux familiers vivent vieux et en santé tandis que d'autres sont tracassés par un tas d'ennuis variant des douleurs rhumatismales au cancer. Si nul ne peut arrêter le temps, il existe un tas de choses que vous pouvez faire de sorte que votre ami vieillissant soit encore longtemps à vos côtés.

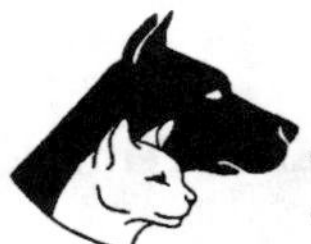

Pour chiens et chats

Faites-lui subir des examens médicaux périodiques. Dès lors que votre animal est parvenu au mitan de sa vie, vous seriez bien avisés de l'emmener chez le vétérinaire une fois l'an pour y subir un examen général. Chez un chien, le mitan de la vie se situe vers la septième année ou plus tôt s'il s'agit d'un chien de grande taille comme un chien-loup irlandais ou un danois. En ce qui concerne le chat, la visite annuelle peut attendre la huitième ou la neuvième année de vie.

Lors du premier bilan, le vétérinaire pourrait vous proposer un examen détaillé visant à déterminer l'état de santé optimal de votre animal. Ainsi, vous aurez une mesure de comparaison sur laquelle vous baser pendant sa vieillesse.

Demandez au vétérinaire de mesurer la tension artérielle de l'animal. Une tension élevée peut entraîner la cécité chez le chien et peut révéler des troubles de la thyroïde chez le chat. Si on néglige d'y pallier, elle peut provoquer un infarctus. Il faut donc s'en préoccuper.

Quand consulter un vétérinaire?

Les animaux plus âgés sont susceptibles de développer plusieurs affections mineures et quelques maladies plus graves. Afin de les prévenir, téléphonez au vétérinaire si vous constatez:

- Une grosseur soudaine. Une bosse qui vient d'apparaître sur la peau peut être un symptôme du cancer. Prêtez une attention toute particulière à l'intérieur de la gueule, car les tumeurs qui y surgissent sont les plus graves. Au nombre des autres symptômes révélateurs du cancer, notons les odeurs nauséabondes, les écoulements inhabituels et les saignements.
- Si l'animal semble à court d'haleine. Cela peut révéler des troubles cardiaques.
- Si vous constatez des changements relatifs à son appétit. Il peut s'agir de troubles rénaux ou d'autres problèmes sérieux.
- Si l'animal perd du poids. Il faut découvrir pourquoi et seul un vétérinaire peut aller au fond de la question.
- Si l'animal boit beaucoup d'eau et s'il urine plus que d'habitude. Cela peut révéler une maladie rénale ou le diabète.

Faites-lui prendre de l'exercice. L'exercice quotidien le maintiendra mince et souple, et cela éloignera de lui les inconvénients liés au vieillissement tels que l'arthrite et les troubles digestifs. On conseille de l'emmener en promenade deux fois par jour pendant au moins vingt minutes, bien que peu d'exercice vaille mieux que pas du tout.

Surveillez son poids. De l'avis des spécialistes, l'obésité est un problème prépondérant parmi la population animale. Chez les chiens, l'obésité constitue un des facteurs qui contribuent aux inconvénients liés au vieillissement tels que l'arthrite et les maladies du coeur. Chez les chats, l'obésité peut mener au diabète. En fait, il est possible de contrôler le diabète chez un chat simplement en lui faisant perdre son excédent de poids.

Comment pouvez-vous évaluer la condition physique de votre animal? Un chien devrait conserver sa «taille de guêpe», c'est-à-dire que sa taille devrait être finement dessinée lorsqu'on le regarde en plongée. De plus, vous devriez sentir ses côtes lorsque vous passez la main sur sa cage thoracique.

Il en est de même chez un chat: il devrait être svelte durant toute sa vie. Si vous ne sentez pas ses côtes ou que vous ne voyez plus sa taille, il est probablement obèse.

Ajoutez des fibres à son alimentation. Les fibres le feront maigrir, en plus de prévenir la constipation, de faciliter la digestion et de favoriser l'absorption des nutriments nécessaires aux animaux âgés.

Afin d'augmenter la consommation de fibres alimentaires, les vétérinaires recommandent d'acheter des aliments préparés expressément à l'intention des chiens âgés.

Les repas santé

Les preuves ne sont pas formelles, mais des chercheurs croient qu'une alimentation à faible teneur en protéines et en phosphore peut ralentir la progression de l'insuffisance rénale, qui est actuellement classée au troisième rang des causes de décès chez les animaux âgés. En effet, certaines expériences tendent à démontrer qu'une restriction des protéines peut retarder la progression de la maladie.

Les reins assurent le métabolisme des protéines; ainsi, moins l'animal en consomme, moins ses reins doivent en métaboliser. Demandez à votre vétérinaire si un régime à faible teneur en protéines est indiqué pour votre animal.

Ne forcez pas la note. Bien sûr, une bonne alimentation est essentielle à la santé, mais évitez les régimes drastiques et ne modifiez pas l'alimentation de votre animal s'il est mince et vigoureux. Les chiens et les chats ne sont pas tous obèses! Un animal âgé et en santé peut consommer la même nourriture qu'un animal plus jeune.

Ajoutez des aliments frais à son menu quotidien. Les vétérinaires préconisant une approche holistique conseillent souvent à leurs clients de nourrir leurs bêtes à l'aide de fruits, de légumes frais et de céréales plutôt que d'employer les conserves préparées en usine. De l'avis de notre vétérinaire acupuncteur, le fait de nourrir un animal avec des produits frais et sains revitalise son système immunitaire et éloigne plusieurs maladies liées au vieillissement.

Les chats sont capricieux et n'apprécient guère les légumes et les fruits que l'on ajoute à leur pâtée. Cependant, certains mangent des graines germées. Il suffit de les incorporer à leur pâtée habituelle.

Un soulagement pour l'animal et son maître!

Les douleurs liées au vieillissement font doublement souffrir: elles atteignent d'abord l'animal qui les ressent péniblement, elles touchent ensuite son maître réduit au rôle de témoin impuissant.

Si certains médicaments procurent un soulagement aux problèmes liés au vieillissement tels que l'arthrite, leur emploi n'est pas toujours sûr ou efficace à long terme. Certains vétérinaires recommandent désormais une démarche inédite, l'acupuncture, qui peut s'avérer la fontaine de Jouvence pour les animaux d'âge respectable.

L'un des experts consultés, vétérinaire et acupuncteur, pratique cette vieille technique chinoise depuis quatorze ans sur ses patients âgés. Les traitements s'avèrent efficaces pour soulager notamment la dysplasie, l'arthrite et les allergies. Il faut savoir qu'un traitement d'acupuncture ne guérira pas les maladies de l'animal, mais lui apportera un soulagement temporaire. L'animal se portera mieux pendant quelque temps.

Donnez-lui des gâteries santé. Les gâteries que l'on donne à l'animal en dehors des repas constituent un aspect intégral du lien qui unit l'homme et son compagnon. Mais si votre animal est obèse ou âgé, ces faveurs pourraient tourner en sa défaveur. On conseille donc de remplacer les gâteries habituelles par des amuse-gueule santé, par exemple des morceaux de pomme ou de carotte. Toutefois, vous aurez du mal à convaincre votre chat que les asperges sont aussi délectables que les croquettes au foie!

Donnez-lui un supplément vitaminique. Plusieurs vétérinaires récompensent leurs petits patients en leur donnant un supplément vitaminique conçu pour eux plutôt qu'une gâterie de type commercial. Ces suppléments comptent peu de calories et contiennent des aromatisants qui plaisent aux animaux. On trouve sur le marché un véritable assortiment de vitamines à mastiquer; demandez à votre vétérinaire lequel convient le mieux à votre animal.

Donnez-lui des antioxydants. Des études réalisées auprès d'êtres humains ont révélé que l'on peut se protéger contre les maladies du coeur en absorbant quotidiennement des doses de vitamines C et E. Aussi, recommande-t-on de faire de même pour les animaux âgés; un chien vieillissant devrait absorber un minimum de 400 mg de vitamine C par jour (davantage s'il s'agit d'un chien de grande taille) et une dose de vitamine E variant entre 100 et 400 unités internationales. Un chat devrait recevoir une dose quotidienne de 500 mg de vitamine C et de 50 unités internationales de vitamine E. Consultez un vétérinaire afin de vous assurer du dosage qui convient.

Afin de faciliter l'ingestion des vitamines, vous pourriez vous les procurer sous forme liquide ou en poudre; il n'y a plus, ensuite, qu'à incorporer la dose adéquate à la nourriture de votre animal. Si vous avez un chat, délayez la vitamine dans un peu d'huile de canola ou d'olive et badigeonnez-en sur sa patte. Il se léchera et prendra ainsi ses vitamines!

Assurez-vous que sa gamelle d'eau est toujours remplie. Souvent, les animaux ne boivent plus assez d'eau à mesure qu'ils avancent en âge et ils finissent par se déshydrater. On conseille donc de disposer plusieurs gamelles d'eau dans diverses parties de la maison, en particulier si votre animal se déplace maintenant plus lentement. Vérifiez la quantité d'eau matin et soir afin de vous assurer que l'animal a suffisamment bu pendant la journée.

Ne le laissez pas s'éloigner seul. Les chiens et les chats perdent un peu l'ouïe en vieillissant, ce qui les rend plus vulnérables aux accidents. Lorsqu'il est dehors, tenez-le en laisse ou dans un périmètre bien délimité. Vous devez prendre plus de précautions à son égard: vos oreilles sont à présent les siennes.

Informez vos enfants sur les signes de vieillissement de l'animal. Pareillement aux humains, les animaux âgés deviennent souvent grincheux et intolérants face aux jeux enfantins. Alors qu'un vieux chat filera à l'anglaise s'il y a du brouhaha dans la maison, il faudra demander aux enfants de montrer de la considération envers un vieux chien. Souvent, les enfants ne reconnaissent pas les signes d'un mauvais caractère et se font mordre.

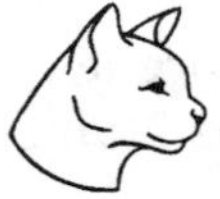

Pour chats seulement

Modifiez graduellement son alimentation. Les chats détestent toute dérogation à la routine et le moindre changement à leur régime alimentaire peut provoquer chez eux de la bouderie. Ils préféreront ne pas manger pendant quelques jours. L'enjeu est plus sérieux qu'une petite grève de la faim, car un chat qui ne mange pas peut développer une maladie grave, voire mortelle, appelée «lipidose hépatique» . Il faut modifier très lentement l'alimentation d'un chat.

Si vous devez modifier l'alimentation de votre chat afin qu'il maigrisse, il est préférable de procéder en amalgamant sa nourriture habituelle à la nouvelle. Dans un premier temps, mélangez une partie de nourriture diète à trois parties de sa nourriture habituelle; puis ajoutez chaque jour davantage de nourriture diète. Cette période d'adaptation peut s'échelonner sur deux semaines, parfois plus.

EXPERTS CONSULTÉS

James B. Dalley, docteur en médecine vétérinaire, professeur de sciences animales cliniques au collège de médecine vétérinaire du Michigan State University à East Lansing.

Deva Khalsa, docteur en médecine vétérinaire et acupuncteur, pratiquant à Yardley en Pennsylvanie.

Meryl Littman, docteur en médecine vétérinaire, directeur du département de médecine de l'University of Pennsylvania School of Veterinary Medicine à Philadelphie.

Kathryn Michel, docteur en médecine vétérinaire, chercheuse et nutritionniste au département d'études cliniques de l'University of Pennsylvania School of Veterinary Medicine à Philadelphie.

Guy L. Pidgeon, docteur en médecine vétérinaire, spécialiste en médecine interne vétérinaire et directeur du département des affaires vétérinaires chez Hill's Pet Nutrition à Topeka dans le Kansas.

Charles Schneck, docteur en médecine vétérinaire, pratiquant à East Brunswick dans le New Jersey, ancien président de l'American Holistic Veterinary Medical Society.

Les allergies et le rhume des foins

Neuf trucs afin de les soulager

Les chiens et les chats souffrent-ils du rhume des foins? Et comment!

Au même titre que leurs maîtres, nombre d'animaux familiers sont sensibles à plusieurs matières présentes dans l'air, notamment les pollens et les moisissures, mais aussi la poussière, les plumes et la laine. Les êtres humains souffrant d'allergies ont les yeux rougis, les sinus congestionnés et éternuent sans cesse; un animal sera surtout aux prises avec des démangeaisons cutanées. Voici ce que conseillent les experts afin de soulager l'animal et de mieux contrôler ses allergies.

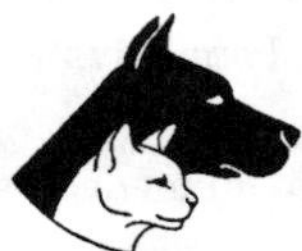

Pour chiens et chats

Apaisez-les avec de l'eau fraîche. Une trempette dans de l'eau fraîche, pendant cinq ou dix minutes, les soulagera rapidement. Assurez-vous que l'eau soit rafraîchissante; l'eau tiède ne ferait qu'accentuer les démangeaisons.

Étant donné qu'un chat accepte rarement de faire trempette, cette solution peut présenter un défi de taille. Consultez les recommandations relatives au bain du chat à la p. 202.

Soulagez-le avec des flocons d'avoine. Afin que le bain soit plus profitable, les vétérinaires conseillent parfois d'ajouter des flocons d'avoine colloïdale à l'eau. L'avoine a la propriété de calmer les démangeaisons cutanées les plus vives.

Atténuez les symptômes grâce aux antihistaminiques. Votre vétérinaire vous conseillera peut-être un produit à base de diphenhydramine vendu sans ordonnance (Benadryl). La dose typique varie entre un et trois mg par tranche de 500 g, mais vous devriez demander conseil à votre vétérinaire quant à la dose précise.

Tous les produits antihistaminiques ne conviennent cependant pas aux animaux domestiques. Votre vétérinaire pourrait vous en

Quand consulter un vétérinaire?

Si le rhume des foins et les allergies causent rarement plus de désagréments que de simples démangeaisons, il n'empêche que certains animaux se grattent jusqu'au sang, ce qui entraîne la chute des poils, des lésions cutanées et d'autres infections graves. On conseille parfois de vacciner contre les allergies les animaux qui sont particulièrement sensibles à ce problème. D'abord administrés aux deux jours, puis à raison d'une fois la semaine, pendant quelques mois ou années, ces vaccins aideront à désensibiliser progressivement l'animal aux substances allergènes. Dans l'éventualité où il cesserait d'être allergique, les vaccins ne seraient plus utiles.

recommander plusieurs marques avant de trouver le produit adéquat. Il faut généralement en faire l'essai pendant une période de quatre à six jours avant de pouvoir constater son efficacité. Une fois celle-ci démontrée, n'administrez pas le produit seulement lorsque les symptômes réapparaissent; il vaut mieux l'employer chaque jour pendant toute la saison des allergies.

Donnez-lui des suppléments d'acides gras. Ils aident à atténuer les démangeaisons et servent également à soulager la gale animale ou d'autres infections cutanées. Ces suppléments sont disponibles en capsules et sont en vente chez les vétérinaires et dans les animaleries. Consultez votre vétérinaire au sujet de la dose indiquée.

Il n'est pas facile de faire avaler une capsule à un chien ou un chat. Un truc consiste à l'ouvrir et à en comprimer l'huile sur la nourriture de l'animal. Cette supercherie s'avère efficace dans 20 p. cent des cas chez les chiens et dans 25 à 30 p. cent des cas chez les chats. Les acides gras dégagent une odeur de poisson qui attire les chats.

Gardez l'animal dans la maison. Au printemps et en été, les pollens abondent dans l'air, de même que dans le pelage et les voies aériennes de votre ami à fourrure. Afin de lui épargner bien des ennuis, gardez-le dans la maison pendant la haute saison pollinique, en particulier tôt le matin et en soirée.

Évitez les pièces poussiéreuses. La moquette, les lourds rideaux et les tissus de recouvrement épais sont de véritables aimants qui retiennent les particules de poussière et le pollen. Plutôt que de refaire l'aménagement intérieur, confinez l'animal à une pièce où l'époussetage est vite fait, où le sol n'est pas moquetté et où les fenêtres n'ont pas de rideaux mais des stores de vinyle.

Nettoyez souvent! Un nettoyage quotidien n'éliminera pas les particules responsables des allergies, mais fera en sorte que vous aurez la situation sous contrôle. Les vétérinaires conseillent de passer l'aspirateur et d'épousseter souvent, de même que de changer chaque mois les filtres de la fournaise ou du climatiseur.

Vous devriez laver la housse du coussin où dort votre animal une fois par semaine. Cela réduira l'accumulation des mites de la poussière, ces créatures microscopiques qui se repaissent des petites lamelles de peau et qui causent généralement des allergies chez les humains comme chez les animaux.

Vérifiez sa litière. Plusieurs produits contiennent des fragrances chimiques qui rendent la litière plus attrayante, du moins à votre point de vue. Toutefois, certains chiens et chats peuvent être allergiques tant à la fragrance qu'à la poussière que dégage la litière.

Faites-lui avaler la pilule

Les antihistaminiques soulagent efficacement le rhume des foins, mais administrer un comprimé à un chien ou un chat peut présenter quelques difficultés.

Les médicaments agissent mieux lorsque l'animal est à jeun; aussi, il ne faut pas les dissimuler dans la pâtée. (De toute façon, les bêtes futées décèlent toujours le remède!) Voici un bon moyen d'administrer un comprimé à votre chien (en ce qui concerne les chats, voyez la p. 57).

Posez la paume de votre main sur le pont de son nez. Votre pouce et votre majeur doivent entourer le museau et être logés derrière chacune de ses canines supérieures. Appuyez doucement ses lèvres contre ses dents, de manière à ce qu'il desserre sa mâchoire.

A l'aide de l'autre main, déposez vite la pilule au fond de sa gorge, refermez-lui la gueule et flattez le devant de son cou jusqu'à ce qu'il ait avalé sa salive. Lorsqu'il se léchera le museau, vous saurez qu'il a pris son médicament.

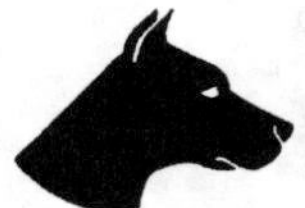

Pour chiens seulement

Faites-lui tremper les pattes. Quelquefois, les chiens atteints d'allergies souffrent de démangeaisons sous les pattes. Un bain de pattes dans du sel d'Epsom les soulagera.

On recommande d'emplir la baignoire juste assez pour que l'eau couvre les pattes du chien. Faites dissoudre une grande quantité de sel d'Epsom dans l'eau, mettez-y l'animal et faites-lui tremper les pattes pendant cinq à dix minutes. Prenez garde à ce qu'il ne boive pas cette eau, car le sel d'Epsom a un effet laxatif.

EXPERTS CONSULTÉS

Lowell Ackermann, Ph.D., docteur en médecine vétérinaire, dermatologue, pratiquant à Scottsdale en Arizona, auteur de *Skin and Haircoat Problems in Dogs.*

John MacDonald, docteur en médecine vétérinaire, professeur associé de dermatologie au Auburn University College of Veterinary Medicine en Alabama.

William H. Miller, fils, docteur en médecine vétérinaire, professeur associé de médecine au Cornell University College of Veterinary Medicine à Ithica, New York.

Lloyd Reedy, docteur en médecine vétérinaire, dermatologue vétérinaire, professeur associé de médecine comparative au Health Science Center de l'University of Texas Southwestern Medical School à Dallas, auteur de *Allergic Skin Diseases of Dogs and Cats.*

Les problèmes liés aux sacs anaux

Un soulagement rapide en deux étapes

Votre chien se traîne-t-il parfois l'arrière-train sur la moquette? Votre chat se promène-t-il les larmes aux yeux en s'arrêtant à maintes reprises pour se lécher le derrière? On croit souvent à tort que l'animal a des vers alors qu'en réalité il s'agit de ses sacs anaux.

Votre animal a deux sacs anaux, un de chaque côté de son anus. Ils contiennent un liquide qui dégage une forte odeur; les animaux s'en servent pour délimiter leur territoire et pour s'identifier. Voilà pourquoi ils se reniflent le derrière lorsqu'ils se rencontrent: c'est ainsi qu'ils se reconnaissent et se saluent!

Normalement, les sacs anaux sécrètent une petite quantité de liquide chaque fois que l'animal défèque. Parfois, les orifices des sacs anaux deviennent obstrués ou alors les glandes anales produisent davantage de liquide que les sacs peuvent en contenir. L'animal a alors l'impression d'avoir envie ou il souffre d'une démangeaison incommodante.

Les problèmes liés aux sacs anaux sont communément répandus chez les chiens de petite taille, mais les chiens de plus grande taille et les chats n'en sont pas exempts. Voici ce que les experts recommandent pour aller au fond du problème.

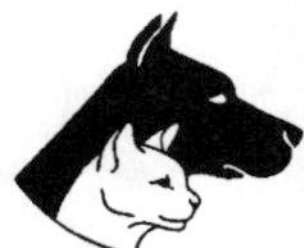

Pour chiens et chats

Ne lui donnez pas de restes de table. Afin de sécréter correctement leur liquide, les sacs anaux ont besoin de la pression exercée par des selles fermes. Si vous donnez des restes de table à votre animal, ses selles seront molles et alors le liquide s'accumulera à l'intérieur des sacs. Afin d'empêcher que cela se produise, nourrissez-le avec de la nourriture préparée pour les animaux.

Videz les sacs anaux. Même si la chose n'est guère tentante, le meilleur moyen de soulager votre animal consiste à vider le liquide de ses sacs anaux. Les professionnels font habituellement un meilleur travail parce qu'ils maîtrisent différentes techniques, mais rien ne vous empêche de vous y essayer au moins une fois. Voici comment faire:

1) Portez-le dans la baignoire. Ainsi, vous serez en mesure de le rincer après coup. Si votre animal ne veut pas rester dans la baignoire, installez-vous sur une surface qui n'est pas moquettée et disposez du papier journal sur le sol.
2) Enfilez une paire de gants de latex. Vous pourriez prévoir quelques essuie-tout ou un chiffon humide pour nettoyer par la suite.
3) Prenez position. Agenouillez-vous à côté de l'animal (à moins que vous ne l'ayez posé sur une table), d'une main soulevez sa queue, de l'autre tenez un essuie-tout ou un chiffon pour y recueillir les sécrétions. (Ne prenez pas position derrière l'animal, vous seriez dans la ligne de mire!)
4) Localisez les deux sacs. Chez le chien, ils sont de chaque côté de l'orifice principal, situés à 17 h et à 19 h par rapport à la circonférence de l'anus. Chez le chat, ils sont situés à 16 h et 20 h environ.

Si les sacs sont pleins, vous devriez sentir deux bosses dures de la grosseur d'un pois. A l'aide de la main qui tient l'essuie-tout, posez le pouce et l'index de chaque côté des orifices anaux et pressez doucement vers le centre.

Assurez-vous toutefois que l'anus est couvert d'un essuie-tout. Vous sentirez les sacs se vider à mesure que vous exercerez une

Quand consulter un vétérinaire?

S'il est possible de débloquer chez soi les sacs anaux obstrués, il est parfois préférable de consulter un professionnel. Ainsi, si l'animal se lamente lorsque vous lui touchez la région de l'anus, si vous constatez une enflure, des plaies ou une excroissance, il pourrait y avoir un abcès, des polypes ou une infection.

Consultez immédiatement un vétérinaire si vous avez du mal à vider les glandes anales, s'il n'en sort rien ou s'il en sort du sang, du pus ou une substance noire et pâteuse. Le vétérinaire recommandera parfois l'ablation chirurgicale des sacs, notamment si les glandes ont tendance à s'obstruer de plus en plus fréquemment. L'intervention n'est pas simple, mais elle s'avère parfois nécessaire au bien-être et à la santé de l'animal.

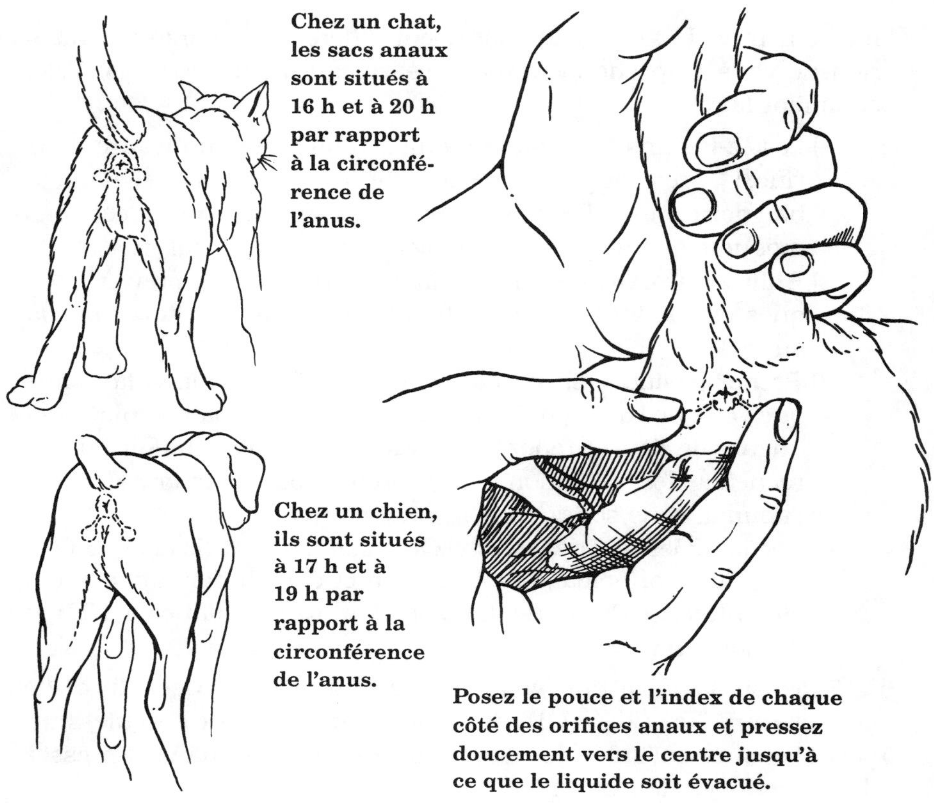

pression sur eux. Le liquide ainsi évacué peut être fluide ou épais et d'une couleur variant entre l'ocre, le gris pâle et le brun.

S'il n'en sort rien, déplacez légèrement les doigts et recommencez.

Si vous n'obtenez aucun résultat, allez consulter un vétérinaire. Une pression trop forte ferait mal à l'animal et risquerait d'endommager les sacs.

EXPERTS CONSULTÉS

Robert Cross, docteur en médecine vétérinaire, établi à Duncan en Oklahoma, ancien président de l'Oklahoma Veterinary Medical Association.

Douglas J. Heacock, docteur en médecine vétérinaire, établi à Madison, dans le New Jersey.

Howard Hollander, docteur en médecine vétérinaire, établi à New York.

L'anémie

Sept conseils pour l'enrayer

D'ordinaire, votre animal a plus d'énergie qu'il n'en faut, mais depuis quelque temps, il traîne de l'arrière et quand vient l'heure des repas, il ne s'intéresse même plus à sa gamelle.

Le vétérinaire vous apprend qu'il souffre d'anémie, c'est-à-dire que ses globules rouges ne véhiculent pas suffisamment d'oxygène pour assurer sa vitalité. L'anémie résulte souvent d'un épanchement sanguin et trouve sa cause dans divers problèmes de santé, par exemple une infestation de puces, l'ankylostome ou les ulcères.

Étant donné que l'anémie est le symptôme d'un problème sous-jacent, l'animal qui en souffre doit être traité par un vétérinaire. Toutefois, voici ce que vous pouvez faire pour l'aider à refaire le plein d'énergie.

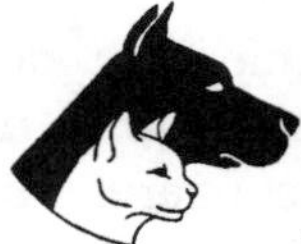

Pour chiens et chats

Éliminez ses parasites. Les chiots et les chatons peuvent être infestés de puces ou ils peuvent naître avec des ankylostomes (erronément appelés vers du coeur puisqu'ils parasitent, en fait, l'intestin grêle); or, ces parasites se nourrissent de sang, ce qui provoque l'anémie. L'animal, dans les cas les plus graves, peut perdre de la sorte jusqu'à 25 p. cent de son sang; aussi, il importe d'enrayer rapidement ces parasites. Certains d'entre eux, par exemple les puces, peuvent être facilement éliminés, tandis que d'autres nécessitent un traitement administré par un vétérinaire. Consultez donc ce dernier pour savoir ce qu'il convient de faire.

Renseignez-vous au sujet des médicaments. Plusieurs médicaments vendus sur ordonnance ou en vente libre, notamment l'aspirine et certains anti-inflammatoires, peuvent occasionner des saignements du tube digestif qui conduiront à l'anémie. Sans compter que certains médicaments peuvent inciter le système immunitaire à s'attaquer aux globules rouges sains, réduisant ainsi le véhicule d'oxygénation du sang. Si votre animal a la mine basse et qu'il est sous médication, demandez au vétérinaire s'il existe une corrélation entre les deux.

Donnez-lui du fer et des vitamines du groupe B. En vue d'un soulagement rapide de l'anémie, il faut exacerber rapidement le pouvoir oxyphorique du sang de votre animal. A cette fin, il faut lui donner des aliments riches en fer et en vitamines du groupe B, tels que du foie. Les vétérinaires recommandent de donner 30 g de foie par jour à un chat pendant une semaine ou deux, jusqu'à ce qu'il se porte mieux. Un petit chien devrait en consommer 60 g, alors qu'un chien de grande taille en mangera avec joie jusqu'à 120 g par jour.

Donnez-lui du Géritol! Une dose quotidienne de ce supplément alimentaire vendu sans ordonnance revitalisera rapidement le sang de l'animal. Consultez le vétérinaire pour connaître la dose adéquate.

Donnez-lui des suppléments alimentaires. On recommande généralement des suppléments alimentaires à teneur élevée en fer et en vitamines B, spécialement conçus pour les animaux et vendus dans les animaleries ou par l'entremise des cliniques vétérinaires. Il suffit d'écraser les comprimés ou d'ouvrir les capsules et d'en mélanger le contenu à la nourriture de l'animal.

Choisissez une nourriture de qualité. Il est préférable de nourrir son animal à partir de nourriture de marque reconnue. Peu importe que vous lui donniez une nourriture sèche, en conserve ou semi-humide, vous devriez éviter les marques génériques ou maison parce que votre animal pourrait éprouver de la difficulté à les absorber.

Quand consulter un vétérinaire?

S'il est parfois possible de soulager temporairement les symptômes de l'anémie en administrant soi-même un traitement, le problème sous-jacent doit être traité par un vétérinaire.

Si vous croyez que votre animal est anémique, regardez bien l'intérieur de sa gueule qui devrait être d'un beau rose (quoique la gueule de certains animaux soit naturellement brune ou noire). Si l'animal est anémique, sa gueule sera d'un rose pâle. Si ses gencives ne sont pas roses, rendez-vous sans tarder chez un vétérinaire.

On peut également déceler l'anémie en examinant les yeux de l'animal. Ramenez vers le bas la paupière inférieure et examinez la conjonctive, c.-à-d. la membrane qui tapisse l'intérieur des paupières. Habituellement, elle est d'un rose clair bien que chez certains animaux elle compte des pigments foncés. Si votre animal est atteint d'anémie, la conjonctive sera pâle.

Encouragez-le à relaxer! L'activité physique intensifie la consommation d'oxygène déjà en manque chez un animal anémique. Il faut donc faire en sorte qu'il reste calme et ne remue pas trop.

EXPERTS CONSULTÉS

Lee R. Harris, docteur en médecine vétérinaire, pratiquant à Federal Way, Washington.

Carol Macherey, docteur en médecine vétérinaire, pratiquant à Nashville, dans le Tennessee.

Michael Richards, docteur en médecine vétérinaire, pratiquant à Cobbs Creek, en Virginie.

Eugene Snyder, directeur en médecine vétérinaire, pratiquant à Kettering dans l'Ohio.

L'arthrite

Treize manières d'atténuer les souffrances

Au lever, votre chien boite-t-il comme un vieux pirate? Votre chat, autrefois si gracieux, traîne-t-il de la patte comme un vieux canasson? L'arthrite est une affection articulaire très douloureuse qui peut atteindre les hanches, les pattes et la colonne vertébrale.

Il existe différents types d'arthrite, mais votre animal est davantage susceptible de souffrir d'arthrose, appelée également «maladie de dégénérescence articulaire». L'arthrose survient après nombre d'années d'usure des articulations.

Les animaux de grande taille sont particulièrement vulnérables à l'arthrose, mais le plus petit des chats peut également en être atteint. L'arthrose fait atrocement souffrir l'animal et ne se résorbe pas sans traitement.

Dès lors qu'un animal est atteint d'arthrite, il faut le conduire chez un vétérinaire. Celui-ci pourra prescrire des anti-inflammatoires tels que l'aspirine ou la cortisone. De plus, l'acupuncture peut grandement soulager les douleurs arthritiques. Enfin, il existe plusieurs remèdes à faire soi-même pour soulager l'animal.

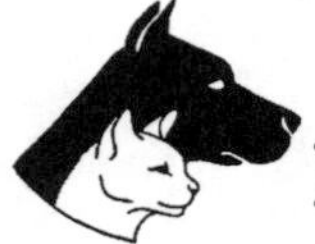

Pour chiens et chats

Délestez-le d'une surcharge de poids. Les animaux trop lourds sont plus susceptibles de souffrir de douleurs articulaires que leurs congénères sveltes. Un des meilleurs moyens de soulager votre animal consiste à le faire maigrir; cela atténuera les contraintes pesant sur les articulations et procurera à l'animal un net soulagement.

Pour l'aider à mincir, il suffit parfois de réduire le nombre de gâteries et de supprimer les restes de table de son alimentation. Vous pourriez également lui servir une nourriture plus riche en fibres et à teneur réduite en matières grasses. Ainsi, il mangera autant mais consommera moins de calories.

Faites-lui prendre de l'exercice. L'exercice régulier permet de contrôler la progression de l'arthrite. Les vétérinaires recommandent deux promenades de vingt minutes chaque jour.

Nombre de chats adorent les balades, bien qu'ils insistent pour tracer eux-mêmes le parcours! Il est toutefois préférable de leur passer une sous-ventrière, étant donné qu'ils se dégagent facilement de leurs colliers en se tortillant. Si votre chat n'entend pas être tenu en laisse, donnez-lui de l'exercice en l'amusant de façon interactive à l'aide d'une balle ou d'un jouet.

Une bonne tonicité doublée d'une solide masse musculaire atténueront les contraintes excessives exercées sur les articulations arthritiques.

Si une promenade de vingt minutes vous paraît trop longue, sortez moins longtemps mais gravissez et descendez une série de côtes en marchant d'un bon pas. Votre chien apprécie peut-être les longues balades sur la plage, à condition toutefois qu'il ne courre pas et qu'il ne creuse pas de trou. Si l'animal boitille le lendemain, c'est qu'il aura pris trop d'exercice. Usez de sens commun. Il est inutile d'exagérer dans un sens ou dans l'autre. Vous auriez intérêt à consulter un vétérinaire avant d'entreprendre un nouveau régime d'exercice physique.

Rénovez son abri. Si votre animal dort à l'extérieur, assurez-vous qu'il est bien protégé contre les intempéries. Couvrez son abri d'une toile de plastique ou d'un produit isolant, de manière à ce que le vent ne s'y infiltre pas.

Faites-le dormir dans la maison, lorsque le temps est froid ou humide. Autrement, ses articulations le feront atrocement souffrir.

Préparez-lui un lit douillet. Si votre animal dort d'ordinaire sur le parquet, vous devriez lui destiner un petit coin moelleux afin de le soulager. Par temps froid, il appréciera se coucher sur un morceau de molleton pelucheux. Vous pourriez également lui procurer un lit chauffant offert dans certaines animaleries.

Donnez-lui un peu de chaleur. La chaleur humide, appliquée directement sur les articulations qui le font souffrir, le soulagera. Vous pourriez employer une bouteille remplie d'eau chaude (non pas bouillante) ou une serviette trempée dans de l'eau chaude, qu'il suffit d'essorer et d'appliquer directement sur la région atteinte. Lorsque la serviette a refroidi, répétez l'opération.

Donnez-lui de la chaleur deux fois par jour, matin et soir, à raison de quinze minutes chaque fois. Cela soulagera grandement votre animal, en particulier le matin, alors que ses articulations sont plus roides encore.

Toutefois, n'employez pas un coussin chauffant car il pourrait brûler gravement la peau de l'animal; ceci est encore plus vrai dans le cas d'un animal qui éprouve des problèmes de mobilité: confronté à un coussin trop chaud, il ne pourrait parvenir à se mouvoir à volonté.

Faites-lui un massage. Massez la région douloureuse avec douceur, en accomplissant de petits mouvements circulaires. Éloignez-vous peu à peu de la région atteinte, jusqu'à quelques cm au-delà de l'articulation en question, et revenez graduellement vers celle-ci.

Soulevez ses gamelles. En haussant ses gamelles d'eau et de nourriture, il n'aura pas à baisser la tête pour y boire ou y manger; cela aidera l'animal dont le cou est roide. Vous pouvez poser ses gamelles sur un bloc ou une boîte, ou alors acheter un support à cette fin dans une animalerie.

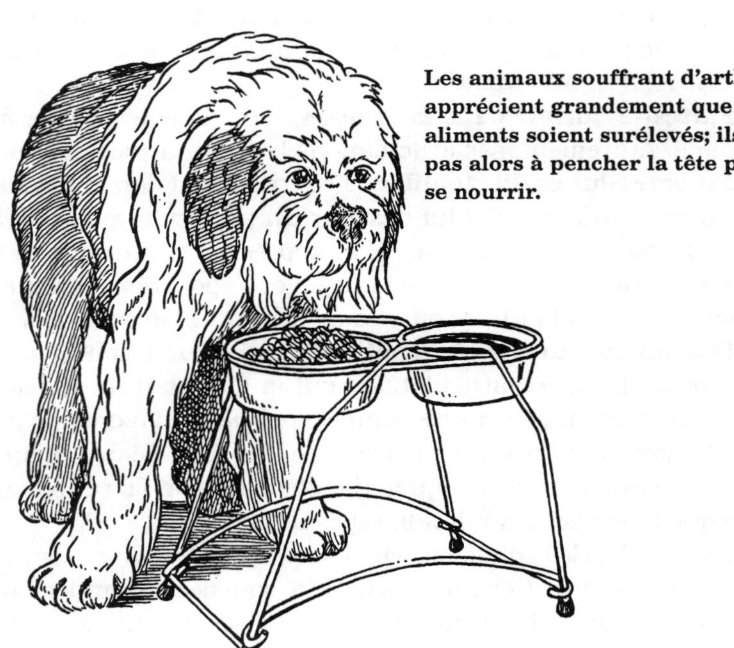

Les animaux souffrant d'arthrite apprécient grandement que leurs aliments soient surélevés; ils n'ont pas alors à pencher la tête pour se nourrir.

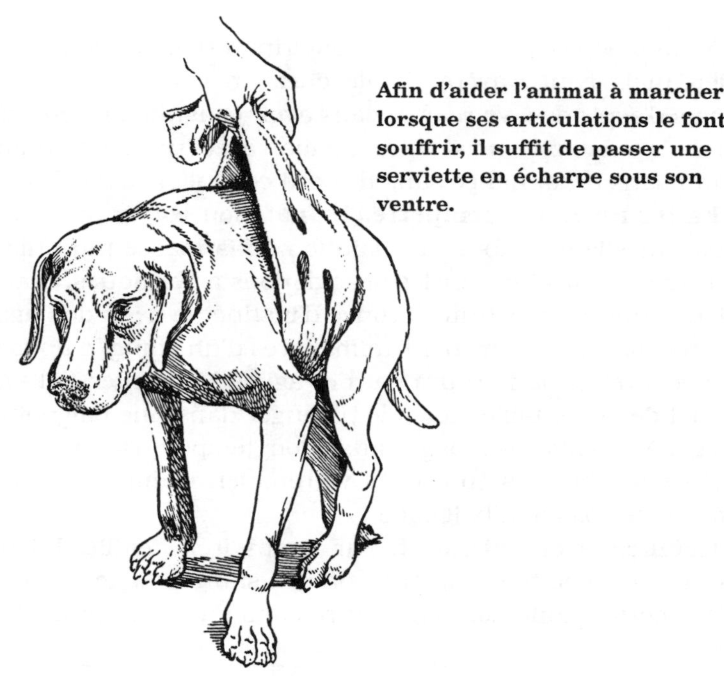

Afin d'aider l'animal à marcher lorsque ses articulations le font souffrir, il suffit de passer une serviette en écharpe sous son ventre.

Installez une passerelle. Si l'animal éprouve des difficultés à monter l'escalier, l'installation d'une passerelle pourrait lui permettre d'aller et venir à sa guise. A tout le moins, aidez-le à monter et à descendre, car ces deux exercices sont très douloureux pour lui.

Utilisez le truc de la serviette. Si votre animal a du mal à se déplacer, vous pourriez l'aider en passant une serviette en écharpe sous son ventre afin de le soutenir. Si l'arthrite s'aggravait, il faudrait bien entendu chercher conseil auprès d'un vétérinaire.

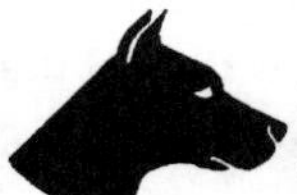

Pour chiens seulement

Donnez-lui un cachet d'aspirine glacé. L'aspirine peut soulager les douleurs arthritiques. Les experts recommandent de donner le quart d'un cachet de 325 mg par tranche de 5 kg deux fois par jour. Ainsi, un chien pesant 20 kg prendra deux cachets par jour, alors qu'un caniche miniature n'aura besoin que du quart d'un cachet ou moins. Afin de prévenir les maux d'estomac, donnez-lui toujours un cachet glacé après son repas.

N'oubliez pas qu'une dose d'aspirine est sans danger pour un chien mais peut s'avérer fatale chez un chat. Aussi, ne donnez jamais d'aspirine à votre chat sans avoir consulté un vétérinaire. De plus, ne traitez jamais votre animal avec un autre analgésique vendu sans ordonnance sans d'abord consulter un vétérinaire.

Faites-lui faire trempette. La natation est un exercice formidable car elle contribue au maintien de la masse musculaire sans exercer de contrainte sur les articulations arthritiques. Souvent, un chien souffrant d'arthrite éprouve d'instinct le désir de nager.

On conseille d'emmener l'animal près d'un étang, d'un lac ou à la piscine; bref, là où il n'aura pas de vagues à affronter. S'il s'agit d'un animal de petite taille, faites-le patauger dans une baignoire emplie d'eau tiède. Laissez-le nager aussi longtemps qu'il en a envie, tant qu'il ne semble pas épuisé. Si votre chien n'aime pas l'eau, ne le contraignez pas à la baignade.

Habillez-le chaudement. Par temps froid, enfilez-lui un manteau ou une combinaison et il vous en saura gré. Les collections de prêt-à-porter canin sont en montre dans toutes les animaleries!

EXPERTS CONSULTÉS

David E. Harling, docteur en médecine vétérinaire, pratiquant à Greensboro, en Caroline du Nord, spécialiste en orthopédie et en ophtalmologie.

James D. Lincoln, docteur en médecine vétérinaire, professeur associé et chef du département de chirurgie animale au Washington State University College of Veterinary Medicine à Pullman.

Robert A. Montgomery, docteur en médecine vétérinaire, pratiquant à New Philadelphia dans l'Ohio.

Mark M. Smith, docteur en médecine vétérinaire, professeur associé de chirurgie au département de sciences cliniques pour petits animaux au Virginia-Maryland Regional College of Veterinary Medicine à Blacksburg en Virginie, co-auteur de *Atlas of Approaches for General Surgery of the Dog and Cat.*

Sue Stephens, docteur en médecine vétérinaire, pratiquant à Winston-Salem en Caroline du Nord.

Ralph Womer, docteur en médecine vétérinaire, pratiquant à Auburn dans l'Alabama.

L'asthme

Douze manières de faciliter la respiration

Hier encore, seule la mouche parvenait à échapper à votre rapide petit chasseur félin. Mais à présent, la plus brève randonnée en plein air suscite, chez votre chat, une crise d'asthme avec son cortège de respiration sifflante, de toux et de lassitude. La toux et le bruit sifflant qu'il émet en respirant sont les symptômes communs de l'asthme chez le chat.

L'asthme trouve d'ordinaire sa cause dans la poussière ou le pollen présent dans l'air ambiant; la crise survient lorsque les petites bronches sont enflées et resserrées, ce qui gêne la circulation de l'air. (Les chiens sont moins souvent affectés par l'asthme.) La majorité des chats asthmatiques doivent être sous médication, mais il existe quelques trucs qui vous permettront de soulager son inconfort.

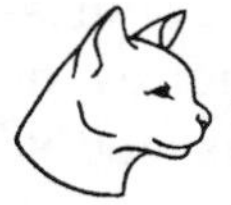

Pour chats seulement

Faites-lui perdre du poids. Tous les chats doivent être minces, particulièrement ceux qui souffrent d'asthme. L'obésité peut aggraver les symptômes de cette maladie pulmonaire: un chat trop gras éprouvera des difficultés supplémentaires à respirer.

Si votre chat est rondouillard, diminuez graduellement la quantité de nourriture qu'il consomme quotidiennement; il perdra ainsi son excédent de poids. Consultez un vétérinaire au sujet d'un régime amaigrissant approprié.

Procurez-vous un humidificateur. L'air sec irrite les conduits aériens et peut déclencher une crise d'asthme. Dans plusieurs résidences, le taux d'humidité relative baisse de dix p. cent lorsqu'un climatiseur est en marche. L'hiver, le chauffage est responsable du faible taux d'humidité dans la maison.

Afin de pallier cet inconvénient, employez un vaporisateur ou un humidificateur pour augmenter le taux d'humidité relative à 30 ou 40 p. cent. Ne dépassez toutefois pas cette mesure, car un taux d'humidité excessif favoriserait l'apparition de moisissures et de mites de la poussière qui risqueraient à leur tour de déclencher une crise d'asthme.

Cessez de fumer! Bien entendu, votre chat ne fume pas mais la fumée secondaire ne fera qu'aggraver son état. Selon une vétérinaire consultée, les animaux familiers sont beaucoup plus vulnérables aux effets du tabagisme forcé que les êtres humains. La concentration de fumée au ras du sol est plus forte qu'on ne le croit. Si vous fumez, soit vous le faites à l'extérieur, soit vous arrêtez!

Gardez l'animal à l'intérieur. Si vous croyez que le rhume des foins déclenche ses crises d'asthme, ne lui faites pas trop prendre l'air. Pendant la saison de la pollinisation, l'animal souffrira moins si vous le gardez dans la maison, surtout tôt le matin et en fin d'après-midi car le taux de pollen présent dans l'air est alors à son paroxysme.

Choisissez une litière appropriée. La plupart des marques dégagent un nuage de poussière chaque fois que le chat en remue les granules. Achetez plutôt une marque dite sans poussière ou employez du sable.

Purifiez l'air. Quantité de produits que vous employez, par exemple un fixatif à cheveux, votre parfum ou un nettoyant domestique, peuvent s'avérer irritants pour les voies respiratoires de l'animal et déclencher une crise d'asthme. Tout produit susceptible d'irriter vos voies nasales peut lui occasionner des problèmes.

Quand consulter un vétérinaire?

S'il est possible, avec l'aide d'un vétérinaire, de soulager l'asthme chez soi, il faut savoir ce qui se passe dans les voies respiratoires de l'animal, c.-à-d. qu'il y a inflammation et resserrement des bronches. Si la constriction finit par obstruer totalement les conduits, l'animal risque de mourir.

Si votre animal commence à tousser ou à siffler lorsqu'il respire, ou encore si les symptômes de l'asthme semblent s'aggraver, ne courez aucun risque. Téléphonez sans tarder à un vétérinaire!

De plus, vous devriez interroger le vétérinaire sur la présence possible d'ankylostomes (erronément appelés vers du coeur puisqu'ils parasitent, en fait, l'intestin grêle). Certains chats réagissent à la présence de ces parasites comme ils le feraient pour d'autres substances allergènes telles que le pollen. Souvent, chez le chat, on confond l'ankylostomiase et l'asthme. Un simple prélèvement sanguin permet de déceler la présence de ce parasite.

Aidez-le à prendre son remède

Un chat atteint d'asthme doit en général prendre un médicament par voie orale afin de soulager l'inflammation de ses conduits aériens.

Afin de faire avaler une capsule ou un comprimé à votre chat sans vous faire égratigner, passez-lui une serviette autour du poitrail, de sorte qu'il ne puisse mouvoir ses pattes. Posez une main sur sa tête et tenez sa gueule entre votre pouce d'un côté et vos doigts de l'autre. Inclinez-lui doucement la tête vers l'arrière.

Sa mâchoire inférieure s'affaissera naturellement, bien qu'il vous faudra probablement y insérer le pouce et l'index afin qu'elle reste ouverte. Faites tomber le comprimé dans sa gueule et poussez-le vers le fond de la gorge à l'aide de l'index. Pour ce faire, la tête du chat doit être inclinée vers l'arrière; il est inutile d'essayer de lui faire avaler un comprimé s'il est en position normale.

Si vous lui administrez un médicament liquide, assurez-vous d'abord que le compte-gouttes est propre, de sorte qu'il ne transmette pas un goût désagréable. On conseille d'enfoncer le compte-gouttes au fond de la gorge afin que le médicament ne touche pas les papilles gustatives.

Que faire pour vous assurer que votre félin avalera son médicament plutôt que de le cracher? Selon un vétérinaire interrogé, le meilleur moyen de faire avaler un médicament à un chat consiste à le faire sursauter. Dès que vous lui avez fait prendre sa potion et que vous l'avez relâché, soufflez-lui au visage et son premier réflexe sera d'avaler.

Cessez d'employer les détergents puissants au profit de nettoyants plus doux tels que le vinaigre et le bicarbonate de soude, ainsi que l'huile de bras. Toutefois, vous devez employer un javellisant doux lorsqu'il s'agit de nettoyer la salle de bains et les surfaces susceptibles de contenir des moisissures. Après coup, rincez-les bien à l'eau claire et empêchez l'animal d'entrer dans la pièce tant qu'elle n'aura pas été bien aérée.

Faites maison nette. Soyez méticuleux lorsque vous épousseter, car d'infimes quantités de poussière ou de saletés peuvent déclencher une crise d'asthme. Passez bien la vadrouille dans les coins et nettoyez en-dessous des meubles.

Lorsque vous faites le ménage, enfermez le chat dans une autre pièce afin que la poussière remuée ne l'incommode pas.

Assurez-vous de ne pas avoir de mites. Les mites de la poussière sont des créatures microscopiques que l'on retrouve d'ordi-

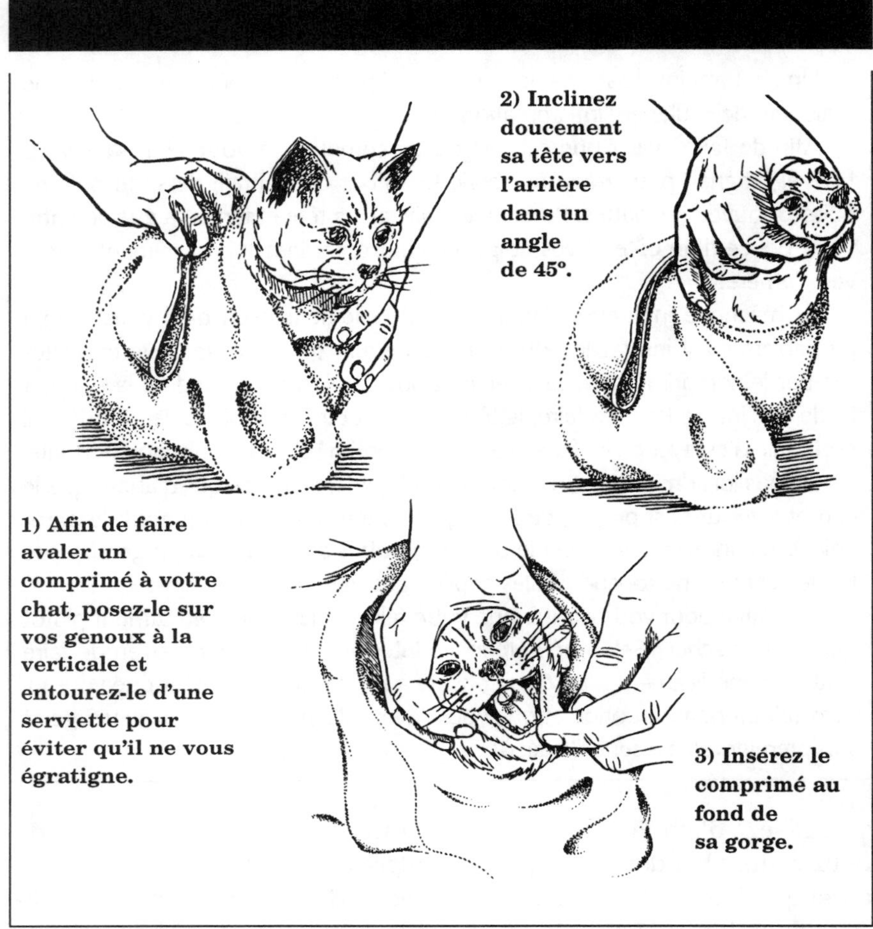

naire dans le matelas et la literie et qui déclenchent souvent les crises d'asthme et les allergies. Enveloppez votre matelas et vos oreillers d'une housse de vinyle pour vous assurer qu'ils en sont exempts, et lavez vos draps et taies d'oreillers à l'eau chaude une fois par semaine. Cela supprimera la présence de mites éventuelles et favorisera la respiration de votre animal.

Filtrez l'air. Si votre maison est dotée d'un chauffage central, vous devriez songer à faire installer un filtre électrostatique à la fournaise. Ce type de filtre est onéreux à l'achat, certes, mais il supprime un tas de particules dans l'air ambiant.

Recherchez le coupable. Si l'asthme est d'apparition récente, il se peut qu'une nouvelle acquisition en soit la cause, par exemple un canapé ou un tapis. De plus, certains chats sont particulièrement sensibles au nouveau détergent ou shampooing utilisé par leur maître. Dans ce cas, faites de nouveau usage de vos anciens produits et voyez si l'état de l'animal s'améliore.

Essayez les vitamines. Certains vétérinaires sont d'avis que l'administration de vitamines antioxydantes — qui contribuent, semble-t-il, à neutraliser les molécules d'oxygène présentes dans l'organisme —, peut contribuer à soulager de nombreux problèmes de santé, notamment l'asthme. A cet égard, on recommande de donner au chat une dose de vitamine C ou E pour enfants une fois par semaine. Délayez-la dans sa nourriture.

Évitez les angoisses. L'asthme est souvent lié au stress, tant chez les humains que chez les animaux. Lorsque vous flairez une crise, vous devriez renoncer aux activités qui contrarient l'animal, par exemple une visite au salon de toilettage. Vous devriez le garder à l'intérieur et le calmer jusqu'à ce qu'il se porte mieux.

EXPERTS CONSULTÉS

Janet R. Childs, docteur en médecine vétérinaire, pratiquant à Fairview dans le Tennessee.

Mark Coleman, docteur en médecine vétérinaire, pratiquant à Gainesville en Floride, président de l'American Heartworm Society.

Jeffrey Feinman, docteur en médecine vétérinaire, pratiquant à Weston dans le Connecticut.

Carol Macherey, docteur en médecine vétérinaire, pratiquant à Nashville dans le Tennessee.

Lisardo J. Martinez, docteur en médecine vétérinaire, pratiquant à Miami en Floride.

Paul Schmitz, docteur en médecine vétérinaire, pratiquant à Joliet dans l'Illinois.

Eugene Snyder, docteur en médecine vétérinaire, pratiquant à Kettering dans l'Ohio.

Les problèmes dorsaux et discaux

Cinq conseils pour apaiser la douleur

Nos compagnons à quatre pattes ne souffrent pas à cause d'une mauvaise posture à leur poste de travail ou parce qu'ils soulèvent des charges trop lourdes du coffre de la voiture. La plupart du temps, leur épine dorsale est relativement droite, ce qui peut expliquer pourquoi ils souffrent moins de maux lombaires que nous.

Toutefois, selon un vétérinaire spécialiste en neurologie et en neurochirurgie, même un chien qui se tient droit peut souffrir de maux de dos à l'occasion. Certains maux dorsaux sont tout simplement liés au fait que l'animal a des muscles endoloris. Il peut alors crier ou se crisper lorsque vous tentez de le saisir. Il peut également avoir du mal à gravir l'escalier ou à se lever le matin. L'animal peut encore s'être blessé à la colonne dorsale; il s'agit alors d'un problème sérieux occasionnant une grande douleur, l'absence de contrôle musculaire ou une grave altération des nerfs pouvant entraîner la paralysie.

Les races de chiens courts sur pattes et de longue taille telles que le dachshund et le basset, de même que les chiens de haute taille tels que le danois, le doberman et le berger allemand, sont les plus enclins aux problèmes dorsaux. De plus, les chiens obèses figurent également au palmarès des bons candidats.

Les chats peuvent également éprouver des maux lombaires, mais étant donné leur souplesse supérieure à celle du chien, ils en sont affectés moins souvent. Voici quelques trucs afin de soulager votre animal des maux de dos.

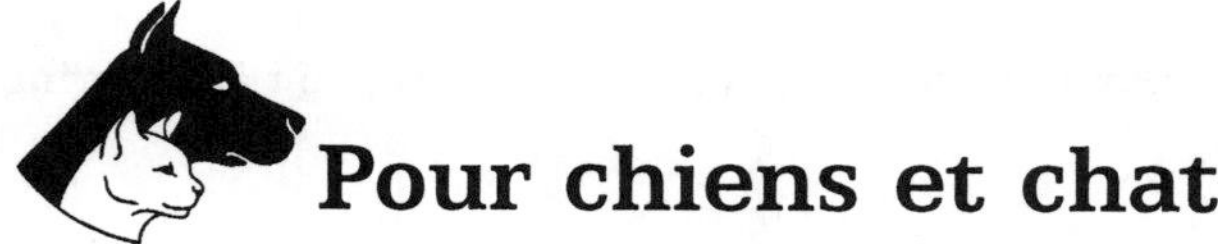

Pour chiens et chats

Procurez-lui de la chaleur. S'il souffre de raideur musculaire ou d'un léger mal de dos, vous le soulagerez en lui appliquant une compresse chaude. La chaleur activera la circulation sanguine dans la région affectée, ce qui favorisera le processus de guérison.

Vérification des dégâts

Chez les animaux comme chez les êtres humains, il n'y a pas nécessairement lieu de s'inquiéter d'une douleur dorsale. Pareillement à nous, ils éprouvent parfois des spasmes musculaires.

Alors, comment distinguer un muscle endolori, dont il n'y a pas lieu de s'inquiéter, d'une blessure discale qui nécessite des soins sur-le-champ?

Un moyen d'établir cette distinction consiste à vérifier les réflexes de l'animal. Alors qu'il se tient debout, retournez l'une de ses pattes de derrière de sorte que le dessus touche le sol. Le chien devrait relever la patte et la remettre en position stable en moins de deux secondes. S'il n'y parvient pas, il se peut qu'une blessure au dos exerce une pression sur un nerf spinal. Il s'agit alors d'une urgence médicale, auquel cas il faut téléphoner immédiatement à un vétérinaire.

Même si l'animal passe cette épreuve, vous devriez téléphoner au vétérinaire si la douleur persiste pendant plus d'une journée ou deux. Les ennuis nerveux ne se manifestent pas toujours sur-le-champ et à défaut d'être soigné rapidement, un problème dorsal peut causer des difficultés permanentes.

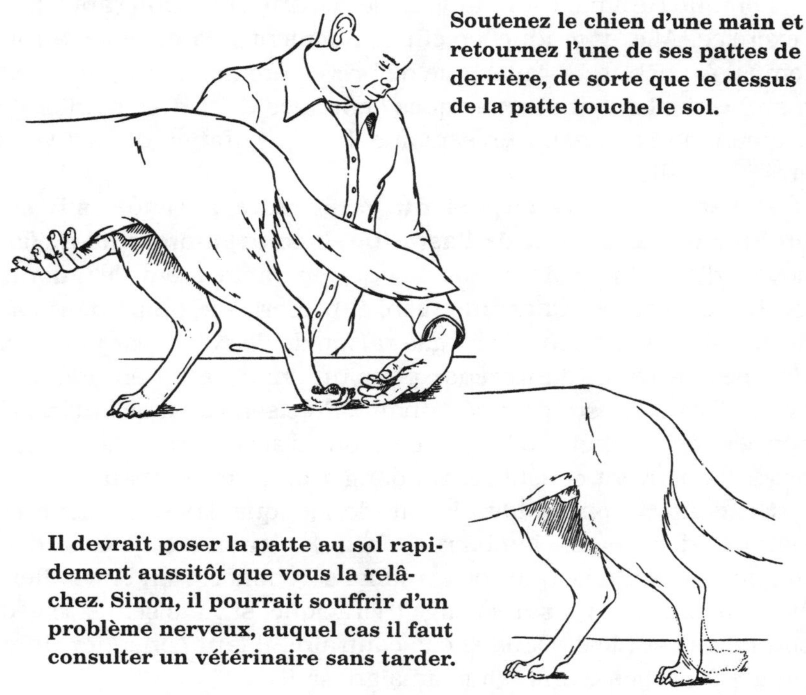

Soutenez le chien d'une main et retournez l'une de ses pattes de derrière, de sorte que le dessus de la patte touche le sol.

Il devrait poser la patte au sol rapidement aussitôt que vous la relâchez. Sinon, il pourrait souffrir d'un problème nerveux, auquel cas il faut consulter un vétérinaire sans tarder.

Asseyez-vous à côté de l'animal ou tenez-le sur vos genoux et appliquez-lui une compresse chaude à l'endroit qui le fait souffrir. Massez-lui l'oreille en même temps, de sorte qu'il se tienne immobile. Si l'animal ne résiste pas, appliquez une compresse chaude pendant au plus quinze minutes à trois reprises au cours de la journée.

Faites reposer ses pattes. Pour éviter que le problème dorsal de l'animal ne s'aggrave, faites en sorte qu'il demeure calme jusqu'à ce que la douleur s'atténue. Vous devriez veiller à ce qu'il bouge le moins possible pendant trois ou quatre semaines, le temps que l'inflammation puisse se résorber.

Tenez le chien ou le chat dans un porte-animal afin qu'il ne bouge pas trop. A tout le moins, mettez-lui une laisse lorsque vous le sortez pour éviter qu'il ne s'ébroue, ce qui aggraverait son état.

Il importe tout particulièrement de contraindre l'animal au calme si vous lui administrez des stéroïdes ou d'autres médicaments contre la douleur ou anti-inflammatoires. Une fois la douleur apaisée, il peut oublier sa blessure et s'agiter de nouveau, ce qui risque d'aggraver son état.

Lorsque l'animal est rétabli, ne le remettez pas trop rapidement à l'exercice. Allez-y graduellement et augmentez la cadence au fil du temps. Au début, ne faites que de brèves promenades; par exemple, marchez lentement sur quelques centaines de mètres et allongez la promenade de semaine en semaine. L'augmentation de l'activité doit être graduelle.

Renseignez-vous auprès du vétérinaire à savoir s'il serait indiqué de lui donner de l'aspirine. Il pourrait prescrire de faibles doses d'aspirine glacée pour soulager rapidement les douleurs lombaires légères. Chez un chien, il prescrira le quart d'un cachet de 325 mg par tranche de 5 kg, à raison de deux fois par jour. L'aspirine peut s'avérer dangereuse pour un chat; ne lui en donnez pas avant d'avoir consulté un vétérinaire. Précisons qu'il ne faut pas leur donner de cachets d'ibuprofène ou d'acétaminophène car ces produits peuvent constituer un danger pour les animaux.

Surveillez son poids. Étant donné que l'obésité peut occasionner des maux lombaires chez les animaux, vous devriez toujours veiller à ce que votre animal soit mince. Afin de vérifier son état, passez la main sur sa cage thoracique; si vous sentez les côtes, son poids est idéal. Dans le cas contraire, il faut consulter un vétérinaire à propos d'un régime amaigrissant.

Experts consultés

E.A. Corley, docteur en médecine vétérinaire, Ph.D., président et directeur administratif de la Orthopedic Foundation for Animals à Columbia dans le Missouri.

Larry Gainsburg, docteur en médecine vétérinaire, spécialiste en neurologie et en neurochirurgie, pratiquant à Baltimore dans le Maryland.

Lee R. Harris, docteur en médecine vétérinaire, pratiquant à Federal Way, dans l'État de Washington.

Karen Kline, docteur en médecine vétérinaire, neurologue et professeur adjoint à la Iowa State University à Ames.

La mauvaise haleine

Quinze moyens de la combattre

Vos amis s'excusent-ils poliment avant de s'éloigner lorsque votre chien souffle? Perdez-vous soudain l'appétit lorsque votre chat vous embrasse? Pouah! cette odeur peut faire tressaillir un chien adulte!

Si votre animal a mauvaise haleine, la raison en est peut-être la plaque dentaire, cette même pellicule bactérienne qui se développe sur vos dents si vous passez quelque temps sans les brosser et qui peut mener à une grave infection des gencives. Grâce à quelques soins, vous pourrez combattre efficacement la mauvaise odeur.

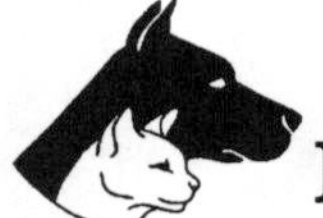

Pour chiens et chats

Attaquez la plaque dentaire. Songez à l'haleine que vous auriez si vous cessiez de laver vos dents pendant quelques jours, voire plusieurs années! Idéalement, on devrait brosser les dents de l'animal deux fois par jour, mais on s'accommodera de deux séances de brossages par semaine.

Commencez à lui brosser les dents dès son jeune âge. Il vaut mieux l'habituer tôt, ainsi l'expérience peut devenir un jeu.

Commencez d'abord par caresser doucement la gueule de l'animal pendant quelques minutes chaque jour. Donnez-lui beaucoup d'affection et quelques gâteries. Après quelques jours, soulevez ses lèvres d'un côté de la gueule et à l'aide d'une gaze couvrant un doigt, brossez la surface extérieure de quelques dents en accomplissant des mouvements circulaires. Bientôt, vous devriez pouvoir lui brosser davantage de dents. Éventuellement, vous pourriez être en mesure d'utiliser une brosse à dents miniature qui s'ajuste à un doigt ou même une petite brosse à dents à soies souples conçue expressément pour les animaux.

Titillez leurs papilles gustatives. Certaines marques de dentifrice pour les animaux sont offertes en différentes saveurs, telles que volaille, boeuf ou malt, afin de faciliter le nettoyage. Les dentifrices à saveur de viande peuvent nous répugner, mais il faut savoir que les chiens et les chats n'apprécient guère nos dentifrices à saveur de menthe. N'employez pas un dentifrice destiné à la consommation humaine qui fait une mousse; les animaux ne peuvent cracher et, s'ils avalent cette mousse, ils auront peut-être des troubles digestifs.

Si votre animal n'apprécie pas les séances de lavage de dents, certains vétérinaires conseillent un truc: procurez-vous dans une animalerie un jouet de caoutchouc qui soit nervuré. Ce type de jouet est spécialement conçu en fonction de l'intérieur de la gueule de l'animal. Badigeonnez un peu de dentifrice à saveur de viande dans les cannelures du jouet et votre animal parviendra peut-être à se laver lui-même les dents. Ceci dit, rien ne remplace une brosse à dents, mais ce stratagème vaut mieux que rien.

La prochaine fois que vous préparerez de la soupe à la queue de boeuf, donnez-lui la queue après la cuisson. Ses tendons et ses fibres massent en quelque sorte les gencives et nettoient les dents, particulièrement les endroits d'accès difficile.

Donnez-lui un peu de carotte crue à l'heure du déjeuner. Elle nettoie légèrement les dents et élimine la plaque dentaire, responsable de la mauvaise odeur.

Employez un rince-bouche en aérosol. On trouve dans les animaleries des rince-bouche à saveur de menthe tels que nous en employons. Ils sont simplement cosmétiques, semble-t-il, mais cela n'est pas à dédaigner lorsque l'haleine d'un chien empeste.

Délaissez la pâtée en conserve. La nourriture sèche peut améliorer la situation parce qu'elle racle la surface des dents.

Coupez court au grignotage. Si l'animal peut manger tout au long de la journée, les bactéries responsables de la mauvaise odeur seront sans cesse actives. On conseille d'enlever la gamelle de l'animal s'il n'a pas tout mangé après une demi-heure ou une heure. Lui donner à manger une ou deux fois par jour, c'est activer la bactérie seulement une ou deux fois par jour.

Les grains complets, tels que le riz brun cuit, favorisent la progression des aliments dans le tube digestif. Une meilleure digestion est garante d'une meilleure haleine. Aussi, conseille-t-on de remplacer une petite portion de sa nourriture par un peu de riz cuit à chaque repas.

Cessez de lui donner des restes de table. L'haleine est souvent révélatrice du type d'alimentation offert; si vous donnez des restes à votre animal, cela explique peut-être qu'il ait mauvaise haleine.

On trouve dans les animaleries des comprimés de chlorophylle qui facilitent la digestion et qui procurent une meilleure haleine.

Des odeurs révélatrices

Au même titre que les yeux sont le reflet de l'âme, la gueule d'un animal est le reflet de son état de santé. S'il ne faut pas s'inquiéter d'une haleine un peu forte, les odeurs véritablement nauséabondes indiquent souvent la présence d'une grave maladie. En fait, un vétérinaire peut souvent établir un diagnostic préliminaire simplement à partir de l'haleine de l'animal. Voici quelques exemples:

- une odeur sucrée, fruitée, peut être l'un des symptômes du diabète, surtout si l'animal boit et urine plus que d'ordinaire, et s'il perd du poids;
- une odeur urineuse peut révéler un trouble rénal, surtout si l'animal boit et urine beaucoup, et s'il a perdu l'appétit;
- une haleine fétide accompagnée de vomissements, d'une diminution de l'appétit, de l'inflammation de l'abdomen et du jaunissement des yeux ou des gencives peut révéler un trouble du foie.

Lors de votre prochain achat de biscuits à chiens, choisissez-en qui soient noirs. Bien sûr, ils ne sont pas aussi appétissants que d'autres, mais ils contiennent un ingrédient que les autres n'ont pas: un peu de charbon. Ce dernier est un liant qui absorbe les mauvaises odeurs. Ne forcez cependant pas la note, car le charbon peut également éliminer les nutriments essentiels. Ne donnez pas plus d'un ou deux de ces biscuits à votre animal au cours d'une journée.

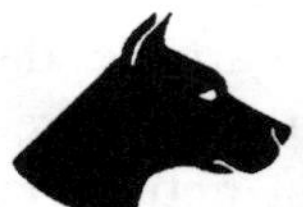

Pour chiens seulement

Donnez-lui à gruger des os à base de cuir brut. Ce dernier racle la plaque à la surface des dents. Aussi, la constance du raclement qui s'effectue pendant que le chien gruge son os contribue au nettoyage des dents.

Les torsades de câble en forme d'os que l'on trouve dans les animaleries ont en quelque sorte l'effet d'une soie dentaire. Si votre chien parvient à se débarrasser ainsi des déchets alimentaires et des bactéries logés dans sa gueule, il aura sûrement meilleure haleine.

EXPERTS CONSULTÉS

Albert S. Dorn, docteur en médecine vétérinaire, professeur de chirurgie à l'University of Tennessee College of Veterinary Medicine à Knoxville.

Lisa Freeman, docteur en médecine vétérinaire, instructeur clinique et membre de la société de nutrition clinique à la Tufts University School of Veterinary Medicine à North Grafton dans le Massachusetts.

Cheryl Schwartz, docteur en médecine vétérinaire, pratiquant à Oakland en Californie.

Anthony Shipp, docteur en médecine vétérinaire, pratiquant à Beverly Hills en Californie, spécialiste en dentisterie et co-auteur de *The Practitioner's Guide to Veterinary Dentistry.*

L'aboiement

Quinze moyens de lui mettre un silencieux

Votre chien aboie plus fréquemment depuis quelque temps? Chaque fois qu'un arbre perd une feuille, que le facteur s'approche ou qu'une voiture démarre en trombe, il aboie à en faire trembler les murs?

Il est normal qu'un chien aboie. Certains d'entre eux ont cependant plus à dire que d'autres. Mais si le vôtre tombe dans la démesure, voici quelques conseils qui vous aideront à lui mettre un silencieux.

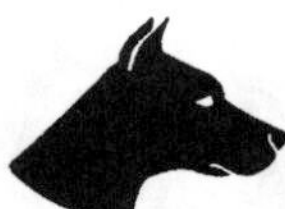

Pour chiens seulement

Faites-lui prendre souvent de l'exercice. Deux longues promenades ou deux séances de jeu chaque jour calmeront votre chien. Plutôt que d'aboyer toute la journée, il dormira.

Votre chien aura du mal à aboyer s'il s'affaire à ronger un os ou à mâchouiller un jouet de caoutchouc. Le mâchonnement réduit le stress et occupe l'animal en même temps. Si vous prévoyez vous absenter, donnez-lui un os à mâchouiller avant de partir.

Laissez-lui un souvenir de vous. Si votre chien se retrouve souvent seul et qu'il en profite alors pour aboyer, frottez ses jouets et ses os de vos mains afin de les imprégner de votre odeur. Ainsi, il se souviendra de vous et il s'ennuiera moins en votre absence.

Isolez-le des bruits extérieurs. Si votre chien a une ouïe hypersensible et qu'il perçoit les moindres bruits extérieurs, faites en sorte que les sons ne pénètrent pas dans la maison. Ainsi, votre gardien aboiera moins souvent. Faites jouer une bande sonore en bruit de fond ou mettez un disque sur votre platine.

Vous pourriez également jouer de ruse et, par exemple, passer l'aspirateur à l'heure où le facteur livre le courrier; il ne l'entendra pas et vous éviterez un esclandre.

Louangez-le. Parfois, de l'avis d'un spécialiste du comportement animalier, le simple fait de louanger votre chien le fera taire. Il cherche peut-être à vous dire quelque chose; si vous lui signifier que vous tenez compte de lui, il cessera peut-être d'aboyer.

Insistez pour qu'il se taise. Parfois, un chien aboiera même après que son maître ait pris en considération ses ouaf! ouaf! Dans ce cas, dites-lui promptement: «Silence!», sans hausser la voix. S'il cligne des yeux et qu'il cesse d'aboyer, faites son éloge.

A l'occasion, vous pourriez lui filer une gâterie après qu'il ait mis fin à son boucan. Ce faisant, vous chassez de son esprit les raisons qu'il avait d'aboyer et vous lui faites prendre conscience qu'il obtient une récompense quand le bruit cesse.

Laissez-le seul. Certains chiens, pareillement à certains humains, détestent causer sans auditoire. Si vos éloges et vos ordres ne parviennent pas à le faire taire, laissez-le seul. Votre chien souhaite probablement votre présence à ses côtés; aussi, le fait de lui tourner le dos et de faire votre sortie pourra lui faire comprendre qu'il a mal agi.

Afin qu'il apprenne bien la leçon, faites tinter une clochette avant de faire votre sortie. Laissez-la tinter pendant quelques secondes et sortez de la pièce dès que vous estimez que le chien a eu l'occasion de l'entendre. Avec le temps, votre chien associera le tintement de la clochette à votre départ et il résistera probablement à la tentation. De plus, vous serez mieux en mesure de le féliciter lorsqu'il se taira.

Faites du bruit. Aux oreilles d'un chien, le son de pièces de monnaie qui s'entrechoquent dans une canette d'aluminium est l'équivalent du crissement des ongles sur une surface d'ardoise. Lorsque le chien ne réagit pas à votre ordre de se taire, agitez la canette à la manière de maracas. Les chiens détestent ce bruit et mettent souvent fin à leur activité lorsqu'ils l'entendent.

Freinez son enthousiasme. Afin de lui rappeler que vous avez envie de tranquillité, adressez-lui un «Non!» sec, suivi d'un coup d'eau tiré d'une poire en caoutchouc. Visez le corps et non le visage de l'animal.

Si votre chien devient frénétique chaque fois que l'on sonne à la porte, cherchez l'aide d'un complice. Vous pourriez, par exemple, demander au facteur de glisser un biscuit à chiens avec le courrier. L'animal cessera de percevoir en lui une menace et finira par ne plus aboyer à son approche.

Si votre chien dort dehors et qu'il exerce ses cordes vocales à la nuit tombée, vous devriez le garder à l'intérieur. Il aura alors moins de raisons de s'emporter.

Nombre d'experts recommandent de passer un collier de dressage au cou des chiens qui aboient fréquemment. Semblables aux harnais que l'on passe aux chevaux, ils sont vendus avec une laisse de cinq mètres. Aussitôt que l'animal aboie, vous tirez sur la laisse et le harnais appuie doucement sur sa gueule pour la fermer. Grâce à ce stratagème, vous n'avez pas à le réprimander, ni même à lui dire quoi que ce soit. Le harnais lui sert la leçon en mettant fin au comportement indésirable.

Le harnais offre une méthode plus humaine et plus efficace que le collier étrangleur. On a vu des chiens cesser d'aboyer en l'espace d'une ou deux séances de dressage. Vous pouvez vous procurer ce type de harnais par l'entremise d'un vétérinaire ou d'un dresseur qui s'assurera qu'il s'ajuste correctement à l'animal et qui vous montrera comment l'utiliser.

Essayez une thérapie de choc. Votre vétérinaire pourrait également vous recommander le port d'un collier spécial qui émet un son à haute fréquence ou un léger choc chaque fois que le chien aboie. Certains modèles déclenchent sur-le-champ la punition, tandis que d'autres entrent en action après quelques aboiements. Cette méthode peut s'avérer très efficace, mais vous devez consulter quelqu'un qui s'y connaît; il saura vous prodiguer de bons conseils.

Sachez quand changer de stratégie. Souvent, on ne sait pas quand renoncer à une méthode pour en essayer une autre. On s'entête pendant des mois, même si on n'obtient aucun résultat. Si vous ne constatez aucune amélioration au bout de trois à cinq jours, optez pour une autre technique!

Psychologie canine, niveau élémentaire

Votre chien n'est pas Lassie. Lorsqu'il aboie, vous ne comprenez pas ce qu'il veut. Mais ne renoncez pas à saisir la signification de ses jappements. Au même titre que l'on trouve une riche variété d'accents français, il existe un très grand nombre de tons d'aboiement.

Si votre chien pleurniche entre ses aboiements, il peut vouloir dire qu'il est effrayé ou qu'il ne veut pas que vous le laissiez seul. Un chien qui aboie pendant de longues périodes, en faisant de courtes pauses entre des jappements aux sons identiques, est probablement un chien qui s'ennuie. Un aboiement exubérant vous dira que l'animal a envie de jouer. Exercez votre oreille et vous finirez pas comprendre ce qu'il cherche à vous dire.

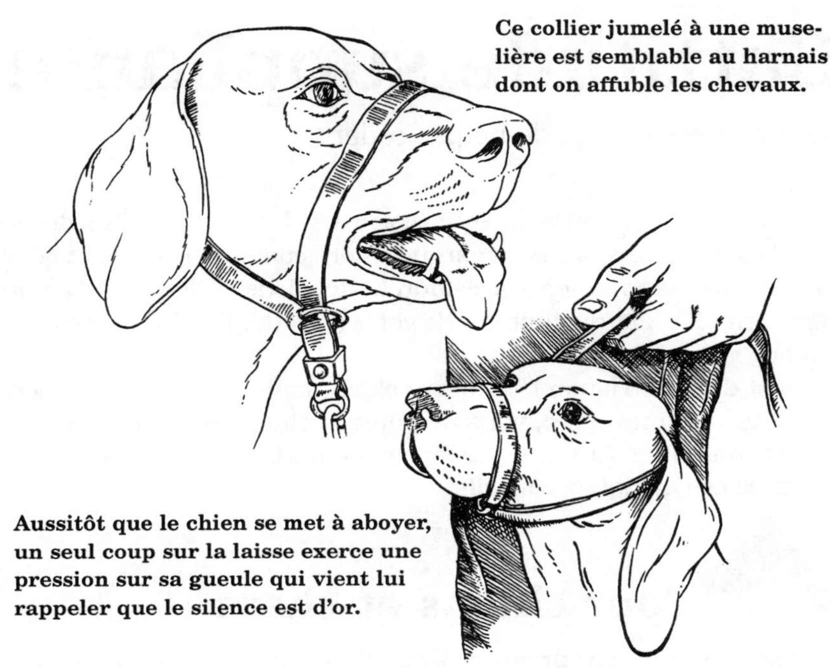

Ce collier jumelé à une muselière est semblable au harnais dont on affuble les chevaux.

Aussitôt que le chien se met à aboyer, un seul coup sur la laisse exerce une pression sur sa gueule qui vient lui rappeler que le silence est d'or.

EXPERTS CONSULTÉS

Robert K. Anderson, docteur en médecine vétérinaire, professeur et directeur émérite de l'Animal Behavior Clinic de l'University of Minnesota College of Veterinary Medicine à Minneapolis-St.Paul.

Nicholas Dodman, professeur au département de chirurgie et directeur de la Behavior Clinic de la Tufts University School of Veterinary Medicine à North Grafton dans le Massachusetts.

Bob Gutierrez, coordinateur en comportement animalier à la Société de prévention de la cruauté envers les animaux à San Francisco.

Suzanne Hetts, Ph.D., experte-conseil en comportement animalier appliqué, pratiquant à Littleton dans le Colorado.

L'attitude suppliante

Neuf conseils en vue de ne pas céder

Votre coeur se brise lorsque votre loyal ami vous fixe de ses grands yeux bruns. Vous remarquez alors combien il salive et gémit en lorgnant sans cesse votre fourchette. Il ne s'agit pas d'amour immodéré; il s'agit du contenu de votre assiette. Il le lui faut et sans tarder!

Il est difficile d'ignorer un brave chien, mais de l'avis des experts consultés, si vous cédez, vous ne pourrez plus prendre un repas en toute tranquillité. Aussi, soyez ferme, ne partagez pas votre assiette et suivez ces quelques conseils.

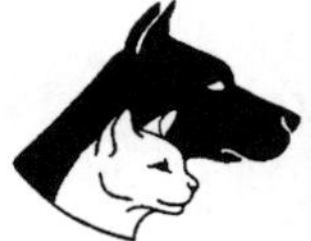

Pour chiens et chats

Nourrissez-le en premier lieu. Si l'animal est repu, il aura moins tendance à en redemander.

Ne cédez pas à la culpabilité. Faites fi des manipulations émotives dont vous serez l'objet et rappelez-vous que votre bête est bien nourrie et qu'il vaut mieux écarter de sa gamelle les aliments destinés à la consommation humaine.

Ne lui donnez jamais de restes alors que vous êtes à table. Si, par exemple, vous mangez d'un aliment santé et que vous avez l'intention de lui en donner, ne le faites pas à table; déposez-le dans sa gamelle. Sinon, l'animal confondra vos repas et les siens.

Faites-vous obéir. D'ordinaire, il suffira de hausser la voix pour que l'animal file dans une autre pièce. S'il n'en est rien, faites claironner le klaxon d'un vélo ou agitez une canette contenant des pièces de monnaie. L'animal devrait apprendre sa leçon après deux ou trois réprimandes.

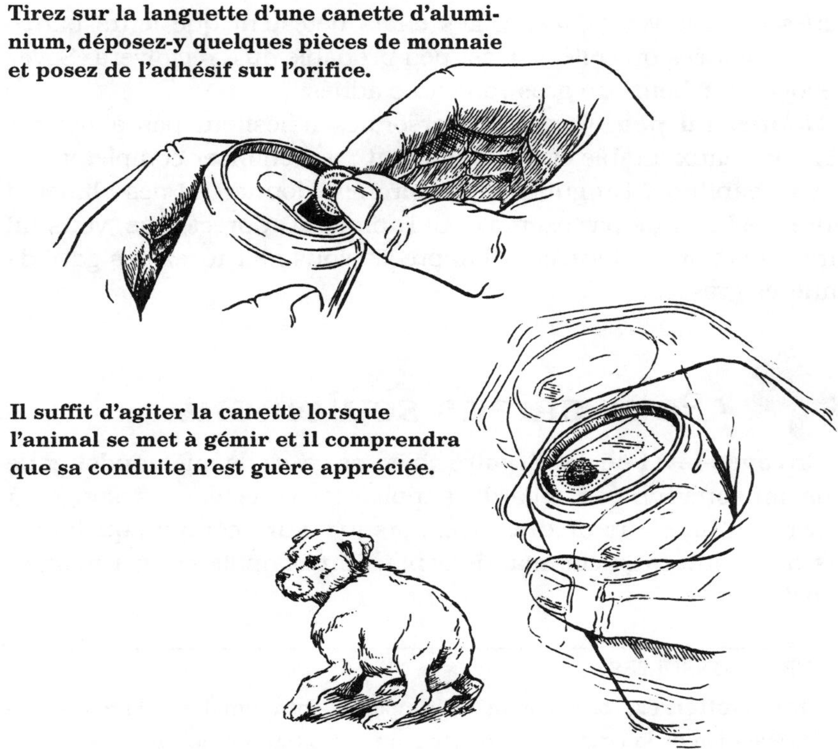

Tirez sur la languette d'une canette d'aluminium, déposez-y quelques pièces de monnaie et posez de l'adhésif sur l'orifice.

Il suffit d'agiter la canette lorsque l'animal se met à gémir et il comprendra que sa conduite n'est guère appréciée.

Arrosez-le. Les chats font d'incorrigibles mendiants et vont même jusqu'à envahir la table pour faucher la bouffe de votre assiette si vous ne leur en donnez pas. A ce chapitre, les chiens ne sont pas davantage au-dessus de tout soupçon. Afin de décourager une telle conduite, surprenez l'animal avec un jet d'eau. Le pulvérisateur que vous employez pour humecter le feuillage des plantes fera l'affaire. Il suffit de viser une partie de l'animal que vous pouvez facilement atteindre.

Isolez le problème. Lorsque l'animal vous rend dingue, dites-lui fermement: «Non!» et sans perdre votre calme, enfermez-le dans une autre pièce. Il se plaindra probablement en miaulant ou en aboyant, mais ne le faites pas sortir tant que le repas ne sera pas terminé. Éventuellement, il finira pas comprendre que vous ne l'enfermerez pas s'il cesse de quémander à table.

Une solution collante. Votre chat saute-t-il sur le comptoir de la cuisine afin de réclamer sa pitance? Dans l'affirmative, posez des bandes de ruban adhésif sur les deux faces en des endroits stratégiques et observez la scène. Les chats détestent que leurs pattes soient engluées ou collées; il est peu probable qu'il récidivera. Soyez prévoyant: achetez un gros rouleau d'adhésif!

Donnez-lui peu. Certaines personnes n'hésitent pas à nourrir leurs animaux à table et ne souhaitent pas renoncer complètement à cette habitude. En guise de compromis, donnez-lui des aliments santé, de la laitue par exemple. Si l'animal n'apprécie pas, vous lui aurez offert une gâterie et, s'il apprécie, vous ne l'aurez pas gavé de matières grasses.

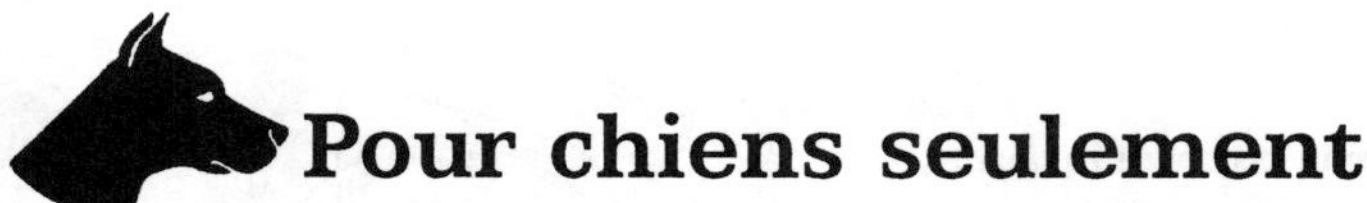

Pour chiens seulement

Envoyez-le à l'école. Si votre chien ne cesse de quémander et de vous implorer de ses regards suppliants, vous devriez songer à l'inscrire à un cours de dressage. Lorsqu'il aura compris quelques-uns des principaux commandements, votre famille pourra manger en paix.

EXPERTS CONSULTÉS

Bob Gutierrez, coordinateur en comportement animalier à la Société de prévention de la cruauté envers les animaux à San Francisco.

M. Lynne Kesel, docteur en médecine vétérinaire, professeur adjoint de chirurgie élective au département de sciences cliniques du Colorado State University College of Veterinary Medicine and Biomedical Sciences à Fort Collins.

Gary Landsberg, docteur en médecine vétérinaire, pratiquant à Thornhill en Ontario, spécialiste du comportement animalier.

Myrna Milani, docteur en médecine vétérinaire, pratiquant à Charlestown dans le New Hampshire, auteur de *The Body Language and Emotions of Cats* et de *The Body Language and Emotions of Dogs.*

Kathryn Segura, dresseuse d'animaux pour les émissions télévisées et le cinéma à Studio City en Californie.

La gravidité

Neuf moyens de l'aider durant la gestation

Elle ne mange pas de cornichons sucrés, ne tricote pas de chaussons bleus ou roses et ne fait pas provision de couches jetables, mais votre bête est gravide. Tôt ou tard, ses chiots ou ses chatons peupleront votre maison.

N'ayez crainte. Si votre bête est gravide, vous auriez intérêt à consulter un vétérinaire mais vous n'aurez pas à l'inscrire à des cours prénatals ou à chercher le secours d'une sage-femme. Les chattes et les chiennes donnent naissance depuis toujours et s'en tirent habituellement très bien sans nous. Malgré cela, voici quelques conseils dans le but de vous assurer que tout se passera bien lorsque viendra le grand jour.

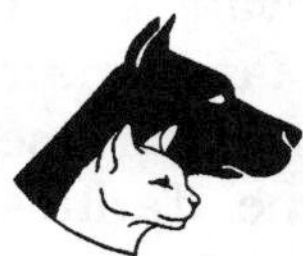

Pour chiens et chats

Faites-la entrer dans la maison. Même si la bête vit la plupart du temps à l'extérieur, gardez-la à l'intérieur pendant les dernières semaines de gestation afin qu'elle soit plus en sécurité. Ainsi, elle ne mettra pas bas à l'extérieur, alors que ses petits seraient sans protection. En général, les chiennes mettent bas entre le 58e et le 68e jour après la conception; chez les chattes, la période de gestation varie entre 60 et 68 jours. Vous saurez qu'elle donnera bientôt naissance lorsque soudain son appétit augmentera de façon marquée, tandis que déclinera son niveau d'activité.

Préparez une maternité. Les chattes et les chiennes aiment bien se retrouver dans un lieu qui leur est propre lorsqu'elles mettent bas et qu'elles nourrissent leurs petits. Vous pouvez vous procurer une litière destinée à cet effet dans une animalerie ou en fabriquer une vous-même. Une pataugeoire pour enfants fait la meilleure litière qui soit pour toute chatte ou chienne gravide.

Vous pourriez également en découper une dans une boîte de carton grand format, par exemple celle dans laquelle on a livré le lave-vaisselle ou le téléviseur. La boîte doit être suffisamment grande pour que la nouvelle maman puise s'étirer et que les petits ne soient pas entassés les uns sur les autres. De plus, l'un des côtés doit être suffisamment haut pour que les petits ne s'en échappent pas, mais pas trop, de sorte que la mère puisse en sortir sans avoir à sauter. Laissez la boîte ouverte afin de pouvoir y jeter un coup d'oeil.

Un peu de confort. Quel que soit le type de litière que vous choisirez, tapissez-en le fond de plusieurs épaisseurs de papier journal sur lesquelles vous poserez plusieurs rangées de serviettes propres. Ainsi, les chiots ou les chatons seront au chaud et au sec. Il suffira de remplacer les serviettes lorsqu'elles seront souillées.

De la tranquillité. La naissance des petits est un point tournant de la vie de votre animal, qui aura besoin d'intimité et de tranquillité. Aussi, évitez de l'installer là où il y a du bruit et de la circulation. La cuisine, par exemple, n'est pas indiquée; posez sa litière dans sa chambre préférée ou dans une pièce peu fréquentée. Il importe que cette pièce ne soit traversée d'aucun courant d'air, qu'elle soit suffisamment chauffée et que l'air y soit sec. De plus, dans le cas d'une chatte, il est préférable que l'endroit soit sombre.

Aidez-la à s'installer. Environ une semaine ou deux avant le jour prévu pour la naissance, la bête devrait commencer à se familiariser avec son nouvel environnement. Certaines bêtes manifesteront une vive curiosité vis-à-vis leur nouvelle litière, tandis que d'autres devront se faire convaincre de s'y installer.

Quand consulter un vétérinaire?

La majorité des chiennes et des chattes mettent bas sans complication, mais parfois il faut consulter un vétérinaire sans tarder. Voici certains signes qui ne trompent pas:

- Elle laisse échapper un liquide vert foncé avant de mettre bas. Cela peut indiquer que le placenta a été expulsé trop tôt.
- Elle fournit des efforts répétés et prolongés depuis plus d'une heure, sans résultat. Cela peut indiquer que le chiot ou les chatons sont trop gros ou qu'ils sont mal placés pour sortir sans assistance.
- Elle semble faible, nerveuse ou agitée plus d'une demi-heure après la fin des contractions. Cela pourrait très bien indiquer que tous les membres de la portée n'ont pas encore vu le jour.
- Ses muscles se mettent à trembler quelques jours, voire quelques semaines, après qu'elle ait mis bas, elle se met à vomir ou a du mal à tenir sur ses pattes. Cela peut être un symptôme d'éclampsie, une grave carence de calcium qui survient parfois après la naissance.

Quand approche le temps de mettre bas, préparez une grande boîte en la tapissant de plusieurs couches de papier journal ou de serviettes propres. Découpez un des côtés de sorte que la mère puisse entrer sans que les jeunes s'échappent.

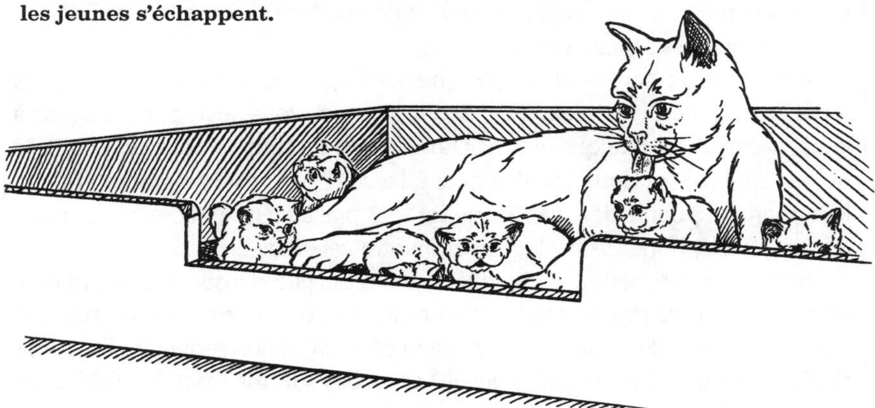

Posez son jouet favori ou sa couverture préférée dans la boîte pour l'inciter à y entrer. Vous aurez peut-être à y déposer vous-même l'animal, du moins la première fois. Ne vous étonnez pas si elle s'en échappe aussitôt; quand viendra le moment de mettre bas, elle y reviendra d'elle-même.

Préparez-vous au grand jour! Au cours des six à 24 heures avant de mettre bas, la bête se mettra à faire les cent pas, à haleter ou à grelotter. Souvent elle se promènera nerveusement, cherchant sur le parquet ou la moquette un endroit où faire son nid. Vous n'aimerez pas la voir ainsi, mais vous devrez rester calme et la réconforter, si cela semble opportun.

Si vous croyez qu'elle s'apprête à mettre bas sur votre lit ou dans un garde-robe, encouragez-la à trouver refuge dans sa litière. Si elle ne veut pas se déplacer, rapprochez la boîte et aidez-la à y prendre place.

Soyez prêt à tout changement. En dépit de toutes vos attentions pour rendre sa litière attrayante, elle refusera peut-être d'y mettre bas. Si cela se produit, étendez des serviettes propres là où elle se trouve et laissez la nature faire son oeuvre. A ce moment, il ne faut surtout pas la déplacer vers un endroit où elle ne souhaite pas se trouver. Cela pourrait retarder les contractions et s'avérer dangereux pour les petits. Dès lors qu'elle a mis bas, vous pouvez déplacer les petits vers la litière. La mère suivra et y fera son nid.

Préparatifs en vue de la naissance

En général, les chiennes et les chattes sont bien préparées à mettre bas sans intervention extérieure, mais il se peut qu'en certaines circonstances l'on soit appelé à jouer les sages-femmes.

Ainsi, il arrive parfois qu'un petit ne sorte qu'à demi en dépit des efforts répétés de la mère pour l'expulser. Si cela survient, vous devrez prendre part à la naissance. Alors que quelqu'un tiendra la tête de la mère pour éviter qu'elle ne morde, saisissez doucement le petit à l'aide d'une serviette propre et tirez-le fermement pour le dégager. S'il ne sort pas prestement et facilement, cessez de tirer et téléphonez sans plus tarder à votre vétérinaire.

Aussitôt qu'un petit a vu le jour, la mère déchire d'instinct la membrane amniotique (si elle couvre encore le nouveau-né), coupe le cordon ombilical et lèche le petit afin de stimuler sa respiration et sa circulation sanguine. Toutefois, si elle n'agit pas ainsi au cours des 30 secondes suivant l'expulsion du petit, vous devrez passer à l'action.

Afin de retirer la membrane amniotique, pelez-la à l'aide de vos doigts, à partir de la gueule en la déchirant vers l'arrière. Toujours à l'aide des doigts,

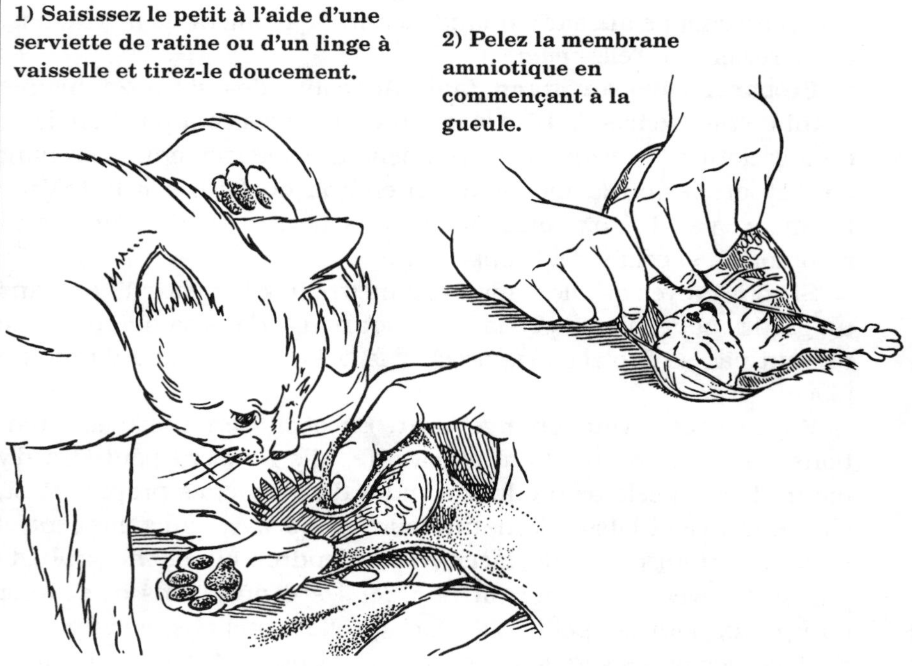

1) Saisissez le petit à l'aide d'une serviette de ratine ou d'un linge à vaisselle et tirez-le doucement.

2) Pelez la membrane amniotique en commençant à la gueule.

enlevez le mucus du bord des lèvres de l'animal et frottez-le vigoureusement pendant quelques secondes à l'aide d'une serviette de ratine ou d'un linge à vaisselle propre.

A ce moment, vous devriez encourager la mère à lécher son petit et à couper le cordon ombilical. Si elle n'agit pas au cours de la minute suivante, vous devrez le couper vous-même.

Coupez deux longueurs de fil à coudre et mettez-les à tremper dans de l'alcool. Nouez-les solidement autour du cordon, l'un à environ 3,5 cm du ventre du petit, l'autre à environ 7,5 à 10 cm du placenta. Coupez le cordon entre ces noeuds à l'aide de ciseaux tranchants stérilisés et badigeonnez les extrémités du cordon de teinture d'iode afin de prévenir l'infection.

A nouveau, frottez vigoureusement le petit à l'aide de la serviette de ratine, en lui tenant la tête en bas de sorte que les sécrétions présentes dans ses narines, sa gueule et ses oreilles puissent s'écouler. Ensuite, vérifiez sa respiration. S'il pousse un petit cri, c'est qu'il respire.

Lorsque vous savez que le petit est bien portant, posez-le devant les mamelles de la mère et laissez-les seuls.

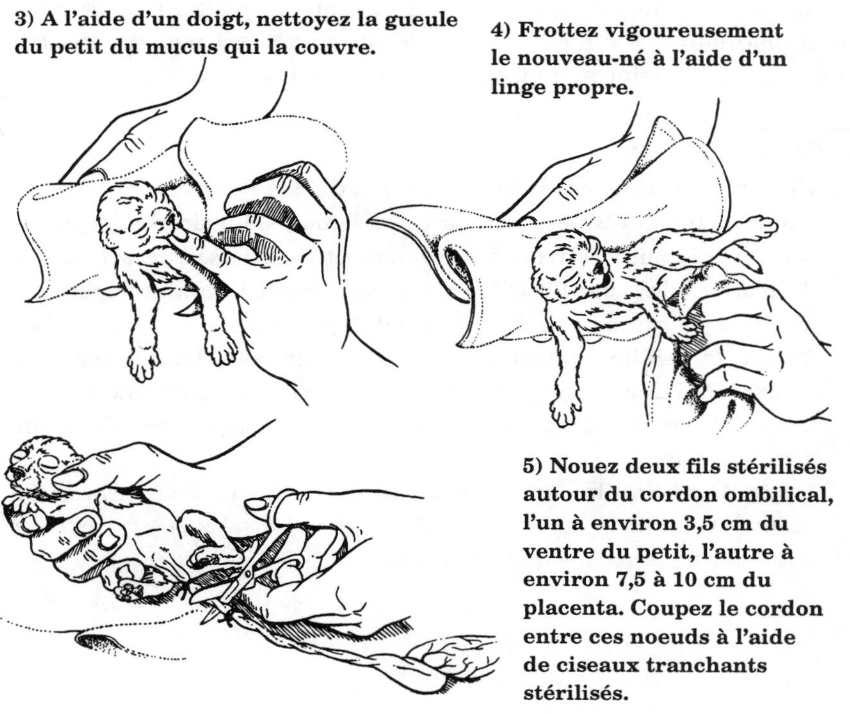

3) A l'aide d'un doigt, nettoyez la gueule du petit du mucus qui la couvre.

4) Frottez vigoureusement le nouveau-né à l'aide d'un linge propre.

5) Nouez deux fils stérilisés autour du cordon ombilical, l'un à environ 3,5 cm du ventre du petit, l'autre à environ 7,5 à 10 cm du placenta. Coupez le cordon entre ces noeuds à l'aide de ciseaux tranchants stérilisés.

Évitez de prendre la naissance en photos. La lumière nécessaire à la photographie, de même que l'attirail du photographe, risquent de perturber la mère et les petits. Il vaut mieux s'en abstenir. Par contre, vous pouvez assister à la naissance, si la mère ne semble pas s'en offusquer, en vous tenant à un mètre ou deux de distance. Vous devez observer le silence et lui laisser tout l'espace. Cependant, si la mère cherche à filer ou si vous avez l'impression de la gêner, éloignez-vous aussitôt. Maintenez toutefois une distance prudente entre la mère et vous, de sorte que vous puissiez intervenir, le cas échéant.

Laissez-lui ses responsabilités. Vous voudrez aider votre animal en jouant à la sage-femme, mais rappelez-vous qu'elle peut très bien se débrouiller sans vous. Il est inutile de tenter de lui venir en aide lorsque la chose n'est pas nécessaire, cela pourrait entraîner des complications.

N'oubliez pas ceci: l'acte de donner naissance peut vous paraître risqué ou dangereux, mais il est tout à fait normal pour l'animal. Il se peut que la mère hurle ou qu'elle aille se tapir pour mettre bas; certaines mangent même le placenta. Ne vous inquiétez pas. Si vous savez distinguer ce qui est normal de ce qui ne l'est pas, vous serez en mesure d'assister sans inquiétude à la naissance.

EXPERTS CONSULTÉS

Jill Chase, docteur en médecine vétérinaire à San Francisco.

Vicki N. Meyers-Wallen, docteur en médecine vétérinaire, Ph.D., professeur associé au département d'anatomie et chef de service à la Small Animal Fertility and Infertility Clinic au Cornell University College of Veterinary Medicine à Ithaca dans l'État de New York.

Victor M. Shille, docteur en médecine vétérinaire, Ph.D., professeur émérite à l'University of Florida College of Veterinary Medicine à Gainesville et rédacteur en chef du journal de médecine vétérinaire *Theriogenology.*

Craig Allen Smith, docteur en médecine vétérinaire, Ph.D., adjoint du rédacteur en chef au *Journal of the American Veterinary Medical Association* à Schaumburg dans l'Illinois.

Les morsures

Dix trucs pour les éviter

Le monde animal montre souvent les dents. Les molosses mordent les caniches et vice-versa. Les chiens poursuivent les chats, qui contre-attaquent. Même les écureuils, les putois et autres bestioles à poil ont les canines aiguisées.

Toute morsure est potentiellement dangereuse, affirment les experts. La salive animale regorge de bactéries, sans compter que les morsures, même légères, peuvent endommager profondément les tissus.

Il est préférable de consulter un vétérinaire chaque fois que votre animal se fait mordre. Voici quelques-unes des choses que vous pouvez faire afin de rester maître de la situation.

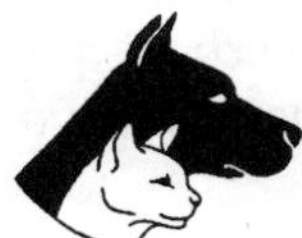

Pour chiens et chats

Mettez-lui une muselière. Il est normal qu'un animal blessé cherche à mordre. Afin de vous protéger, muselez la gueule de l'animal avant de soigner sa plaie, à défaut de quoi vous pourriez être gravement blessé à votre tour.

Vous pourriez fabriquer une muselière de fortune à l'aide de bandes de gaze, d'un bas nylon ou d'un bout de corde que vous enroulerez à quelques reprises autour de la gueule de l'animal, avant de tirer les extrémités pour les attacher derrière ses oreilles. Prenez garde de couvrir les narines; si l'animal est malade ou qu'il semble éprouver des difficultés respiratoires, retirez immédiatement la muselière.

Si votre chien ou votre chat est trop petit pour porter une muselière, couvrez sa tête d'une serviette avant de lui administrer un traitement. Prenez garde toutefois de l'étouffer.

Il est plus facile de nettoyer une plaie après avoir dégager les poils qui l'entourent. En outre, la blessure se cicatrisera plus rapidement grâce à l'action de l'air. Employez des ciseaux, une tondeuse électrique ou un rasoir jetable.

Afin d'empêcher que les poils rasés n'infectent la blessure, répandez-y d'abord une mince couche de gelée hydrosoluble (ex. la

Quand consulter un vétérinaire?

Les morsures d'animaux ont ceci en commun avec les icebergs que ce qui semble mineur en surface peut s'avérer dangereux en profondeur. Vous pouvez soigner vous-même certains types de blessures, alors que d'autres nécessitent l'intervention d'un vétérinaire. Voici quelques signes de danger à cet égard:

• Une douleur intense. Si l'animal tressaille alors que vous touchez la région entourant la blessure, il peut y avoir une infection.

• Un important épanchement de sang. Même si aucun sang n'est apparent en surface, il n'est pas dit que l'animal ne fait pas d'hémorragie interne. Exercez une pression sur ses gencives à l'aide d'un doigt. Si elles ne rosissent pas après avoir blanchi pendant un bref instant, l'animal a pu perdre une grande quantité de sang.

• Les morsures à l'abdomen ou à la gorge. Ce type de morsure peut entraîner des lésions à la trachée ou occasionner une hémorragie interne.

• Toute morsure provenant d'un animal sauvage. Ne courez aucun risque et faites comme si l'animal était enragé: accourez immédiatement chez un vétérinaire!

marque K-Y). Les poils taillés s'y agglutineront et il sera facile de les déloger.

Afin de prévenir l'infection, il importe de bien nettoyer la plaie. En premier lieu, faites couler l'eau tiède du robinet sur la plaie pendant au moins cinq minutes. Si la morsure remonte à plus de 24 heures, les bactéries peuvent s'y être installées. Dans ce cas, il est préférable de frotter la plaie à l'aide de savon antiseptique et de la rincer ensuite à l'eau courante.

Après avoir lavé et asséché la morsure, appliquez une couche d'onguent antibiotique, pansez la région avec de la gaze ou un chiffon propre et faites tenir le pansement à l'aide d'un adhésif.

Lorsque vous pansez une plaie et que vous fixez un bandage avec du sparadrap ou de l'adhésif, faites en sorte de pouvoir passer un doigt sous le pansement. Un bandeau trop serré pourrait gêner la circulation de l'animal.

Il est normal qu'un animal lèche une plaie après qu'un pansement soit enlevé. Cela ne pose généralement aucun problème. En fait, cela peut accélérer la cicatrisation, du fait que la région sera ainsi bien propre.

La morsure d'un serpent

Les chiens et les chats mettent souvent leurs museaux là où ils ne devraient pas et c'est pourquoi ils se font souvent mordre le nez, le visage ou les pattes de devant.

Les morsures de serpents venimeux donnent la frousse, mais la plupart des animaux s'en remettent, en particulier si on les soigne sans tarder.

Au nombre des symptômes d'une morsure venimeuse, on note l'enflure disproportionnée et la difficulté de respirer. L'animal peut sembler dépressif et bouger peu; de plus, son réflexe de clignement peut ralentir jusqu'à ne plus exister.

Si vous croyez qu'il peut avoir été mordu par un serpent, conduisez-le sur-le-champ chez un vétérinaire. L'animal recevra probablement des stéroïdes pour traiter le choc reçu et des antihistaminiques afin de contrer les agents chimiques du venin; peut-être aussi des antibiotiques afin de combattre l'infection.

Par contre, évitez les abcès. Si votre animal se soucie trop de sa plaie, votre vétérinaire vous conseillera peut-être de lui mettre un collier élisabéthain. Il s'agit d'une sorte de cornette en plastique qu'on lui passe autour du cou pour l'empêcher de rejoindre la plaie. Les colliers élisabéthains sont vendus dans les animaleries, mais vous pouvez en fabriquer un à l'aide d'un seau de plastique au fond duquel vous découperez un trou suffisamment grand pour que

Attention à la rage!

En Amérique du Nord, en raison des vaccins existants, les chiens et les chats contractent rarement la rage. Toutefois, ce virus mortel est largement répandu chez les animaux sauvages.

Le raton laveur est, à cet égard, un porteur émérite. Ainsi, dans l'État de New York, au cours d'une seule année, les ratons laveurs furent responsables de la propagation de 81 p. cent des cas de rage enregistrés. Toutefois, cette maladie infectieuse et mortelle est également propagée par les mouffettes, les renards, les chauves-souris et autres carnivores.

Les vétérinaires déconseillent d'apprivoiser quelque animal sauvage que ce soit. Si une bête sauvage se laisse approcher, quelque chose ne va pas; ce comportement n'est pas naturel et pourrait indiquer qu'elle est infectée.

l'animal puisse y passer la tête. Assurez-vous que le collier ne soit pas trop serré et qu'il n'empêche pas l'animal de se nourrir ou de se reposer normalement.

N'oubliez pas les vaccins de rappel. La rage est une maladie virale qui est presque toujours fatale si on ne la traite pas. En général, le propriétaire d'un animal domestique est tenu en regard de la loi de le faire vacciner contre la rage. Assurez-vous que votre animal reçoive ses vaccins de rappel en temps opportun.

EXPERTS CONSULTÉS

Susan E. Anderson, docteur en médecine vétérinaire, enseignante au Department of Small Animal Clinical Sciences à l'University of Florida College of Veterinary Medicine à Gainesville.

William D. Fortney, docteur en médecine vétérinaire, professeur adjoint de médecine animale au Department of Clinical Sciences au Kansas State University College of Veterinary Medicine à Manhattan dans le Kansas.

D.J. Krahwinkel, fils, docteur en médecine vétérinaire, professeur et directeur du Department of Small Animal Clinical Sciences à l'University of Tennessee College of Veterinary Medicine à Knoxville.

Wayne Wingfield, docteur en médecine vétérinaire, directeur du département de médecine d'urgence au Colorado State University Veterinary Teaching Hospital à Fort Collins.

Les problèmes d'incontinence

Huit moyens de rester au sec

Certes, il y a des expériences sensorielles plus plaisantes que d'humer une émanation nauséabonde en provenance d'une plante en pot ou de découvrir la présence d'une crotte échappée sur la moquette du living-room. Ah! non! pas encore!

Il est normal qu'un chiot ou qu'un chaton s'échappe de la sorte. Toutefois, si votre compagnon félin ou canin, hier encore si stylé, ne se rend plus à sa litière ou dans la cour à temps, c'est peut-être que quelque chose ne va pas sur le plan physique.

Certains animaux sont atteints de problèmes internes, nerveux, rénaux qui sont responsables de ces incidents. Sans compter que les animaux plus vieux perdent parfois de leur retenue à cet égard. Ils patientent autant qu'ils peuvent, mais ne réussissent pas à se rendre à destination à temps.

Voici quelques trucs qui vous aideront si votre vétérinaire ne parvient pas à résoudre entièrement le problème.

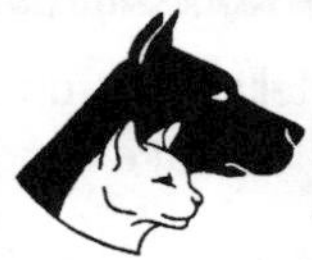

Pour chiens et chats

Afin d'éviter les flaques de pipi au cours de la nuit, donnez moins d'eau à votre animal le soir venu. Il ne faut toutefois pas l'en priver. Il peut être dangereux pour certains animaux d'être sans eau pendant quelque temps. Consultez votre vétérinaire avant de réduire sa réserve d'eau.

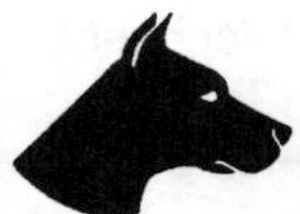

Pour chiens seulement

Votre chien a beau être bien intentionné, il faut lui fournir l'occasion de se soulager. Sortez-le dès qu'il s'éveille, même s'il n'a fait qu'un somme. Récompensez-le chaque fois que vous le sortez et qu'il fait ses besoins.

Si votre chien souffre d'incontinence, il faudra en venir aux couches jetables. On les trouve dans les cliniques vétérinaires et les animaleries. Il est important de changer fréquemment la couche, à défaut de quoi le chien pourrait développer une forme de dermatite dite «érythème fessier» .

Soyez à l'affût d'indices avertisseurs. Si l'animal donne des signes d'agitation, tourne sur sa queue ou flaire le sol, il y a fort à parier qu'il n'est pas à la recherche d'un trésor englouti. Sortez-le avant qu'un incident ne survienne.

Nourrissez-le à des heures régulières. Étant donné que certains animaux éprouvent le besoin de sortir immédiatement après un repas, vous contrôlerez plus facilement la situation en contrôlant l'heure des repas. Nourrissez-le entre une et trois fois par jour, en fonction de son âge, et faites en sorte qu'il se nourrisse et qu'il élimine à des heures prévisibles.

Bâtissez-lui une niche. Certains chiens ont peur ou s'ennuient lorsqu'ils sont seuls à la maison et s'échappent en l'absence de leurs maîtres. Lorsque vous partez de la maison, mettez-le dans une niche ou une cage; en général, un animal ne souille pas l'endroit où il dort, ce qui résoudra en partie le problème. N'oubliez pas de l'en faire sortir aussitôt que vous rentrez à la maison.

Quand consulter un vétérinaire?

Alors que l'animal le mieux dressé peut s'échapper accidentellement, un changement soudain de comportement à cet égard peut traduire un problème.

Un animal qui urine fréquemment ou aux mauvais endroits peut souffrir d'une infection de la vessie, de diabète, d'un déséquilibre hormonal ou même d'insuffisance rénale. De plus, certains chiens (ex. le doberman) sont davantage susceptibles d'être atteints de troubles congénitaux de la vessie pouvant requérir une intervention chirurgicale.

Si vous constatez un changement d'habitude qui persiste au-delà de deux jours, si l'urine est décolorée ou si l'animal a du mal à l'évacuer, téléphonez à un vétérinaire.

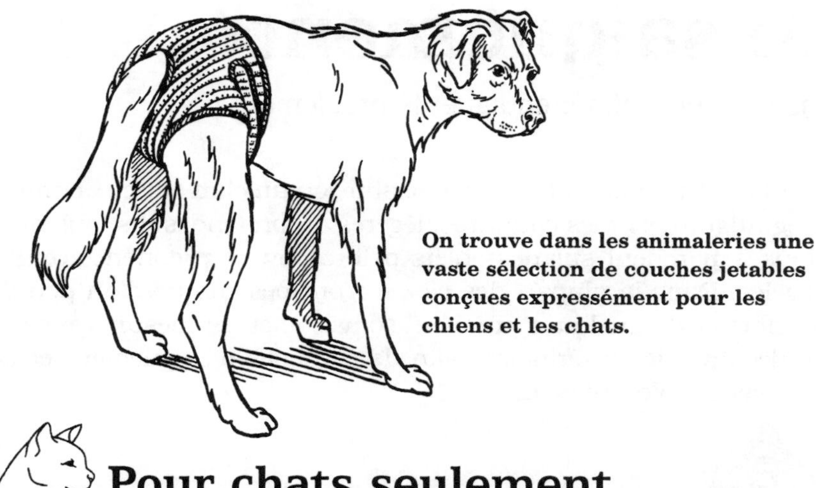

On trouve dans les animaleries une vaste sélection de couches jetables conçues expressément pour les chiens et les chats.

Pour chats seulement

Mettez plusieurs litières à sa disposition. Un chat qui a du mal à se retenir ne cherchera pas longtemps une litière se trouvant dans un endroit éloigné. Afin qu'il puisse disposer d'une litière lorsqu'il le faut, les vétérinaires recommandent d'en disposer au moins une à chaque étage de la maison.

Veillez à ce que la litière soit propre. Un chat peut faire le difficile même s'il éprouve une envie urgente; si sa litière n'est pas propre, il pourra refuser de s'y soulager. On conseille de recourir à plusieurs litières et de les nettoyer à raison d'une fois par jour au minimum.

EXPERTS CONSULTÉS

Wayne Hunthausen, docteur en médecine vétérinaire, expert-conseil en comportement animalier pratiquant à Westwood dans le Kansas, président de l'American Veterinary Society of Animal Behavior et co-auteur de *Practitioner's Guide to Pet Behavior Problems.*

George Lees, docteur en médecine vétérinaire, urologue et directeur adjoint du département de médecine et de chirurgie animales à la Texas A&M University School of Veterinary Medicine à College Station.

Meryl Littman, docteur en médecine vétérinaire, directeur du département de médecine de l'University of Pennsylvania School of Veterinary Medicine à Philadelphie.

Karen Overall, docteur en médecine vétérinaire, conférencière spécialiste de la médecine comportementale au département d'études cliniques de l'University of Pennsylvania School of Veterinary Medicine à Philadelphie.

Le saignement

Onze mesures afin d'endiguer le problème

Nul ne s'étonnera qu'un chien obstiné ou un chat curieux cumule les égratignures et les coupures, légères ou profondes. Ils foulent la pelouse, marchent sur des objets pointus ou se prennent aux fils barbelés. Dans la plupart des cas, il n'ont besoin que d'un peu de réconfort et de quelques premiers soins. Voici les mesures recommandées par les vétérinaires afin de contenir le saignement et de cicatriser les blessures légères.

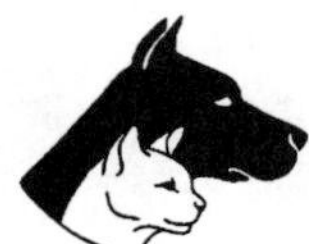

Pour chiens et chats

A la moindre blessure, il convient en premier lieu de mettre fin au saignement. A l'aide d'un mouchoir, d'un linge ou d'un chiffon propre, exercez une pression ferme directement sur la blessure. Vous devez presser à l'aide du pouce ou de la paume; le saignement devrait cesser en quelques minutes.

S'il s'agit d'un saignement abondant, il est indiqué d'exercer une pression directe sur l'artère (non sur la blessure) afin de ralentir le débit. On trouve, chez les chiens et les chats, trois principaux points de pression:

- La partie supérieure de l'intérieur des pattes de devant; une pression exercée à cet endroit permet de contrôler le saignement à la partie inférieure des pattes de devant.
- La partie supérieure de l'intérieur des pattes de derrière; une pression exercée à cet endroit permet de contrôler le saignement à la partie inférieure des pattes de derrière.
- Le dessous de la queue; une pression exercée à cet endroit permet de contrôler le saignement à la queue.

Laissez tomber le tourniquet ou le garrot, qui risquerait de priver trop longtemps un membre de l'irrigation sanguine.

Lorsque vous avez réussi à contenir un saignement, vous seriez avisé de dégager les poils entourant la blessure à l'aide de ciseaux ou d'une tondeuse. Ainsi, la plaie sera propre et pourra se cicatriser plus rapidement. Afin d'empêcher que les poils rasés n'infectent la blessure, répandez-y d'abord une mince couche de gelée hydrosoluble (ex. la marque K-Y). Les poils taillés s'y agglutineront et il sera facile de les déloger en rinçant la surface.

Protégez-vous. Un animal blessé est un animal qui a peur. Si vous craignez d'être mordu pendant que vous administrez les premiers soins, muselez d'abord l'animal.

Vous pourriez fabriquer une muselière de fortune à l'aide de bandes de gaze, d'un bas nylon ou d'un bout de corde que vous enroulerez à quelques reprises autour de la gueule de l'animal, avant de tirer les extrémités pour les attacher derrière ses oreilles. Prenez garde de couvrir les narines; si l'animal est malade ou qu'il semble éprouver des difficultés respiratoires, retirez immédiatement la muselière.

Si votre chien ou votre chat est trop petit pour porter une muselière, couvrez sa tête d'une serviette avant de lui administrer un traitement. Prenez garde toutefois de l'étouffer.

On trouve trois principaux points de pression chez les chiens et les chats:

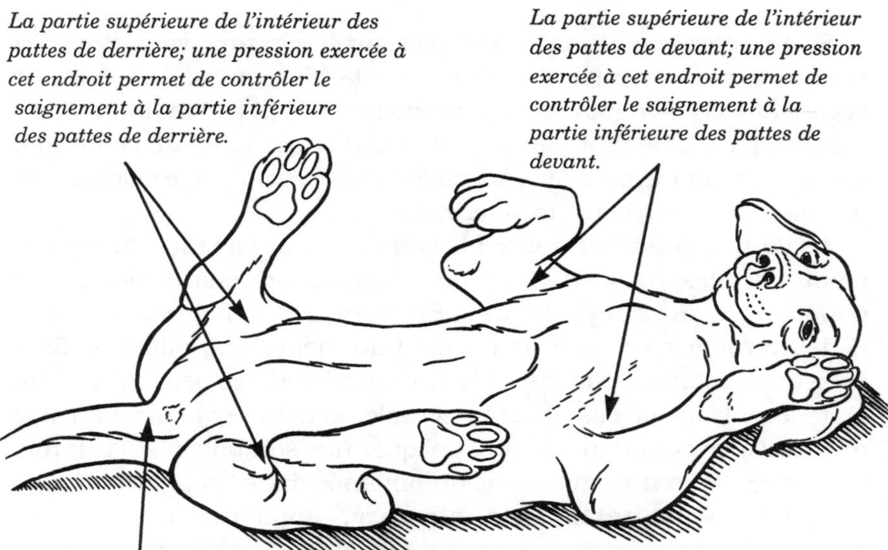

Quand consulter un vétérinaire?

On peut soigner chez soi la plupart des coupures et des égratignures; toutefois, lorsque la blessure est profonde et le saignement abondant, il vaut mieux consulter un spécialiste.

Les blessures profondes, qui n'atteignent pas que les couches supérieures de la peau mais aussi les muscles et les tendons, sont accompagnées de pertes de sang abondantes qui peuvent entraîner une grave infection. L'animal devra peut-être recevoir une transfusion de sang, en plus de points de suture et d'une anesthésie.

Le saignement n'est pas toujours perceptible. Les blessures les plus graves sont souvent internes. L'animal peut perdre des litres de sang alors que vous n'en savez rien. Quand vous serez alerté, il sera peut-être trop tard.

Voici quelques-uns des signes révélateurs d'un saignement interne: la présence de sang dans la vomissure ou l'urine, la blancheur ou la pâleur des gencives, ainsi que l'apragmatisme. Ne courez aucun risque! Si vous estimez qu'une blessure est grave, c'est probablement qu'elle l'est. Accourez chez un vétérinaire sans tarder!

Si le saignement ne cesse pas sur-le-champ, vous pourriez nouer un pansement lâche autour de la blessure afin de ralentir l'épanchement sanguin. Si le pansement est rapidement imbibé, n'y touchez pas. Il ne faut pas défaire le caillot qui tente de se former. Entourez plutôt le premier pansement d'un second; si le saignement persiste, accourez chez un vétérinaire.

Le danger inhérent à une blessure ne vient pas tant du saignement que des risques d'infection. Afin de prévenir l'infection, il importe de bien nettoyer la plaie. En premier lieu, faites couler l'eau tiède du robinet sur la plaie pendant au moins cinq minutes. Si la blessure remonte à plus de 24 heures, les bactéries peuvent s'y être installées. Dans ce cas, il est préférable de nettoyer la plaie à l'aide d'un savon antiseptique ou d'y appliquer une solution désinfectante. Ces produits sont vendus sans ordonnance dans les pharmacies.

Après avoir nettoyé la blessure, appliquez une couche d'onguent antibiotique, pansez la région avec de la gaze ou un chiffon propre et faites tenir le pansement à l'aide d'un adhésif. Veillez à ce que le pansement ne soit pas trop serré.

Retirez le pansement et lavez la plaie à l'eau tiède une fois par jour; remettez de l'onguent antibiotique et refaites le pansement.

En général, il n'y a pas lieu de s'inquiéter d'une blessure sous les pattes, bien qu'elle puisse saigner abondamment. Passez à l'animal de petites socquettes blanches afin que la blessure et vos parquets restent propres jusqu'à ce que les saignements aient cessé.

EXPERTS CONSULTÉS

Susan E. Anderson, docteur en médecine vétérinaire, enseignante au Department of Small Animal Clinical Sciences à l'University of Florida College of Veterinary Medicine à Gainesville.

C.B. Chastain, doyen associé et professeur de médecine vétérinaire et de chirurgie à l'University of Missouri College of Veterinary Medicine à Columbia.

William D. Fortney, docteur en médecine vétérinaire, professeur adjoint de médecine animale au Department of Clinical Sciences au Kansas State University College of Veterinary Medicine à Manhattan dans le Kansas.

D.J. Krahwinkel, fils, docteur en médecine vétérinaire, professeur et directeur du Department of Small Animal Clinical Sciences à l'University of Tennessee College of Veterinary Medicine à Knoxville.

Wayne Wingfield, docteur en médecine vétérinaire, directeur du département de la médecine d'urgence au Colorado State University Veterinary Teaching Hospital à Fort Collins.

Les odeurs

Huit moyens de vous mettre au parfum

Votre chien ne fera jamais sensation au rayon de la parfumerie, à moins qu'un décideur ne songe à lancer une eau de toilette baptisée «Haleine n° 5»! Les chiens ont une odeur naturelle caractéristique, mais les mauvaises odeurs indiquent en général que l'animal s'est roulé là où il n'aurait pas fallu ou que les huiles de sa peau deviennent rances. En d'autres mots, les chiens sont prédisposés aux mauvaises odeurs.

Par contre, les chats sont rarement aux prises avec les mauvaises odeurs en raison de leur toilette quotidienne qui supprime de leur pelage les huiles et les saletés avant qu'elles ne dégagent un parfum nauséabond. Voici les recommandations des vétérinaires consultés afin de ramener votre chien en odeur de sainteté.

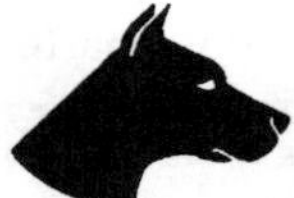

Pour chiens seulement

Donnez-lui un bain. Si la présence de votre chien vous fait boucher le nez, c'est probablement qu'il a besoin d'un bon bain. Mettez-le dans la baignoire et mouillez son poil avec de l'eau tiède. Employez un shampooing pour chiens que vous ferez bien mousser. Commencez par lui shampouiner le visage et le museau, puis le reste du corps. Rincez-le bien et recommencez le shampooing. Au sortir du bain, exception faite d'une légère odeur de chien trempé, il devrait embaumer la fragrance du shampooing, du moins dès qu'il sera séché.

Si le pelage de votre chien est particulièrement huileux, vous pourriez délaisser le shampooing doux au profit d'un produit à base de goudron. Les shampooings contenant du goudron sont vendus dans les animaleries et nettoient à fond les pelages les plus sales.

Ne le shampouinez pas trop souvent. Les nombreux shampooings ne feront que stimuler les glandes adipeuses et son pelage s'en trouvera plus huileux encore. Plus vous lui donnez de bains, plus vous devrez lui en donner souvent! En général, un bain par mois suffit largement, à moins que votre chien n'ait été se mettre le nez là où il ne fallait pas.

Brossez-le souvent. La régularité du brossage débarrasse le pelage des saletés qui, en s'y logeant, finissent par dégager de mauvaises odeurs. De plus, le brossage déloge les excédents d'huile de la peau et des poils avant qu'ils ne rancissent. On doit brosser chaque jour un chien à poils longs, alors qu'un chien à poils courts peut s'en tirer avec une séance hebdomadaire.

Nettoyez ses oreilles. Les infections dans les oreilles sont souvent responsables des mauvaises odeurs; bien qu'elles doivent être traitées par un vétérinaire, vous pouvez les prévenir en lavant régulièrement les oreilles de votre chien. Si un chien est enclin à ce type d'infection, il faut lui nettoyer les oreilles une fois par semaine. Pour ce faire, on conseille de mélanger une partie de vinaigre blanc à deux parties d'eau et d'en asperger lentement l'intérieur de l'oreille à l'aide d'une poire à eau. Frottez doucement l'oreille afin de répartir le liquide, puis asséchez-là à l'aide d'un tampon d'ouate.

Quand consulter un vétérinaire?

Si vous brossez, frottez et lavez votre chien et qu'il dégage malgré tout une mauvaise odeur, il y a lieu de croire que quelque chose cloche. Un animal qui dégage une odeur nauséabonde peut être un animal malade. Les odeurs fortes peuvent être causées par une infection dans les oreilles, une maladie touchant les gencives ou la dentition, un trouble rénal ou un problème cutané. Aussi, ne tardez pas trop si votre animal dégage une mauvaise odeur et faites-lui subir un examen global.

Faites un examen de sa gueule. A l'occasion, un morceau d'os, de bois ou d'autre chose se coince entre ses dents et dégage une mauvaise odeur en se putréfiant. Examinez avec attention la gueule de votre chien. S'il s'y trouve une matière qu'une simple pression ne parvient pas à déloger, demandez l'aide d'un vétérinaire.

Les chiens ne se brossent pas les dents et cela se répercute sur leur haleine. Les vétérinaires recommandent de se procurer une brosse à dents pour chiens et de leur laver les dents au moins deux fois par semaine ou de le faire à l'aide d'une gaze couvrant un doigt, en accomplissant des mouvements circulaires à la surface des dents.

N'employez pas un dentifrice destiné à la consommation humaine qui fait une mousse; les animaux ne peuvent cracher et, s'ils avalent cette mousse, ils auront peut-être des troubles digestifs. Employez toujours un dentifrice destiné aux animaux.

Employez un rince-bouche à la menthe en aérosol. Si votre chien ne supporte pas de se faire brosser les dents, vous pourriez lui rafraîchir l'haleine en pulvérisant un rince-bouche dans sa gueule. Il suffit de diluer un capuchon de rince-bouche à la menthe dans 250 ml d'eau et de verser le tout dans un flacon pulvérisateur. (Pour obtenir davantage de renseignements concernant les soins dentaires, consultez le chapitre sur la mauvaise haleine à la p. 64 et les problèmes dentaires à la p. 147.)

EXPERTS CONSULTÉS

Marilyn Burleson, propriétaire du salon de toilettage «Critter Clipper» à Fountain Valley en Californie.

Lisa Degen, docteur en médecine vétérinaire, pratiquant à North Palm Beach en Floride, présidente de la Palm Beach Veterinary Society.

Robert Hilsenroth, docteur en médecine vétérinaire, directeur administratif de la Morris Animal Foundation à Englewood en Californie.

Robert Willyard, docteur en médecine vétérinaire, pratiquant à Las Vegas et président de la Clark County Nevada Veterinary Medical Association.

L'ennui

Douze suggestions stimulantes

Selon nos critères de comparaison, les chiens et les chats sont peu actifs: ils dorment, ils mangent, ils s'amusent un peu et ils retournent se coucher. Il suffit de leur donner un peu d'affection et d'attention, et ils semblent heureux de paresser au fil des jours.

Plus souvent qu'autrement, toutefois, votre compagnon apprécierait davantage de distraction et il vous le fera savoir de la seule manière dont il dispose. Un animal qui s'ennuie est un animal qui détruit; il creuse des trous, mâchonne vos choses et passe sa frustration sur les objets à sa disposition. Il agit de la sorte afin de combler le vide de l'ennui. Accordez-lui davantage d'attention et l'ennui ne s'installera pas. Voici quelques suggestions en vue de le désennuyer.

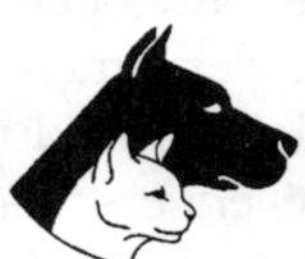

Pour chiens et chats

L'exercice. Si votre chat détruit votre collection de vases Ming ou que votre chien ronge le canapé du salon, faites-lui prendre un peu d'exercice afin de brûler son excédent d'énergie. La durée de la séance d'exercice doit être fonction de ses habitudes. Dans la plupart des cas, commencez en l'emmenant en promenade pendant vingt minutes plusieurs fois par semaine et augmentez peu à peu la fréquence de ses sorties. Il ne s'agit pas de l'épuiser, mais simplement de faire en sorte qu'il soit heureux de se coucher au retour.

Un ami. Les animaux domestiques n'apprécient pas tous la compagnie d'un autre animal, mais parfois la présence d'un compagnon de jeu permet de rompre la monotonie. Vous ne pouvez espérer qu'il reste bien sage à la maison, pendant neuf heures chaque jour, à ne rien faire d'autre qu'attendre votre retour, sans succomber à l'ennui. La présence d'un autre animal l'occupera, de sorte qu'il succombera moins aux tentations destructrices nées de l'ennui.

La télévision peut divertir et chasser l'ennui chez un chien autant qu'un chat. Laissez le poste ouvert à une chaîne susceptible de l'intéresser et voyez si les résultats sont concluants.

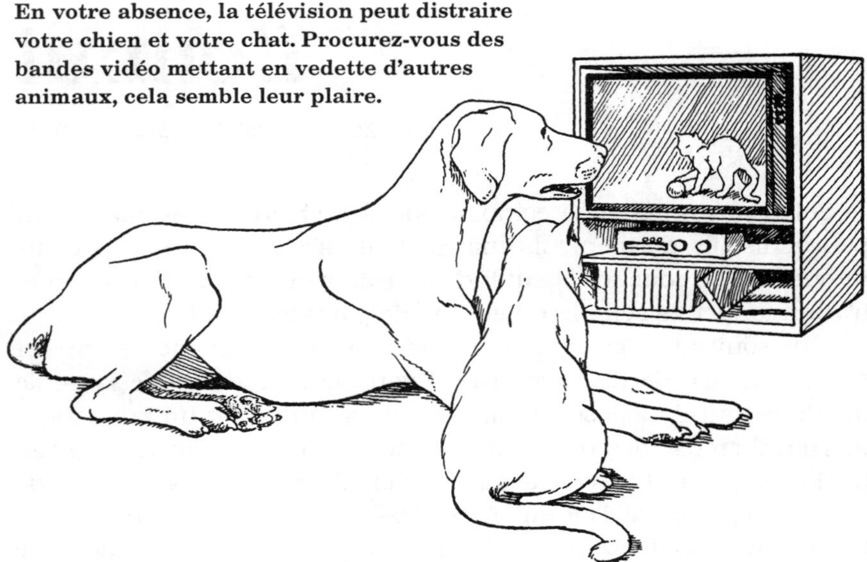
En votre absence, la télévision peut distraire votre chien et votre chat. Procurez-vous des bandes vidéo mettant en vedette d'autres animaux, cela semble leur plaire.

Vidéos. De plus, on trouve dans les animaleries des vidéocassettes mettant en vedette des animaux et conçues expressément pour les animaux domestiques qui s'ennuient. Selon les dires du coordinateur de la Société de prévention de la cruauté envers les animaux de San Francisco, «... mes chats en raffolent! Ils perdent la tête à la vue d'autres chats, d'oiseaux et de couleurs de toutes sortes."

Faites-lui écouter de la musique. L'animal s'ennuiera moins. Certains chiens sont des adeptes de Beethoven, d'autres des fans d'Eric Clapton, d'autres encore sont mordus des chansons de Noël les plus niaises.

Les chiens ont un tempérament musical et apprécieront particulièrement ces séances d'écoute. Certains chiens peuvent hurler avec vigueur pendant 45 minutes en écoutant un opéra et retrouver leur calme après le tomber du rideau.

D'autres gens téléphonent à la maison durant la journée et laissent un message à l'animal sur leur répondeur. Cela peut le rassurer, mais si l'animal est susceptible de dormir, il vaut peut-être mieux éviter de le réveiller.

Afin de distraire votre chat, suspendez une mangeoire à oiseaux devant une fenêtre d'où il peut les observer. Certains chiens sont également adeptes de l'observation des oiseaux.

Installez un aquarium. La vie grouillante à l'intérieur d'un aquarium vous procurera autant de divertissement qu'à votre animal.

Veillez cependant à ce qu'il soit couvert afin que le divertissement ne se transforme pas en amuse-gueule.

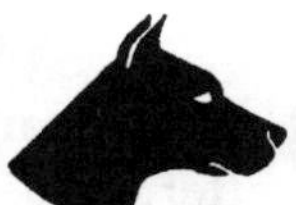

Pour chiens seulement

Mettez-le au travail. Les chiens de toutes races ont longtemps été dressés en vue d'accomplir certaines tâches: ratiers, retrievers, chien de chasse, chiens d'eau, etc. Il se peut que le vôtre se sente frustré de ne pouvoir passer à l'action. Aussi, encouragez-le à pratiquer son sport de prédilection.

Si vous avez un terrier, réservez-lui une partie de votre terrain où il a le loisir de creuser ou laissez-lui un tas de vieux vêtements sous lesquels il pourrait fouiller. Si vous possédez un labrador-retriever, il appréciera de s'ébrouer dans l'eau froide. La plupart des chiens sont ravis à l'idée d'explorer un nouveau territoire et d'y renifler un bon coup.

Les chiens ont toujours envie de mâchonner quelque chose; aussi, donnez-lui un os ou une gâterie à se mettre sous la dent. Une experte consultée nous a conseillé d'emplir un jouet creux en caoutchouc de beurre d'arachide ou de sa nourriture préférée. Il s'en amusera longtemps.

Tirer parti de l'ennui

Un animal qui s'ennuie peut faire des difficultés, bien que parfois il manifeste dans ses moments de langueur une étonnante créativité. Lorsque les circonstances s'y prêtent, il est étonnant de constater ce qu'un animal peut faire.

Voyez, par exemple, ce siamois à l'esprit entreprenant qui a, dans ses moments libres, sorti les chaînes en or du coffret à bijoux de sa maîtresse et les a alignées sur la table de la salle à manger. Ou encore, ce fringant félin qui a sorti les chaussettes sales du panier d'osier, les a alignées dans le vestibule et a ensuite cherché à assortir les paires.

Tous les animaux ne sont cependant pas aussi futés. Une vétérinaire consultée admet que son corgi n'est pas génial, mais il trouve moyen de se marrer. «Il saisit un os énorme, le propulse en l'air et le regarde atterrir», raconte-t-elle. Parfois, le génie n'exige qu'un pour cent d'inspiration et 99 pour cent de transpiration!

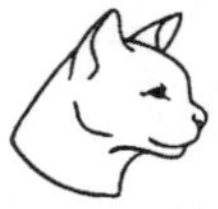

Pour chats seulement

Les chats sont fascinés par tout ce qui bouge, notamment par la lumière. Les cristaux que vous pendrez à la fenêtre jetteront de jolis motifs sur les murs ou le sol et votre chat s'en amusera des heures durant.

Lorsque votre chat se cherche une activité, occupez son esprit. On trouve nombre de jeux pour chats dans les animaleries, quoique vous pouvez les fabriquer vous-même. Il suffit de découper des formes sur les parois d'une boîte à chaussures et d'y déposer une balle de tennis à l'intérieur. Le truc consiste à faire en sorte que les orifices soient suffisamment grands pour que le chat puisse y glisser la patte et pas trop, pour que la balle ne s'en échappe pas.

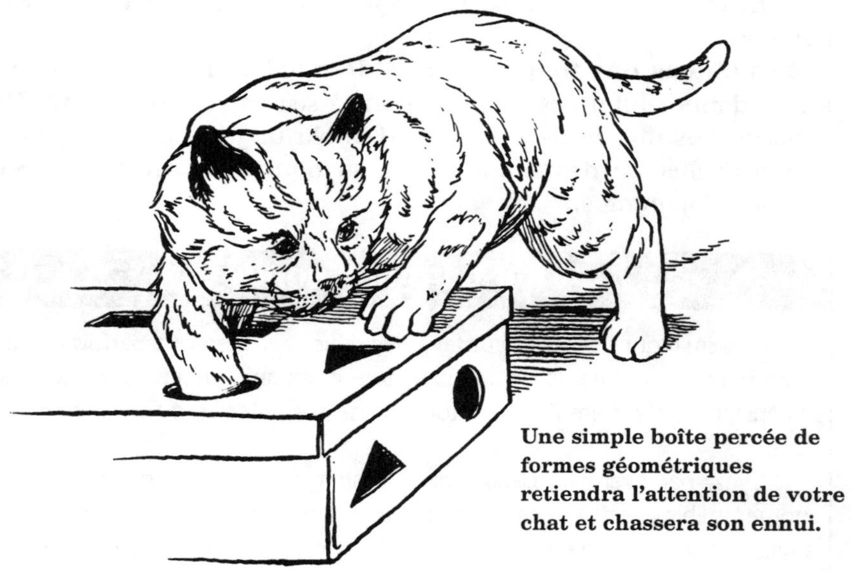

Une simple boîte percée de formes géométriques retiendra l'attention de votre chat et chassera son ennui.

EXPERTS CONSULTÉS

Carol Lea Benjamin, dresseuse de chiens établie à New York et auteur de *Mother Knows Best: The Natural Way to Train Your Dog* et *Surviving Your Dog's Adolescence.*

Stanley Coren, Ph.D., professeur de psychologie à l'Université de la Colombie-Britannique à Vancouver, enseignant au Vancouver Dog Obedience Training Club et auteur de *The Intelligence of Dogs.*

Kathy Gaughan, docteur en médecine vétérinaire, instructeur au Department of Clinical Sciences au Kansas State University College of Veterinary Medicine à Manhattan dans le Kansas.

Bob Gutierrez, coordinateur en comportement animalier à la Société de prévention de la cruauté envers les animaux de San Francisco.

M. Lynne Kesel, docteur en médecine vétérinaire, professeur adjoint de chirurgie élective au département de sciences cliniques du Colorado State University College of Veterinary Medicine and Biomedical Sciences à Fort Collins.

Myrna Milani, docteur en médecine vétérinaire, pratiquant à Charlestown dans le New Hampshire, auteur de *The Body Language and Emotions of Cats* et de *The Body Language and Emotions of Dogs.*

Micky Niego, expert-conseil en comportement animalier, pratiquant à Airmont dans l'État de New York.

Liz Palika, dresseuse de chiens, établie à Ocean Drive en Californie, chroniqueuse au magazine *Dog Fancy* et auteur de *Fido, Come: Training Your Dog with Love and Understanding* et *Love on a Leash.*

Les chardons

Huit solutions à un problème épineux

Vous avez grandement apprécié votre randonnée dans les champs et la forêt, mais l'heure est venue d'en payer le prix. Votre compagnon est revenu de sa promenade le pelage hérissé de chardons et d'épines, et vous voilà aux prises avec l'opération nettoyage.

Les chardons sont les cosses rugueuses et épineuses de certaines graminées qui s'attachent au pelage de l'animal qui s'y frotte. Les chardons peuvent causer l'emmêlement des poils, l'irritation cutanée ou l'infection, selon l'endroit où ils se logent. Sans compter que vous pourriez avoir autant de mal à les déloger que s'il s'agissait de gomme à mâcher. Voici ce que recommandent les experts afin de contrer ce problème épineux.

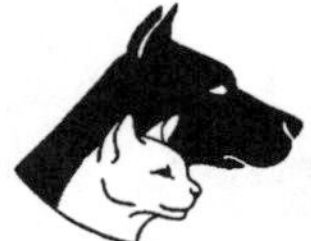

Pour chiens et chats

Les chardons se logent souvent en des endroits peu accessibles, peu perceptibles à la vue. Procédez donc à un examen rigoureux de la bête, voyez entre ses doigts, sur le dessus des pattes, autour des testicules, sous son ventre. En fait, partout où il y a un repli.

Si le pelage de votre animal est maculé de chardons, démêlez-le avant qu'il ne soit trempé. A défaut de quoi, les poils emmêlés rétréciront comme un pull de laine aussitôt qu'ils seront mouillés et vous aurez beaucoup de difficulté à retirer les chardons.

Vous devez retirer les chardons le plus vite possible pour éviter qu'ils ne s'enfouissent plus profondément et qu'ils causent une irritation.

Si les chardons se trouvent dans le pelage depuis peu, vous pourrez peut-être les déloger à l'aide des doigts ou d'une pince à épiler. Par contre, s'ils s'y trouvent depuis longtemps, ils seront couverts de poils emmêlés. Afin de les démêler, décollez les poils peu à peu, en les saisissant délicatement à leur extrémité et en les dégageant jusqu'à la racine. Lorsque vous aurez enlevé le chardon, passez un coup de brosse ou de peigne dans les poils.

Attention au Vulpin!

Contrairement aux chardons qui s'agglutinent aux poils, le vulpin peut perforer la couche de peau en quelques heures seulement. On a vu des cosses de vulpin traverser la peau d'un animal allant jusqu'à détruire les tissus internes.

On a même vu des organes vitaux — notamment le cerveau — perforés par des cosses de vulpin. En général, elles se logent entre les doigts, dans les oreilles ou le nez, où elles peuvent causer un douloureux abcès.

Il est préférable d'éviter le vulpin du tout au tout. Si la chose s'avère impossible, examinez rigoureusement votre animal au retour des promenades et assurez-vous que son pelage soit court pendant la saison du vulpin.

On recommande d'examiner méticuleusement le pelage de l'animal, notamment entre les doigts et autour des orifices. Retirez la moindre parcelle de vulpin qui y serait logée, car elle pourrait se frayer un chemin sous la peau de l'animal.

Si votre animal s'est ébroué dans un champ de vulpin et qu'il se met à éternuer, à se donner des coups de pattes autour des yeux, à trembler ou à incliner la tête, il peut être gêné par des cosses qui se trouveraient au mauvais endroit, auquel cas il faut téléphoner sans tarder à un vétérinaire.

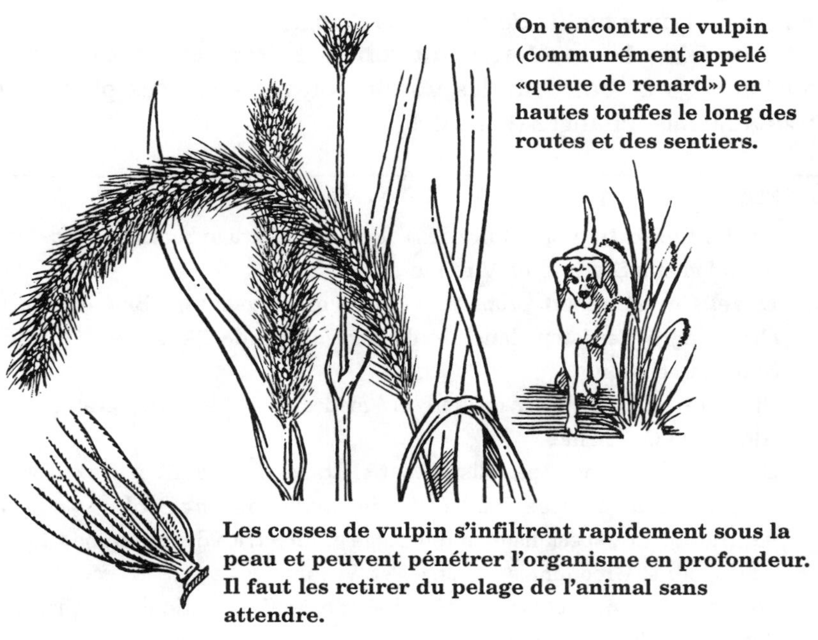

On rencontre le vulpin (communément appelé «queue de renard») en hautes touffes le long des routes et des sentiers.

Les cosses de vulpin s'infiltrent rapidement sous la peau et peuvent pénétrer l'organisme en profondeur. Il faut les retirer du pelage de l'animal sans attendre.

Afin de déloger un chardon de poils emmêlés, vous pourriez les humecter d'un peu d'huile végétale avant de tenter de les séparer. Une petite touche de produit démêlant fera également l'affaire. Si vous achetez ce produit pour votre félin, lisez bien le mode d'emploi pour vous assurer que le produit convient aux chats.

A défaut de déloger les chardons à l'aide des doigts, il faudra vous résoudre à employer les ciseaux. La propriétaire d'un salon de toilettage recommande particulièrement d'employer des ciseaux à bouts arrondis afin d'éviter tout incident regrettable. Il est préférable de couper perpendiculairement par rapport à la touffe emmêlée, plutôt qu'en parallèle. Assurez-vous de couper ses poils et non sa peau.

Prenez votre temps. Retirer des chardons exige du temps et de la patience, et ce n'est pas toujours la rigolade. Faites des pauses fréquentes si l'animal compte beaucoup de touffes emmêlées. Inutile de le traumatiser.

Une spécialiste en toilettage recommande des séances de démêlage qui ne dépassent pas dix minutes à la fois. Ensuite, faites l'éloge de l'animal et offrez-lui un jouet ou une gâterie avant de reprendre le travail.

Si le pelage de l'animal est ras, les chardons s'y agglutineront mais vous aurez moins de mal à les déloger.

Toutefois, le meilleur moyen d'éviter ce désagrément consiste à vous tenir loin des terrains où poussent ces plantes. La prochaine fois, changez de route!

EXPERTS CONSULTÉS

Kathe Barsotti, propriétaire des salons de toilettage Featherle Pet Care à Herndon et à Sterling, en Virginie.

Hazel Christiansen, propriétaire du salon de toilettage Blue Ribbon Pet Grooming à Lewiston dans l'Idaho, présidente de l'American Grooming Shop Association.

Stephen A. Gardner, docteur en médecine vétérinaire, pratiquant à Albany en Californie.

Shirlee Kalstone, spécialiste en toilettage pratiquant à New York et auteur de *The Complete Poodle Clipping and Grooming Book.*

Linda A. Law, spécialiste en toilettage et directrice de la Canine Clippers School of Pet Grooming à Dumfries en Virginie.

David T. Roen, docteur en médecine vétérinaire, pratiquant à Clarkston dans l'État de Washington.

La poursuite automobile

Sept manières d'y mettre le frein

Certains chiens aiment rapporter un bâton, d'autres s'amusent d'une balle de tennis, mais quelques-uns, hélas!, ont un penchant pour la poursuite automobile. Ce jeu renvoie à l'instinct suprême du chien, qui le fait traquer une proie, un troupeau ou quoi que ce soit qui envahisse son territoire. Cet instinct est le ressort de la poursuite automobile. Malheureusement, ce petit jeu n'a rien d'innocent et il en découle souvent des blessures graves, sinon pis. Si votre chien est un cow-boy de macadam, voici quelques trucs qui vous aideront à refréner ses ardeurs de chasseur.

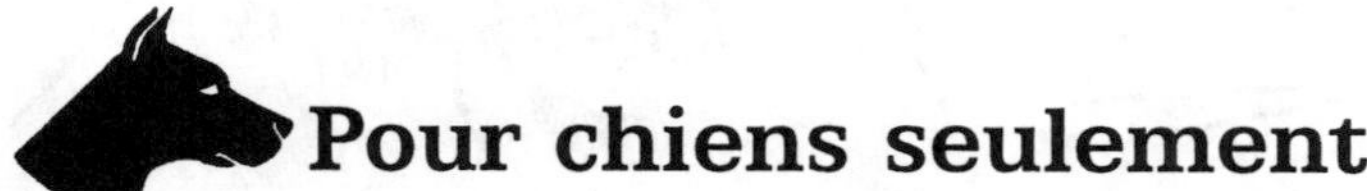

Pour chiens seulement

Afin que votre chien apprenne à tracer les limites de son territoire, attachez à son collier étrangleur une laisse de 3 ou 6 m de long. (Pour empêcher qu'il se blesse, fixez la laisse sur l'arrière du cou afin qu'elle puisse se déclencher rapidement.) Demandez ensuite à un ami (quelqu'un que votre chien ne connaît pas) de passer en auto devant chez vous. Lorsque votre chien se lancera à sa poursuite, laissez-le courir quelques mètres, puis empoignez la laisse et exercez une solide pression sur son collier en lui intimant fermement: «Non!».

Ce geste le surprendra et il comprendra peu à peu qu'il ne doit pas agir ainsi. Un expert en comportement animalier recommande de pratiquer une telle séance de dressage pendant 30 minutes, chaque jour, jusqu'à ce que l'habitude lui passe. Lorsque votre chien saura regarder défiler les autos sans se lancer à leur poursuite, complimentez-le.

Voici une autre façon de mettre fin à cette habitude risquée mais elle exige cependant que l'on ne craigne pas de se mouiller:

- Emplissez plusieurs ballons d'eau, puis prenez place sur la banquette arrière de l'auto d'un ami (que votre chien n'a

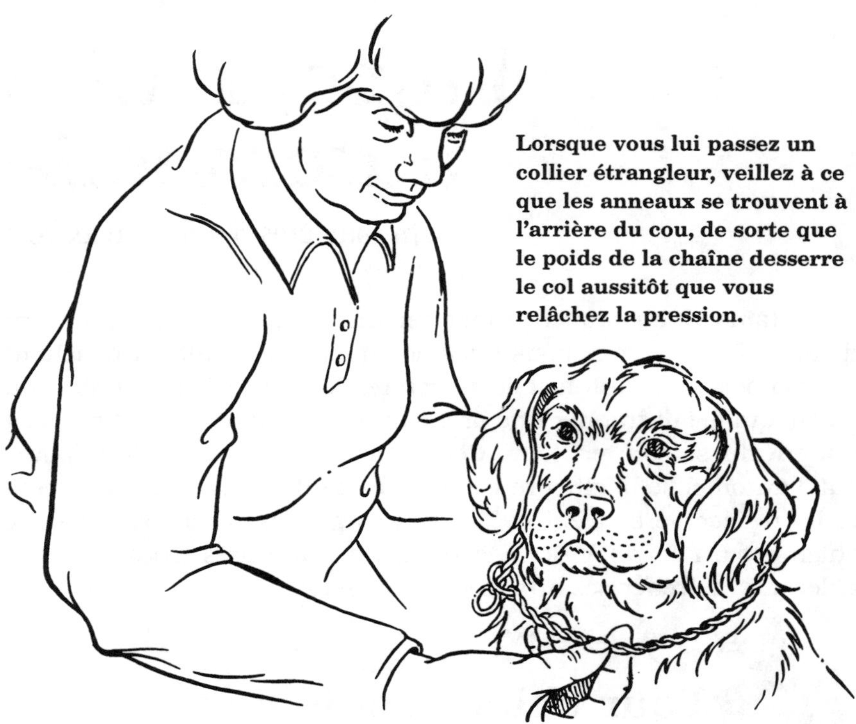

Lorsque vous lui passez un collier étrangleur, veillez à ce que les anneaux se trouvent à l'arrière du cou, de sorte que le poids de la chaîne desserre le col aussitôt que vous relâchez la pression.

jamais vue). Entre-temps, demandez à une autre personne de tenir votre chien au bout d'une longue laisse.

- Roulez lentement devant votre résidence, jusqu'à ce que votre chien se lance à vos trousses. Lorsqu'il sera à moins d'un mètre de l'auto, demandez au chauffeur d'immobiliser la voiture et lancez les ballons gonflés d'eau dans la direction de votre animal. Il en sera probablement très étonné et cela pourrait le dissuader de sa mauvaise habitude.

Recommencez ce stratagème chaque jour, pendant deux ou trois jours. Il n'apporte pas toujours les résultats escomptés mais parfois les chiens finissent par renoncer définitivement à leur jeu dangereux. N'oubliez pas de récompenser votre bête si elle se retient de courir derrière la voiture.

Les bruits désagréables peuvent aussi s'avérer dissuasifs. En recourant à la même tactique, montez à bord d'une auto qu'il n'a jamais vue et armez-vous d'un bidule qui émet un son qui écorche les oreilles, telle une corne à air comprimé; lorsque votre chien se lancera à vos trousses, donnez un coup de corne! Les chiens détestent le bruit et le vôtre pourrait alors se rendre compte que la poursuite automobile est désagréable. Vous pouvez vous procurer ce genre de corne chez les marchands de gréements de voiliers.

Bien entendu, le meilleur moyen de vous assurer que votre chien ne poursuivra plus les automobiles consiste à éviter qu'il se retrouve dans la rue. Gardez-le donc à l'intérieur d'une cour clôturée et sortez-le souvent en promenade en l'ayant constamment à l'oeil.

Si vous lui faites prendre beaucoup d'exercice, votre chien perdra peut-être l'envie de courir derrière les voitures. Souvent, c'est par désoeuvrement que les chiens se résolvent à ce jeu; ils s'ennuient, ont des fourmis dans les pattes et n'ont rien d'autre à faire. Il est conseillé d'emmener votre chien en promenade deux fois par jour, qu'il s'agisse de faire le tour du pâté de maisons ou d'une randonnée de deux heures. Vous devriez ajouter à sa séance d'exercice quotidien un jeu qui comprend une poursuite; lancez-lui une balle ou un bâton sans discontinuer, jusqu'à ce qu'il se lasse. Dans vos jeux, prenez en compte son instinct de chasseur.

À défaut de résoudre vous-même ce problème, inscrivez-le à un cours de dressage. Un bon cours enseignant l'obéissance vous rendra maître de votre chien. Il doit apprendre à vous obéir dès lors que vous lui dites: «couché!» et «reste là!» . Il faudra vous mettre de la partie, mais cela pourra lui sauver la vie.

Si votre terrain n'est pas clôturé, demandez au dresseur d'enseigner à votre bête à reconnaître les limites qui lui sont accessibles. Ce type de dressage n'est pas sans difficulté, mais en général un chien qui connaît les limites de son territoire ne s'en éloigne pas.

EXPERTS CONSULTÉS

Gary Landsberg, docteur en médecine vétérinaire, pratiquant à Thornhill en Ontario, spécialiste du comportement animalier.

Patricia O'Handley, docteur en médecine vétérinaire, professeur associé de médecine animale au Michigan State University College of Veterinary Medicine à East Lansing.

Al Stinson, docteur en médecine vétérinaire, professeur émérite de comportement animalier au Michigan State University College of Veterinary Medicine à East Lansing.

Le mal de la route

Dix trucs pour supporter le voyage

Vous faites une gentille balade automobile un dimanche après-midi, mais votre chien préférerait se trouver sur la terra firma. Il a l'estomac remué, il bave et, sous son pelage, il est probablement vert. Encore un peu et c'est vous qui allez être malade!

Le mal de la route est très commun, en particulier chez les jeunes animaux, avec les répercussions désagréables que l'on sait. Mais vous n'êtes pas obligé de laisser votre compagnon à la maison. Voici quelques trucs en vue de calmer son estomac et de conserver les banquettes propres!

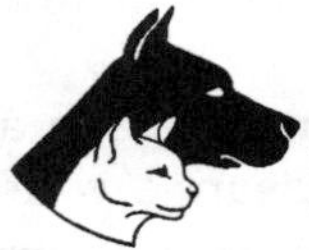

Pour chiens et chats

Vous auriez intérêt à cesser de le nourrir au cours des six à huit heures précédant le départ. Bien entendu, un animal dont l'estomac est vide a moins tendance à vomir. Et s'il vomissait, le dégât peut être nettoyé plus facilement, vu l'absence de nourriture. Donnez-lui de l'eau avant de partir; il n'aura pas soif pendant le déplacement et cela ne troublera pas son estomac.

Ou faites-le manger un peu. Il en est des animaux comme des humains: s'il est préférable pour certains d'être à jeun, d'autres préfèrent manger un peu avant le départ. Parfois, il suffit d'une petite quantité de nourriture dans son estomac pour prévenir le malaise.

Arrêtez souvent en cours de route. Certains animaux peuvent rouler pendant des heures sans éprouver le moindre malaise, alors que d'autres ont mal au coeur après quelques kilomètres. Vous découvrirez vite la limite de votre animal. On conseille de faire un arrêt après une heure ou à toutes les deux heures afin de permettre à l'animal de se délier les pattes sur la terre ferme. À cette occasion, vous pourriez lui verser de l'eau, car il n'a probablement pas envie de boire alors que l'auto est en marche.

Conduisez prudemment. Manifestez autant d'égard envers un animal malade en automobile que s'il s'agissait d'un enfant. Ne négociez pas les virages comme un pilote de Formule 1 et roulez plus lentement que d'ordinaire.

On sent moins le mouvement de la route sur la banquette avant que sur celle arrière. Aussi, installez-le avec vous à l'avant. Veillez à sa sécurité en l'assujettissant à l'aide d'une courroie de sécurité pour chiens ou en le mettant dans une petite boîte couverte qui se fixe au siège. Ces articles sont vendus dans les animaleries.

Les animaux sont moins susceptibles d'être malades au cours d'un déplacement s'ils peuvent voir le paysage défiler sous leurs yeux. Laissez-le regarder par la fenêtre et il se sentira probablement beaucoup mieux que s'il n'a rien à voir.

Ouvrez un peu les fenêtres. L'air frais est bénéfique à quiconque a le mal de la route, chien ou chat. N'ouvrez toutefois pas trop les fenêtres car il pourrait sortir la tête ou s'échapper.

Le remède courant pour soulager le mal de la route, le dimenhydrinate (marque déposée «Dramamine»), agit efficacement sur les animaux. Les chiens de taille moyenne et de grande taille doivent prendre entre 25 et 50 mg de Dramamine au moins une heure avant de prendre la route; les chiens de petite taille et les chats doivent en prendre environ 12,5 mg.

La Dramamine est vendue en comprimés de 50 mg, qu'il suffit de diviser en quatre pour obtenir la dose convenant à un animal. Les vétérinaires affirment qu'elle est sans danger pour la plupart des chiens et des chats en santé, bien que ceux qui souffrent de glaucome ou de troubles de la vessie ne devraient pas en recevoir sans l'autorisation du vétérinaire soignant.

Chez plusieurs animaux, ce n'est pas tant le déplacement qui les rend malades, mais la peur qu'il suscite. Ne le faites pas monter en auto seulement pour rendre visite au vétérinaire, car vous le rendriez anxieux et susceptible d'être malade à la seule vue de votre voiture. Emmenez-le avec vous dans vos déplacements et le plaisir qu'il aura à vous accompagner pourra calmer son appréhension.

Certains animaux sont terrorisés à l'idée de se trouver à l'intérieur d'un véhicule en mouvement. Afin qu'il puisse surmonter sa peur et la nausée qui s'ensuit, aidez-le à apprivoiser votre auto. Faites-le monter à bord sans que le moteur tourne. Donnez-lui une petite gâterie. Répétez cet exercice pendant sept à dix jours; puis un jour, faites démarrer le moteur. Rassurez-le, parlez-lui, donnez-lui une gâterie. Répétez cet exercice pendant plusieurs minutes, chaque jour, au cours des journées qui suivent.

Lorsque votre animal sera habitué à prendre place dans la voiture, emmenez-le faire de courts trajets. Commencez par le pâté de maisons et allongez peu à peu la distance. Il pourrait ainsi surmonter le mal de la route. Cela exige du temps, mais l'effort est bien récompensé.

EXPERTS CONSULTÉS

Gary Beard, docteur en médecine vétérinaire, vice-doyen à l'Auburn University College of Veterinary Medicine en Alabama.

Lynda Bond, docteur en médecine vétérinaire, pratiquant à Cape Elizabeth dans le Maine.

William G. Brewer, docteur en médecine vétérinaire, assistant professeur de médecine interne au département de médecine et de chirurgie animale de l'Auburn University College of Veterinary Medicine en Alabama.

James B. Dalley, docteur en médecine vétérinaire, professeur associé de sciences cliniques animales au Michigan State University College of Veterinary Medicine à East Lansing.

David Hammond, docteur en médecine vétérinaire, pratiquant à Pleasant Hill dans l'Oregon, directeur des affaires vétérinaires chez Hill's Pet Nutrition.

Clayton MacKay, docteur en médecine vétérinaire, directeur de l'hôpital d'enseignement vétérinaire à l'Ontario Veterinary College de l'Université Guelph en Ontario (Canada) et président de l'American Animal Hospital Association.

Bernhard P. Pukay, docteur en médecine vétérinaire, pratiquant à Ottawa, animateur de l'émission télévisée *Pet Connection.*

Les cataractes

Quatre trucs pour y voir clair

Vous constatez depuis peu que les yeux de votre chien semblent s'embuer d'un voile laiteux. Faut-il vous inquiéter de sa vue?

Probablement pas. Chez les humains, les cataractes causent des problèmes, mais chez les animaux, il n'y a généralement pas de quoi sourciller. La vue normale d'un chien n'est pas meilleure que celle de M. Magoo. Au plan de la vue, la différence causée par les cataractes est habituellement minime.

Les cataractes apparaissent d'ordinaire chez les jeunes chiens, âgés disons entre un et trois ans. (Les chats en sont rarement atteints.) Dans la plupart des cas, les autres sens du chien sont tellement aiguisés qu'en dépit d'une faiblesse de la vue, rien n'y paraîtra. Mais si votre chien a besoin d'un guide pour se déplacer ou si cette possibilité vous inquiète, voici les recommandations de nos experts.

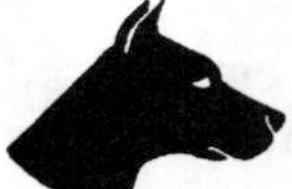

Pour chiens seulement

Ne refaites pas l'aménagement intérieur, car le territoire habituel de votre chien serait du coup désordonné. Il ne s'y retrouverait plus.

Si vous effectuez des changements dans la maison ou s'il commence à éprouver des troubles de la vue, faites-lui faire doucement le tour du propriétaire de sorte qu'il apprenne à reconnaître les lieux.

Si votre chien semble avoir des problèmes de la vue, ne courez aucun risque: tenez-le en laisse partout où vous allez, même sur votre terrain, si celui-ci n'est pas clôturé.

Après l'hérédité, le diabète est la principale cause des cataractes chez les chiens. Les retrievers dorés, les labradors et les caniches y sont particulièrement prédisposés. Toutefois, si on les décèle tôt, on peut en retarder le développement, voire même le prévenir.

Les chiens diabétiques doivent être traités par un vétérinaire, mais quelques études tendent à démontrer que les fibres alimen-

Quand consulter un vétérinaire?

Le vétérinaire vous a rassuré quant aux cataractes, mais n'a rien dit des yeux rougis et du regard qui louche. Depuis peu, votre chien a la tronche d'un gangster (le cigare en moins). Que se passe-t-il?

Les chiens atteints de cataractes développent à l'occasion une affection appelée «uvéite phacolytique» , qui survient lorsque s'écoulent des humeurs du cristallin, causant une inflammation douloureuse de l'iris et de la région de l'oeil qu'il couvre.

Si votre chien souffre déjà de cataractes, il faut consulter un vétérinaire au moindre signe de strabisme ou de tout autre symptôme. Sans traitement, cette inflammation pourrait se transformer en glaucome, plus grave que la cataracte.

Lorsqu'elle est décelée rapidement et traitée à l'aide de médicaments topiques anti-inflammatoires, l'affection se résorbe habituellement sans tarder. Parfois même, la cataracte rétrécit.

taires peuvent contribuer à contrôler le taux sanguin de sucre et peut-être atténuer les risques de cataractes. On conseille alors de nourrir l'animal à partir de croquettes diététiques conçues expressément pour les chiens obèses. (Si le poids de votre chien est normal, consultez votre vétérinaire avant de modifier son alimentation.)

Que votre chien soit maigre ou grassouillet, il adorera sûrement grignoter des bâtonnets de carotte ou des tranches de pomme en guise de gâterie. La plupart des chiens en sont friands et il s'agit d'un bon truc pour augmenter leur apport en fibres.

Dans l'azur de ses yeux

Il semble soudain que les yeux bruns de votre retriever soient devenus aussi bleus que ceux de Paul Newman. Pourtant, vous ne rêvez pas. À mesure que l'animal vieillit, les fibres de ses cristallins deviennent plus denses et réfléchissent la lumière différemment, de sorte que parfois les yeux bruns paraissent bleutés. Les vétérinaires parlent alors de «perte d'élasticité du cristallin» ; il s'agit de l'un des nombreux changements qui surviennent normalement avec le vieillissement.

Bien qu'il faudra consulter le vétérinaire afin d'en avoir le coeur net, cela n'affectera pas la vue de votre chien et ne requiert aucun traitement.

Experts consultés

William Crane, docteur en médecine vétérinaire, pratiquant à Colmar en Pennsylvanie.

Waldo Keller, docteur en médecine vétérinaire, ophtalmologue et doyen du Michigan State University College of Veterinary Medicine à East Lansing.

Kerry Ketring, docteur en médecine vétérinaire, opthalmologue pratiquant dans l'Ohio, le Michigan et le Kentucky.

Kathryn Michel, docteur en médecine vétérinaire, chercheuse et nutritionniste au département d'études cliniques de l'University of Pennsylvania School of Veterinary Medicine à Philadelphie.

Guy L. Pidgeon, docteur en médecine vétérinaire, spécialiste en médecine interne et directeur du Service des affaires vétérinaires chez Hill's Pet Nutrition à Topeka dans le Kansas.

La grippe féline

Neuf conseils afin de mieux respirer

Votre chat ne gardera pas le lit, un thermomètre sous la langue, mais même les félins peuvent souffrir d'infections des voies respiratoires supérieures communément appelées la grippe.

La grippe du chat, pareillement au rhume chez les humains, est une maladie virale qui se signale par les yeux et le nez qui coulent, parfois aussi par des éternuements. (Les chiens ne sont pas sensibles à ces virus.) Chez un chat adulte, cette maladie très contagieuse disparaîtra d'elle-même au bout de sept à dix jours. Voici quelques conseils pour soulager un peu votre chat pendant sa maladie.

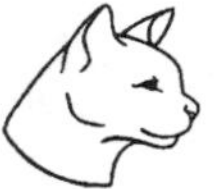

Pour chats seulement

Un chat malade a rarement faim, mais il importe de l'encourager à s'alimenter. Une bonne alimentation renforcera son système immunitaire et il pourra ainsi mieux combattre l'infection.

Afin de stimuler son appétit, servez-lui un repas chaud. Ajoutez un peu d'eau chaude à ses croquettes pour en faire un jus ou réchauffez sa nourriture dans le micro-ondes.

Étant donné que le nez de votre chat est assurément congestionné, titillez ses papilles gustatives en lui présentant un aliment dont le goût et l'odeur sont marqués. Le thon en conserve a toujours la faveur populaire. Servez-lui-en tel quel ou ajoutez-le à sa nourriture habituelle.

Les chats apprécient également les aliments à teneur élevée en protéines, tels que le fromage blanc, les oeufs brouillés et le poulet. Passez un blanc de poulet sans la peau dans le micro-ondes et tranchez-le en fines lamelles. Peu de chats résisteront à ce gueuleton. Par contre, il ne faut pas donner à un chat des aliments destinés à la consommation humaine pendant plus de quelques jours d'affilée. Aussitôt que le chat se remet de sa grippe, ne lui présentez que ses croquettes habituelles.

Si votre capricieux félin flaire seulement vos petits plats sans se laisser tenter, badigeonnez un peu de cette bouffe sur son museau ou sur sa patte afin qu'il ait à se lécher.

Si votre chat ne veut rien avaler en dépit de vos stratagèmes, passez sa bouffe au mélangeur ou au robot afin de la liquéfier. Les chats qui n'ont pas envie de manger ne résistent pas longtemps à une sauce délicieuse et nutritive.

Un chat grippé a souvent du mucus accumulé autour des yeux et du nez. Nettoyez-les afin de l'aider à mieux respirer. Humectez un chiffon doux ou un tampon d'ouate à l'eau tiède et délogez délicatement les sécrétions. Vous pouvez également utiliser les serviettes humidifiées destinées aux poupons, qui contiennent des composants hydratants tels que la lanoline ou l'aloès.

Si votre chat éprouve de la difficulté à respirer, donnez-lui des gouttes nasales salées afin d'éclaircir le mucus épais et de décongestionner ses voies nasales. Saisissez le compte-gouttes d'une main et, de l'autre, inclinez la tête de votre animal vers l'arrière. Déposez une ou deux gouttes de la solution dans chaque narine, puis tenez la tête de votre chat élevée pendant une minute, pour qu'elle puisse pénétrer les voies nasales. Vous pouvez faire ce traitement deux fois par jour ou davantage si cela semble utile.

Les gouttes salines peuvent également soulager les yeux larmoyants, fatigués. (Si vous employez le même compte-gouttes, rincez-le abondamment entre les deux traitements.) Déposez une goutte ou deux dans chaque oeil et répétez le traitement de trois à cinq fois par jour. Vous pouvez également employer des gouttes ophtalmiques à base d'acide borique, vendues sans ordonnance.

Augmentez le degré d'humidité de l'air ambiant en branchant un humidificateur; cela soulagera la congestion et facilitera la respiration. Vous pourriez également l'amener à la salle de bains lorsque vous faites couler le bain ou la douche; l'effet sera le même.

Quand consulter un vétérinaire?

La grippe féline n'est généralement pas plus grave pour un chat que le rhume ne l'est pour nous. Toutefois, il arrive que les germes s'accrochent plus longtemps qu'ils ne devraient. Dans les pires cas, une grippe féline peut mener à la pneumonie, l'anémie ou la déshydratation. Chez un chaton, elle peut s'avérer extrêmement dangereuse. Si votre chat semble plus malade qu'il ne le devrait ou si ses sécrétions oculaires et nasales sont épaisses et décolorées, téléphonez immédiatement à un vétérinaire.

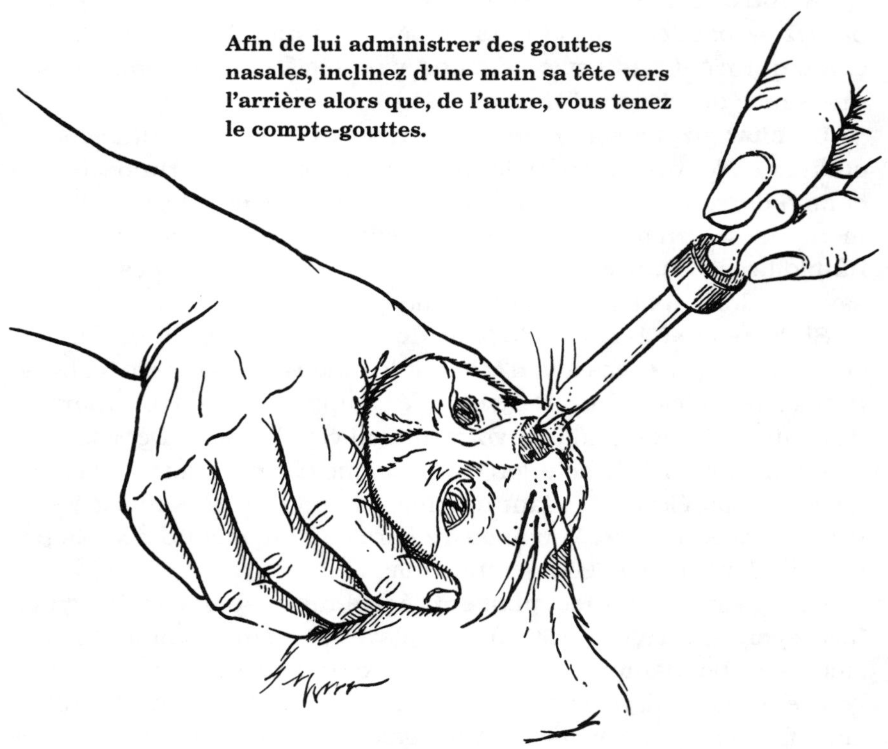

Afin de lui administrer des gouttes nasales, inclinez d'une main sa tête vers l'arrière alors que, de l'autre, vous tenez le compte-gouttes.

Les vétérinaires recommandent souvent un vaccin afin de prévenir la grippe féline. Il faut savoir qu'il n'est pas efficace à 100 pour cent mais il augmentera considérablement les chances de votre chat de rester en bonne santé. Même si la grippe ne l'épargnait pas, les symptômes en seraient grandement atténués.

EXPERTS CONSULTÉS

Susan M. Cotter, docteur en médecine vétérinaire, professeur de médecine et directrice de la section de médecine animale à la Tufts University School of Veterinary Medicine à North Grafton dans le Massachusetts.

Jim Humphries, docteur en médecine vétérinaire, pratiquant à Dallas et auteur de *Dr. Jim's Animal Clinic for Cats* et *Dr. Jim's Animal Clinic for Dogs.*

James Richards, docteur en médecine vétérinaire, adjoint au directeur du Feline Health Center au Cornell University College of Veterinary Medicine à Ithaca dans l'État de New York.

H. Ellen Whiteley, docteur en médecine vétérinaire, pratiquant à Guadalupita au Nouveau-Mexique, auteur de *Understanding and Training Your Cat or Kitten.*

Le mâchonnement

Sept trucs à lui mettre sous la dent

Les chiens sont des adeptes du mâchonnement et, lorsque l'envie leur en prend, peu de choses trouvent grâce à leurs yeux. Même les chats, qui d'ordinaire usent de leurs griffes pour commettre leurs méfaits destructeurs, peuvent parfois se mettre sous la dent des objets délicats tels qu'un tapis ou un câble électrique. Bref, le mâchonnement est un passe-temps apprécié de nos petits amis.

Toutefois, si ce sport est source de plaisir pour nos compagnons, il peut occasionner de grands désagréments dans la maisonnée. Si cette habitude vous porte sur les nerfs, ne restez pas là à vous ronger les ongles. Mettez en oeuvre les suggestions suivantes.

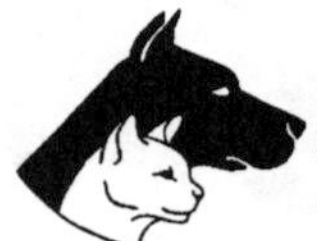

Pour chiens et chats

Témoignez-lui votre mécontentement. Le fait de le laisser mâchonner une seule fois quelque chose sans protester peut lui faire prendre ce mauvais pli pour la vie. Aussi, lorsque vous le surprenez en train de mâchonner une chose à laquelle vous tenez, signifiez-lui: «Non!». Puis, remplacez l'objet par un jouet à mâchonner et faites l'éloge de l'animal lorsqu'il s'y intéresse. Selon une dresseuse, «... ils apprennent rapidement de cette manière» .

Faites une rotation de ses jouets. Plutôt que de lui donner une douzaine de jouets à mâchonner, n'en sortez qu'un ou deux à la fois, sans plus. Puis, changez-les à tous les deux jours environ. Cela attisera son intérêt; il aura toujours quelque chose de nouveau à faire.

Améliorez ses jouets. Les animaux, en particulier lorsqu'ils sont à un jeune âge, ne saisissent pas toujours pourquoi ils ont le droit de mâchonner du cuir vert, alors qu'il est interdit de toucher au canapé de cuir corinthien. Dans le but de l'aider à comprendre cette subtilité, vous auriez intérêt à rendre ses jouets plus attrayants.

On conseille de nouer un bout de ficelle à un jouet à mâchonner et de le traîner sur le sol jusqu'à ce que l'animal s'y intéresse. De même, vous pourriez enduire le jouet de beurre d'arachide, le tremper dans du bouillon de poulet ou du consommé, le frotter entre vos mains pour l'imprégner de votre odeur. Lorsqu'il se met à mâchonner son jouet, montrez-vous enthousiaste, intimez-lui l'ordre de mâchonner et dites-lui qu'il est un bon chien. Un peu plus tard, vous n'aurez qu'à lui intimer l'ordre de mâchonner et il comprendra.

Si votre chien ou votre chat continue de mâchouiller ce qu'il ne devrait pas, faites usage de répulsif à animaux domestiques. On en trouve une vaste sélection dans les animaleries, aux saveurs variées. Une dresseuse consultée vante les mérites du répulsif aux pommes sures. Il suffit d'en vaporiser une petite quantité sur les meubles et les objets dont vous souhaitez l'éloigner. Les animaux détestent l'amertume du produit et mettent rapidement fin à leur vilaine habitude.

Dans la même veine, vous pourriez verser quelques gouttes de sauce au piment (du type Tabasco) sur les objets qu'il mordille; cela le convaincra rapidement de cesser. La sauce Tabasco se déloge des surfaces assez facilement; on conseille toutefois de faire un essai sur une surface dissimulée pour s'assurer qu'elle ne laissera pas de tache orangée.

La plupart des animaux familiers détestent les fragrances de parfums et d'eau de Cologne. On conseille de mélanger une part de parfum et dix parts d'eau et de pulvériser cette solution là où votre animal fait des ravages. Pour ce faire, procurez-vous un parfum de piètre qualité; votre animal en restera éloigné. Par contre, vous devrez vous-même en subir le désagrément.

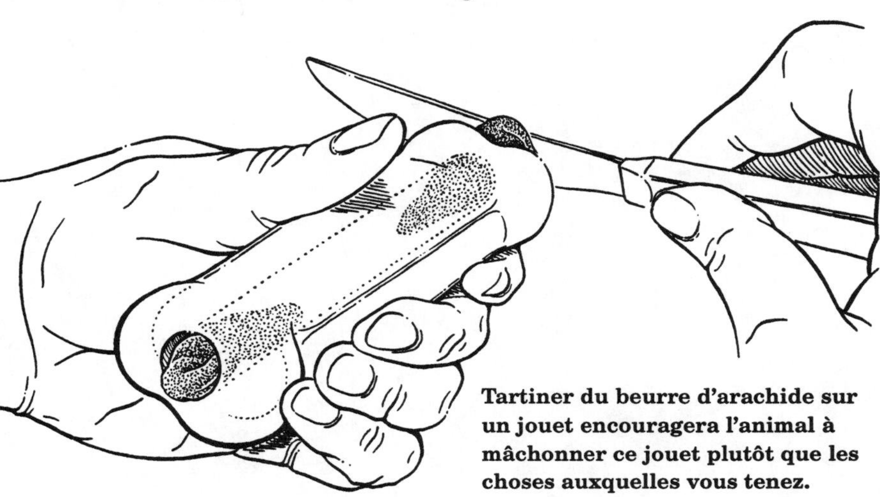

Tartiner du beurre d'arachide sur un jouet encouragera l'animal à mâchonner ce jouet plutôt que les choses auxquelles vous tenez.

Rangez vos chaussures. On se demande souvent pourquoi un animal s'intéresse autant à nos choses; la raison en est fort simple: elles sont imprégnées de notre odeur. Votre compagnon à quatre pattes raffole de votre odeur, en particulier lorsque vous êtes absent. À cet égard, les chaussures remportent la palme. Non seulement sont-elles imprégnées de votre odeur, mais leur cuir est agréable à mâchonner. Si vous possédez des chaussures Gucci et que votre chien n'est pas encore dressé, vous auriez intérêt à rangez vos chaussures là où il ne peut les atteindre.

EXPERTS CONSULTÉS

Bob Gutierrez, coordinateur en comportement animalier à la Société de prévention de la cruauté envers les animaux à San Francisco.

Liz Palika, dresseuse de chiens, établie à Ocean Drive en Californie, chroniqueuse au magazine *Dog Fancy* et auteur de *Fido, Come: Training Your Dog with Love and Understanding* et *Love on a Leash.*

Kathryn Segura, dresseuse d'animaux pour les émissions télévisées et le cinéma à Studio City en Californie.

Le soin des griffes

Onze trucs pour pattes de velours

Les griffes de votre chien font-elles clic! clic! lorsqu'il avance sur le linoléum de la cuisine? Votre chat déchire-t-il les rideaux de la salle de séjour? Souvent, les propriétaires d'animaux domestiques ne se rendent pas compte de la longueur des griffes de leurs compagnons. Si elles font des accrocs sur la moquette, le temps est venu de les tailler.

Autrefois, les griffes des chiens et des chats s'usaient naturellement parce qu'ils couraient, creusaient et grattaient en pleine nature. Aujourd'hui, leurs griffes servent moins; elles risquent donc davantage d'être arrachées ou de pousser à la manière d'un ongle incarné, sans compter les infections et les griffes mal manucurées. Voici ce que recommandent les vétérinaires pour que votre animal présente des pattes de velours.

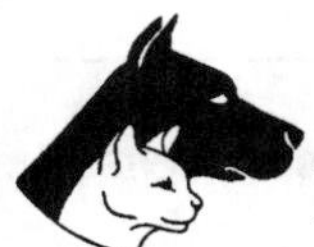

Pour chiens et chats

Taillez souvent les griffes. Pour éviter qu'elles ne soient trop longues et qu'elles ne causent des problèmes, les griffes doivent être taillées à toutes les six ou huit semaines. Toutefois, si votre animal sort peu ou s'il se promène rarement sur un sol dur, il faudrait les lui tailler plus souvent. Certains experts recommandent un pédicure toutes les deux ou quatre semaines pour les chiens moins actifs et une fois par mois pour un chat d'intérieur.

Dès son jeune âge, vous devez enseigner à un chiot ou à un chaton qu'il doit demeurer immobile pendant son pédicure. Toutefois, ne le brusquez pas. Commencez d'abord par lui caresser les pattes afin qu'il apprivoise l'idée du traitement qui suivra. Lorsqu'il aura l'habitude de se faire manipuler les pattes, il aura moins tendance à se rebeller lorsque vous sortirez le coupe-griffes.

Taillez-lui les griffes avec précaution. Afin de vous assurer de ne pas trop les tailler et de ne pas trancher la partie de la griffe qui abrite les nerfs et les vaisseaux sanguins, faites d'abord l'exercice, non pas dans le but de raccourcir les griffes, mais plutôt afin d'émousser leurs extrémités.

Quand consulter un vétérinaire?

La plupart des problèmes liés aux griffes sont sans danger et peuvent être traités à domicile, mais parfois la cause en est profonde et touche les coussinets plantaires, voire l'intérieur de l'os.

Les animaux peuvent souffrir à l'occasion d'une griffe incarnée, qui pénètre profondément un coussinet. Parfois encore, une longue griffe s'accroche à un brin de la moquette ou à une épine dans le sous-bois et se détache. Quoi qu'il en soit, il faudra probablement opérer l'animal afin de corriger le problème.

De plus, si le saignement ne cesse pas au cours des dix premières minutes, entourez la région affectée d'un pansement de gaze et téléphonez à un vétérinaire. Certains animaux ont du mal à former des caillots sanguins et peuvent saigner abondamment à défaut de recevoir des soins professionnels.

Il n'y a pas que les accidents qui occasionnent des problèmes aux griffes. Une infection bactérienne ou une maladie interne peut faire en sorte que les griffes poussent en vrille ou soient déformées. Si les griffes semblent normales mais que la région qui les entoure est bouffie, l'animal pourrait souffrir d'une infection grave. Consultez un vétérinaire sans tarder.

Chez les chats, il ne faut pas tailler davantage qu'il n'est nécessaire afin de supprimer le bout pointu. Nombre de chiens ont cependant les griffes foncées, ce qui complique la tâche quand vient le temps de distinguer la partie à tailler de celle qu'il ne faut pas toucher. Ne courez aucun risque: taillez là où la griffe commence à se courber.

Si votre animal ne reste pas en place lorsque vous tentez de lui tailler les griffes, vous aurez peut-être plus de chance en employant une lime de joaillerie. Il suffit de limer l'extrémité de la griffe, peu à la fois. On se procure ce genre de lime chez un quincaillier.

Si un animal est nerveux à l'idée de faire tailler ses griffes, ne lui en coupez qu'une par jour. On croit à tort qu'il faut s'acquitter de cette tâche d'une venue, mais rien ne vaut la constance et la patience.

Les blessures autour des griffes surviennent souvent lorsque les propriétaires rasent les pattes et touchent le nerf. Afin d'endiguer le saignement, frottez la blessure à l'aide d'un bâtonnet styptique ou d'une poudre coagulante. Les substances chimiques pourront causer un picotement; aussi, réconfortez l'animal en les appliquant.

Un autre moyen de mettre fin au saignement consiste à tremper la patte dans de la farine ou à en badigeonner la blessure.

Si l'animal vient de perdre une griffe ou si une griffe vient de se fendiller et qu'il souffre ou qu'il saigne, il faut bien nettoyer et désinfecter la blessure afin de prévenir l'infection. Pour ce faire, lavez la région à l'eau et au savon, asséchez-la à l'aide d'une serviette propre et appliquez-y une mince couche d'onguent antiseptique.

Afin de protéger la région blessée, enveloppez sa patte d'une bande de gaze. Changez le pansement chaque jour, jusqu'à ce que la griffe soit cicatrisée. Afin d'assujettir le pansement et de lui conserver sa propreté, enfilez-lui une petite chaussette de coton.

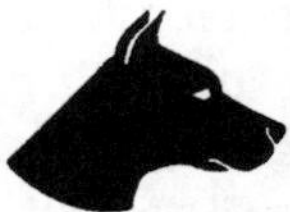

Pour chiens seulement

Taillez ses ergots. Étant donné que les ergots, situés sur la face intérieure des pattes de devant ou de derrière (et parfois les deux), ne sont soumis à aucune usure, ils peuvent aisément devenir trop

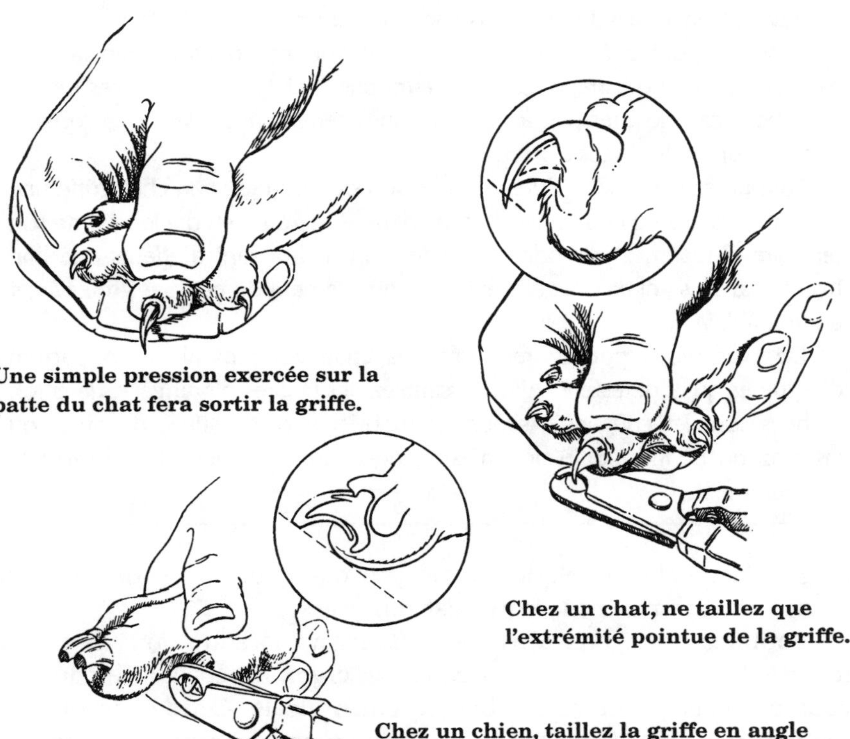

Une simple pression exercée sur la patte du chat fera sortir la griffe.

Chez un chat, ne taillez que l'extrémité pointue de la griffe.

Chez un chien, taillez la griffe en angle légèrement incliné, en prenant garde de ne pas atteindre le nerf.

Mettez un terme aux griffures

D'abord, il s'est attaqué au canapé de cuir et voilà qu'à présent, il trace des pictogrammes sur l'armoire d'acajou. Votre chat est gentil et charmant, mais ses griffes font des ravages dans la maison.

Afin de prévenir ces dégâts, plusieurs propriétaires de minets les font dégriffer. Or, de l'avis d'un expert consulté, cela est une honte. Plutôt que d'envisager cette intervention chirurgicale, pourquoi ne pas dresser l'animal? Voici ce qu'un vétérinaire recommande.

Mettez à sa disposition un poteau à griffer. Les chats ne peuvent résister à l'envie de griffer une surface rugueuse. C'est pourquoi un poteau à griffer pourrait sauver vos meubles de la destruction. Toutefois, ne vous en défaites pas lorsqu'il sera défraîchi. S'il est défraîchi, c'est justement parce qu'il s'en sert et qu'il porte son odeur.

Assurez-vous que le poteau soit suffisamment haut, de sorte que le chat puisse s'étirer tout en le griffant. Le poteau doit être d'une stabilité à toute épreuve, sinon le minet n'aura pas confiance et refusera de l'utiliser.

Posez le poteau à griffer là où le chat fait ses griffes d'ordinaire, par exemple à côté du canapé. Quand il aura pris l'habitude d'y user ses griffes, vous pourrez l'éloigner peu à peu, quelques centimètres à la fois, jusqu'à le poser en un endroit plus discret.

Supprimez son odeur. L'une des raisons pour lesquelles un chat griffe une surface, c'est pour l'imprégner de son odeur et marquer en quelque sorte son territoire. Supprimez son odeur à l'aide d'un neutralisant d'odeurs que l'on trouve dans les animaleries et il évitera probablement de faire ses griffes à cet endroit à l'avenir.

De plus, vous pouvez repousser les chats en répandant un parfum d'agrumes qu'ils détestent. Ainsi, dissimulez des pelures d'orange et de citron séchées sous les coussins. Astiquez le mobilier avec de l'huile de citron ou installez un purificateur d'air distillant une odeur citronnée et remplacez-le régulièrement.

longs, s'accrocher quelque part et provoquer une blessure. L'ergot saigne abondamment lorsqu'il est rompu.

N'oubliez donc pas de tailler les ergots lorsque vous faites la toilette des griffes. Si vous possédez un chiot, le vétérinaire pourrait vous conseiller d'en faire l'ablation chirurgicale. Cette opération ne requiert pas d'anesthésie si elle est pratiquée au cours des semaines qui suivent la naissance.

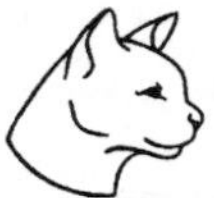

Pour chats seulement

Contrairement aux griffes des chiens, celles des chats sont quelque peu en retrait. Afin d'être en mesure de les tailler, exercez une légère pression sur les coussinets, afin que les griffes sortent de leurs gaines. Vous n'avez alors qu'à en tailler l'extrémité pointue.

EXPERTS CONSULTÉS

Hazel Christiansen, propriétaire du salon de toilettage Blue Ribbon Pet Grooming à Lewiston dans l'Idaho, présidente de l'American Grooming Shop Association.

Nicholas Dodman, professeur au département de chirurgie et directeur de la Behavior Clinic de la Tufts University School of Veterinary Medicine à North Grafton dans le Massachusetts.

Anitra Frazier, auteur de *The New Naturel Cat,* New York.

Jan A. Hall, docteur en médecine vétérinaire, dermatologue pratiquant à Montréal au Québec.

Mollyann Holland, docteur en médecine vétérinaire, résidente au département de chirurgie et de médecine vétérinaire à l'University of Missouri College of Veterinary à Columbia.

M. Lynne Kesel, docteur en médecine vétérinaire, professeur adjoint de chirurgie élective au département de sciences cliniques du Colorado State University College of Veterinary Medicine and Biomedical Sciences à Fort Collins.

Joanne Stefanatos, docteur en médecine vétérinaire, pratiquant à Las Vegas dans le Nevada.

Scott Weldy, docteur en médecine vétérinaire, pratiquant à El Toro en Californie.

Conseils en prévision de l'hiver

Quinze trucs qui font chaud au coeur

Vous savez que le temps froid est arrivé lorsque votre persan ne quitte plus son perchoir près de la cuisinière et que votre berger semble avoir envie d'une nouvelle fourrure.

Bien que les chiens et les chats ne soient jamais trop légèrement vêtus, la morsure du Bonhomme Hiver peut les atteindre. Sans protection contre la saison froide, les chiens et les chats peuvent souffrir de gelures ou d'hypothermie, un abaissement de la température du corps au-dessous de la normale qui peut s'avérer mortel. À tout le moins, ils peuvent souffrir du froid et des glaçons qui se forment entre leurs doigts.

En prenant quelques précautions, vous pouvez tenir votre compagnon au chaud en dépit des rigueurs de l'hiver et même lui sauver la vie dans l'éventualité où il aurait passé trop de temps au froid.

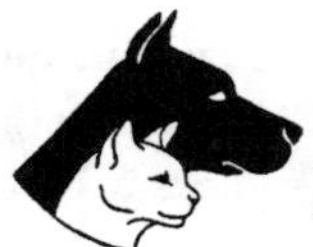

Pour chiens et chats

Tenez compte de ses antécédents. Tous les animaux ne supportent pas le froid de la même manière. Si un labrador ou un berger anglais peut apprécier les températures les plus froides, un caniche miniature ou un chat au pelage ras risque fort de frissonner, même par temps doux. Si vous ne savez trop à quelle température votre animal peut être exposé, renseignez-vous auprès d'un vétérinaire. S'il n'est pas fait pour le temps froid, tenez-le au chaud: dans la maison, le garage ou dans une niche bien isolée.

Si la plupart des chats peuvent supporter le froid, seuls les chiens au pelage vraiment épais peuvent passer l'hiver à l'extérieur. Un labrador s'amusera à l'extérieur quelle que soit la température. Par contre, un pointer allemand à poils courts sortira pour faire ses besoins et rentrera vite se chauffer à la bavette du poêle.

Si la fourrure de votre animal épaissit pendant la saison hivernale, faites en sorte qu'elle ne s'emmêle pas. Des poils emmêlés et

Quand consulter un vétérinaire?

Si l'animal est resté trop longtemps à l'extérieur et que vous craignez qu'il souffre de gelures, dont les symptômes comptent souvent des rougeurs, de l'enflure et des démangeaisons, frictionnez-le doucement à l'aide d'une couverture ou de vos mains, de sorte que sa température augmente peu à peu là où il est gelé. Mais ne le frottez pas trop, vous lui causeriez davantage de tort.

S'il souffre de gelures, il faut le conduire rapidement chez un vétérinaire, car elles peuvent s'avérer dangereuses.

Il en est de même si vous croyez qu'il peut souffrir d'hypothermie (un abaissement de la température sous la normale), qui peut occasionner une respiration superficielle, un pouls mal frappé ou des frissons. (Toutefois, s'il ne frissonne pas, cela pourrait signifier qu'il a gravement pris froid et que son métabolisme est incapable d'augmenter de façon spontanée la température du corps.) Il faut alors le mener en un endroit chaud et lui permettre de se réchauffer peu à peu.

Toutefois, ne l'exposez pas à la chaleur d'une lampe, d'un coussin chauffant ou d'un four, car vous risqueriez de le brûler. Emmitouflez-le plutôt dans une couverture de laine et tenez-le contre vous; votre propre chaleur l'aidera à se réchauffer. Par la suite, conduisez-le rapidement chez un vétérinaire.

mouillés peuvent entraîner des affections cutanées, car les poils morts retiennent la poussière et les saletés.

Aux jours de grands froids, il faut vêtir votre animal avant de le sortir, en particulier s'il est de petite taille comme le caniche miniature, dont la fourrure est mince et qui n'est pas bien adapté au froid. Les couvertures et les sweaters pour chiens sont indiqués. Le prêt-à-porter canin est en vente dans la plupart des animaleries.

Vous trouverez également de petites bottes destinées aux chiens, mais la plupart n'aiment pas en porter et les enlèvent. Elles causent souvent plus de tracas qu'autre chose.

Laissez-lui le temps de s'y adapter. Votre chien n'est peut-être pas prêt à envisager les rigueurs de l'hiver après avoir passé l'été à s'ébrouer au grand air. Entre trois et six semaines après la chute de température, le pelage de l'animal aura suffisamment épaissi, ce qui lui permettra d'affronter le temps froid. Donnez-lui donc le temps de s'adapter aux nouvelles conditions climatiques. Assurez la transition en le laissant dehors un peu plus longtemps chaque jour, en débutant par une période de 15 minutes.

Construisez-lui une niche douillette

Tous les chiens qui vivent à l'extérieur doivent avoir un abri contre le froid, la neige et la pluie. Voici ce que recommandent les vétérinaires afin que votre chien soit bien au chaud.

Déterminez-en les dimensions appropriées. Si la niche est trop grande, la température du chien ne suffira pas à tenir l'intérieur au chaud. La niche doit être suffisamment grande pour qu'il puisse y entrer, s'y retourner et s'y coucher confortablement.

Assurez-en l'étanchéité. Pour que votre chien soit au chaud, sa niche doit être bien construite et étanche. Répandez sur le sol un matériau qui conserve la chaleur et se nettoie facilement, par exemple de la paille ou des copeaux de bois. Le chien pourra y creuser afin de se réchauffer.

L'entrée de la niche doit être suffisamment surélevée, de sorte que l'eau ne puisse s'y infiltrer, et de dimension restreinte afin de minimiser les pertes de chaleur. Posez-y un rabat de plastique afin d'empêcher le vent de pénétrer.

De plus, on conseille de faire excéder le toit au-dessus de l'entrée afin de procurer à votre animal une protection supplémentaire contre les intempéries.

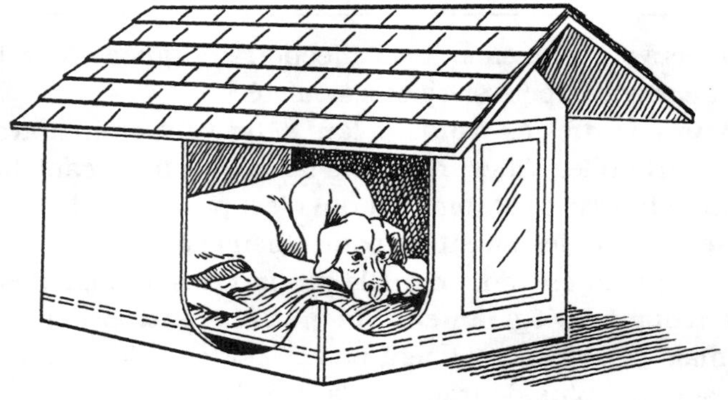

La niche la plus onéreuse qui soit ne servira à rien si votre chien refuse d'y entrer. L'intérieur doit être chaud et confortable, suffisamment spacieux pour qu'il puisse se retourner, mais assez étroit pour qu'il soit douillet.

Pendant l'hiver, l'air ambiant peut être extrêmement sec et même les chiens qui ne mettent pas le museau dehors peuvent souffrir de démangeaisons cutanées. Afin de contrer cette situation, on conseille de donner à l'animal un supplément de vitamines du groupe B contenant des acides gras afin de prévenir le dessèchement de la peau. Ce supplément est offert dans les animaleries.

Donnez-lui un abri. Si on prévoit que le mercure descendra à 20° sous zéro au cours de la semaine qui vient, mettez votre chien à l'abri dans le garage ou dans un endroit plus chaud pendant quelques jours. En fait, même les animaux vigoureux habitués au grand air devraient être mis à l'abri lorsque le mercure descend sous zéro. Un chien sera à l'abri dans une niche bien isolée contre les intempéries. Les chats seront confortables dans une grange ou un bâtiment isolé. Assurez-vous simplement qu'ils peuvent aller et venir à leur guise.

Surveillez le facteur éolien. Même si le thermomètre indique un degré relativement doux, il peut faire plus froid à cause des vents. Le facteur éolien peut ramener la température sous la barre du zéro; aussi, soyez prêt à faire entrer votre animal à l'intérieur les jours de grand vent.

Fiez-vous à son appétit. Si votre animal vit au grand air, il brûlera beaucoup plus de calories durant l'hiver simplement pour se tenir au chaud. Dans ce cas, il faudra peut-être hausser son apport calorique de 25 à 50 pour cent. Il aura besoin de ce supplément, non seulement pour répondre à la demande énergétique, mais également pour que sa fourrure épaississe.

Lorsque le mercure chute sous zéro, l'eau gèle. Un animal ne peut passer que 20 heures sans boire avant d'être déshydraté. Il faut donc lui verser de l'eau fraîche à plusieurs reprises au cours de la journée et veiller à ce que sa gamelle soit toujours emplie d'eau. Vous pourriez également vous procurer un élément chauffant qui empêche l'eau de congeler. Veillez cependant à dissimuler le fil électrique, de sorte que votre chien ne puisse le mâchouiller.

Les chiens et les chats aiment bien s'ébrouer dans la neige mais il se forme parfois de petites boules de glace entre leurs doigts qui peuvent entraîner des gelures. Vous devriez couper régulièrement le poil entre les coussinets plantaires pour éviter qu'il ne s'y forme des boules de glace.

Si des boules de glace se sont formées entre ses coussinets plantaires, vous pouvez les faire fondre rapidement à l'aide d'un sèche-cheveux. Tenez-le à environ 15 cm et dirigez le jet d'air chaud

Attention aux produits d'entretien automobile

L'un des pires dangers qui guettent votre chien pendant l'hiver est garé devant votre porte et peut le tuer sans même se déplacer.

Chaque année, des animaux meurent parce qu'ils ont absorbé de l'éthylènegylcol, le composant actif de l'antigel qui est extrêmement nocif pour les animaux, même en quantité infime. Pis encore, son goût légèrement sucré plaît particulièrement aux animaux de compagnie.

Bien entendu, il faut s'assurer que l'antigel ne se trouve pas à sa portée, que ce soit en contenant ou en flaques répandues sous l'automobile.

Vous devriez vous procurer un antigel qui soit plus sûr pour les animaux. Il en existe une marque appelée «Sierra» qui contient du propylèneglycol; elle risque de causer des troubles digestifs ou de légères réactions nerveuses, mais elle n'est pas susceptible de causer un problème létal tel que l'insuffisance rénale.

Quel que soit le type d'antigel que votre animal pourrait ingurgiter, il faudrait alors le conduire sur-le-champ chez un vétérinaire.

en secouant quelque peu l'appareil. Prenez garde à ce que l'air ne soit pas trop chaud; vous risqueriez de brûler la patte de l'animal.

Alors que vous lui donnez un pédicure, vérifiez ses coussinets pour vous assurer que la glace ne les a pas éraflés ou coupés. Le cas échéant, appliquez une mince couche d'onguent antiseptique afin de prévenir l'infection. Par la suite, appliquez un peu de lotion à base d'aloès afin d'adoucir la surface des coussinets.

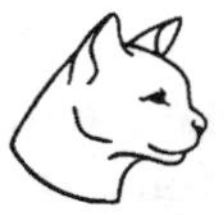

Pour chats seulement

Pendant les mois d'hiver, les chats qui vivent à l'extérieur se couchent souvent sous le moteur des automobiles afin de profiter de la chaleur qui s'en dégage et sont blessés lorsque quelqu'un tourne la clef de contact. Avant de faire rouler le moteur de votre auto, soulevez le capot et assurez-vous qu'il ne s'y trouve aucun locataire. Il ne faut qu'une minute et cela pourrait épargner la vie de votre chat.

EXPERTS CONSULTÉS

Tom Bradley, propriétaire du chenil Luftnase à Watertown dans l'État de New York.

Robert J. Murtaugh, docteur en médecine vétérinaire, professeur associé au département de médecine à la Tufts University School of Veterinary Medicine à North Grafton dans le Massachusetts.

Mark Raffe, docteur en médecine vétérinaire, professeur d'anesthésiologie et de réanimation à l'University of Minnesota College of Veterinary Medicine à St. Paul.

Kenneth Sperling, docteur en médecine vétérinaire, pratiquant à Anchorage en Alaska.

Ronald Stone, docteur en médecine vétérinaire, professeur adjoint à l'école de médecine vétérinaire de l'University of Miami et secrétaire administratif de l'American Association of Pet Industry Veterinarians.

La constipation

Onze manières de faire bouger les choses

La litière de votre chat n'a pas été remuée. La pelle servant à ramasser les crottes de votre chien est empoussiérée. Votre animal serait-il constipé? En général, les chiens et les chats ne souffrent pas de constipation, mais cela survient parfois et alors ils sont mal en train.

Si votre animal fait des efforts en vain pendant une journée, il vaudrait mieux consulter un vétérinaire pour vous assurer que rien de grave ne l'atteint. Entre-temps, faites l'essai de ces remèdes afin de le soulager.

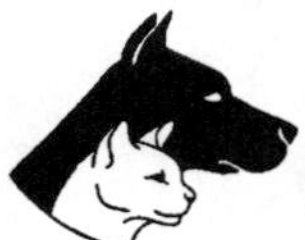

Pour chiens et chats

Augmentez son apport en fibres alimentaires. Une alimentation à teneur élevée en fibres soulagera autant un chien ou un chat constipé qu'un être humain. Les vétérinaires conseillent de lui donner une nourriture dont la teneur en fibres oscille entre sept et 13 pour cent. Le pourcentage est généralement indiqué sur le sac. S'il consomme régulièrement des aliments à teneur élevée en fibres, votre animal pourrait ne plus jamais souffrir de constipation.

Donnez-lui un laxatif appelé «Metamucil» . Ce produit vendu sans ordonnance contient des cosses de graines de psyllium qui ajoutent de l'eau aux selles et déclenchent l'élimination des matières fécales. On recommande d'en donner environ une demi-cuillerée à thé deux fois par jour aux animaux de petite taille et deux cuillerées à thé deux fois par jour lorsqu'ils sont de grande taille.

Afin de rendre ce laxatif plus alléchant, mélangez-le à une petite portion de nourriture en conserve. Si vous l'ajoutez à des croquettes, délayez-les avec de l'eau ou du bouillon tiède. Donnez à votre animal beaucoup d'eau à boire, de sorte que le laxatif ne se fige pas dans son estomac.

Une poignée de son d'avoine administrée chaque jour peut aussi lui épargner la constipation. On conseille d'ajouter entre une demie et deux cuillerées à thé de son d'avoine à l'alimentation quotidienne de votre animal, la quantité variant en fonction de la taille de ce dernier. Pour mieux faire passer le son, il suffit d'ajouter un peu de bouillon tiède aux aliments.

Les céréales aux noisettes et aux raisins constituent une bonne source de fibres alimentaires. On conseille d'en ajouter à sa nourriture entre une et trois cuillerées à thé plusieurs fois par jour, jusqu'à ce que la constipation cesse. Si votre animal adore les céréales aux noisettes et aux raisins, il peut en manger autant qu'il veut sans inconvénient.

La citrouille en conserve est une excellente source de fibres et les chiens et les chats en raffolent. Il suffit de mélanger une ou deux cuillerées à soupe de chair de citrouille à la nourriture de l'animal pendant plusieurs jours, jusqu'à ce qu'il soit rétabli.

D'ordinaire, on conseille aux gens de donner peu de lait à leur chat ou leur chien, car cela peut causer la diarrhée. Mais si l'animal est constipé, le lait est tout indiqué. On recommande d'en donner 25 ml deux fois par jour aux animaux de petite taille et environ 100 ml aux chiens de grande taille. Lorsque l'animal sera rétabli, sevrez-le pendant une période de trois à quatre jours.

L'eau est essentielle au bon fonctionnement du système digestif d'un animal. Il doit toujours avoir une bonne quantité d'eau à sa portée. Si votre animal est paresseux et qu'il préfère souffrir de la soif plutôt que de se déplacer pour aller boire, prévoyez plusieurs gamelles d'eau posées en différents endroits dans la maison. Vous pourriez également verser de l'eau sur sa nourriture sèche afin d'augmenter sa consommation de fluide.

Plusieurs balades de 20 minutes au cours d'une journée ramèneront les choses à la normale.

Quelquefois, un animal est constipé simplement parce qu'il n'a pas eu le temps ou l'occasion de faire ses besoins. Plus longtemps il se retient, plus il aura de mal à évacuer ses matières fécales car elles durciront et sécheront.

Il importe d'accorder à votre animal tout le temps nécessaire à l'élimination. Si vous avez un chat, faites en sorte que sa litière soit toujours à sa portée et que la porte de la pièce dans laquelle elle se trouve ne soit pas close. Faites sortir votre chien plusieurs fois au cours d'une journée ou faites installer une petite porte à battant, de sorte qu'il puisse aller et venir à sa guise.

Ne lui donnez pas d'os ou de côtes à manger, car ces matières pourraient obstruer ses voies digestives. Ne lui donnez que des os qu'il peut ronger sans les manger.

Des fausses alarmes

Votre animal n'est pas forcément constipé sous prétexte qu'il déploie des efforts pour déféquer. En dépit des apparences, les vétérinaires sont d'avis que le problème peut avoir une tout autre origine.

Quatre-vingt-dix-neuf pour cent des chiens qui s'efforcent de déféquer souffrent en fait de diarrhée. L'animal a probablement déjà évacué ses matières fécales et a encore envie, même si cela n'apporte aucun résultat.

Les chats peuvent également nous tromper à cet égard. Contrairement aux chiens, leurs efforts peuvent être occasionnés par un blocage de l'urètre, soit le canal qui achemine l'urine vers l'extérieur à partir de la vessie. On voit son chat s'efforcer d'uriner et l'on croit qu'il souffre de constipation.

Le blocage de l'urètre peut s'avérer grave; il est donc important d'examiner la litière pour vérifier si le chat a uriné. S'il continue de déployer des efforts sans que la litière ne soit humide, amenez-le vite chez un vétérinaire.

Si votre animal a le poil long et que ses poils sont emmêlés à l'arrière, il aura peut-être du mal à déféquer. C'est ce que les vétérinaires appellent la constipation mécanique. L'animal s'efforce tant et tant, mais en vain. Cela peut conduire à une véritable constipation parce que plus l'animal se retient longtemps, plus les selles s'assèchent et durcissent à l'intérieur.

Quelle est la solution? Sortez les ciseaux à bouts arrondis et coupez délicatement les poils emmêlés. De cette manière, si la constipation mécanique est la source du problème, vous le saurez aussitôt.

EXPERTS CONSULTÉS

William G. Brewer, docteur en médecine vétérinaire, professeur adjoint de médecine interne au département de médecine et de chirurgie animale à l'Auburn University College of Veterinary Medicine dans l'Alabama.

Laura Downey, docteur en médecine vétérinaire, monitrice clinique au Small Animal Hospital de la Purdue University School of Veterinary Medicine à West Lafayette dans l'Indiana.

David Hammond, docteur en médecine vétérinaire, pratiquant à Pleasant Hill dans l'Oregon et directeur des affaires vétérinaires chez Hill's Pet Nutrition.

Charles W. Hickey, docteur en médecine vétérinaire, pratiquant à Richmond en Virginie.
Veronika Kiklevich, docteur en médecine vétérinaire, monitrice et chef de la division des pratiques communautaires au Washington State University College of Veterinary Medicine à Pullman.
Clayton MacKay, docteur en médecine vétérinaire, directeur de l'hôpital d'enseignement vétérinaire à l'Ontario Veterinary College de l'Université Guelph au Canada et président de l'American Animal Hospital Association.

La toux

Neuf moyens de la contrer

Chez les êtres humains, la toux est un moyen naturel de chasser la poussière, les bactéries, les poils et autres corps étrangers qui s'insinuent chaque jour dans la gorge et les voies respiratoires.

Par contre, chez les animaux, la toux est inhabituelle. Bien sûr, il est normal qu'un chat toussote à l'occasion, notamment pour déloger une boule de poils, mais si la toux perdure plus d'une journée, il faut y voir l'indice que quelque chose de grave l'atteint. À court terme, il existe plusieurs moyens d'apaiser la toux d'un animal. Voici ce que recommandent les vétérinaires.

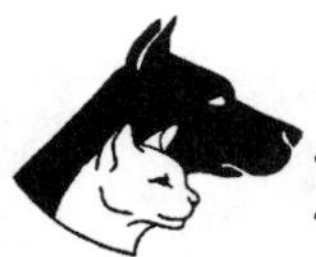

Pour chiens et chats

Protégez-le contre les éléments. À l'instar des êtres humains, les animaux toussent parfois en réaction au pollen, à la poussière ou aux émanations des produits d'entretien domestique. Confinez l'animal dans une autre pièce lorsque vous passez l'aspirateur ou que vous époussetez; ouvrez les fenêtres si vous employez des produits surpuissants. Durant la belle saison, vous auriez intérêt à le confiner à l'intérieur de la maison tôt en matinée ainsi qu'en fin d'après-midi afin de lui épargner les affres du pollen.

Éteignez votre cigarette. Vous n'êtes pas sans ignorer que le tabagisme est nuisible pour votre santé; or, la fumée est particulièrement nocive pour un animal dans la mesure où les éléments les plus lourds présents dans la fumée sont davantage susceptibles de se retrouver au niveau du sol. On a vu des chiens souffrir d'emphysème grave en raison du tabagisme de leurs maîtres.

Augmentez le taux d'humidité. Lorsque l'air ambiant est sec, le mucus présent dans la gorge et dans les conduits aérifères épaissit, ce qui provoque la toux. Il est alors profitable d'humidifier l'air ambiant. Laissez l'animal dans la salle de bains pendant que vous êtes sous la douche afin qu'il puisse respirer l'air ainsi humidifié. Vous pourriez également employer un humidificateur afin de réduire le taux de sécheresse de l'air.

Optez pour une sous-ventrière. Alors que les animaux dressés à porter une laisse réagissent bien au collier étrangleur, les plus fougueux donnent de brusques coups en avant, ce qui tend leur laisse et exerce une pression du collier étrangleur sur le larynx ou la trachée. C'est la raison pour laquelle on conseille alors de passer une sous-ventrière à l'animal plutôt qu'un collier étrangleur.

Si votre animal tousse à plus d'une reprise au cours d'une même heure, vous devriez probablement lui donner du sirop contre la toux. À cette fin, les experts recommandent d'administrer un produit contenant un ingrédient actif appelé «dextrométhorphane», tel que le sirop contre la toux Robitussin à puissance maximale. Consultez un vétérinaire afin de connaître la dose appropriée.

Assurez-vous que le produit choisi contient seulement l'ingrédient actif que vous souhaitez. Certains sirops contre la toux contiennent également des substances telles que l'aspirine et l'acétaminophène qui peuvent s'avérer dangereuses pour de petits animaux.

Si vous lui donnez du sirop contre la toux, relevez sa tête vers l'arrière, soulevez ses lèvres et formez une sorte d'entonnoir. Il suffit ensuite de lui administrer la dose exacte à l'aide d'une cuiller.

Si la toux est causée par le rhume des foins, il faudrait lui administrer un antihistaminique vendu sans ordonnance, par exemple de la diphenhydramine (marque déposée «Benadryl»), afin d'atténuer l'irritation. Les doses varient mais doivent se situer entre un et trois mg par tranche de 500 g. Consultez un vétérinaire à cet effet.

Quand consulter un vétérinaire?

Lorsqu'un animal se met à tousser, c'est en général un signe qui révèle la présence d'une affection grave (une pneumonie, de l'asthme, une bronchite, un collapsus de la trachée, voire même une crise cardiaque). Comment savoir s'il faut s'inquiéter?

Si un chien tousse depuis plus de 24 heures, quelque chose ne va pas et l'animal doit être conduit chez un vétérinaire. La toux affecte rarement les chats, à l'exception des boules de poils qu'ils doivent expulser de temps en temps. Si la toux est persistante, il faut le mener chez un vétérinaire.

La toux est fréquemment un symptôme d'une maladie du coeur. Si votre chien tousse et halète rapidement, ou s'il semble à bout de souffle, ou si son abdomen est enflé, conduisez-le immédiatement chez un vétérinaire.

Les chiens âgés qui souffrent de toux chronique sont souvent trop gras. Si vous le faites mincir, il toussera moins.

Les situations stressantes peuvent déclencher des quintes de toux. Aussi, lorsque reviennent les symptômes de votre animal, faites-vous rassurant et affectueux jusqu'à ce qu'il retrouve son calme.

EXPERTS CONSULTÉS

James Buchanan, docteur en médecine vétérinaire, professeur de cardiologie à l'University of Pennsylvania School of Veterinary Medicine à Philadelphie.

Lee R. Harris, docteur en médecine vétérinaire, pratiquant à Federal Way dans l'État de Washington.

Carol Macherey, docteur en médecine vétérinaire, pratiquant à Nashville dans le Tennessee.

Paul Schmitz, docteur en médecine vétérinaire, pratiquant à Joliet dans l'Illinois.

Eugene Snyder, docteur en médecine vétérinaire, pratiquant à Kettering dans l'Ohio.

Walter Weirich, docteur en médecine vétérinaire, professeur de chirurgie et de cardiologie à la Purdue University School of Veterinary Medicine à West Lafayette dans l'Indiana.

Les pellicules

Huit trucs pour que son pelage en soit exempt

Vous saviez qu'il muerait, qu'il égratignerait les parquets et qu'il déterrerait les bégonias mais vous ne vous attendiez certes pas à ce qu'il ait des pellicules et qu'il les répande sur le canapé ou la moquette.

Les pellicules chez un animal sont semblables à celles des humains; elles se constatent au premier coup d'oeil. Elles peuvent signaler un problème de santé, par exemple des allergies, la présence de parasites ou une infection cutanée, mais elles surviennent la plupart du temps lorsque les cellules cutanées prolifèrent à un rythme accéléré selon la séquence suivante: elles se forment, elles meurent et elles se desquament. Voici ce que conseillent les experts afin d'en débarrasser votre animal.

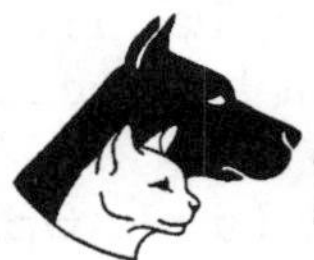

Pour chiens et chats

Donnez-lui un bain. Étant donné que les pellicules sont un indice de desquamation, il faut donner régulièrement des bains à l'animal afin de supprimer les squames avant qu'elles ne s'accumulent. Lui donner son bain une fois par mois pendant l'hiver et deux fois par mois pendant l'été devrait vous éviter cet inconvénient.

Donnez-lui son bain à l'eau tiède et non pas chaude. Employez un shampooing doux, par exemple un shampooing pour bébé, et massez abondamment la peau de l'animal. Rincez-le et asséchez-le à l'aide d'une serviette.

Dans le cas d'un chat, la principale difficulté ne réside pas dans l'élimination des pellicules mais dans le bain en soi. Voyez comment procéder sous la rubrique «Comment donner un bain à votre chat» à la page 202.

Si le shampooing pour bébé n'apporte pas le résultat escompté, employez un shampooing anti-pellicules pour animaux qui contient du soufre ou de l'acide salicylique. Laissez agir la mousse pendant cinq minutes. Les shampooings médicamenteux sont vendus dans les animaleries; n'employez pas de shampooings médicamenteux destinés aux humains car ils peuvent être nuisi-

Quand consulter un vétérinaire?

Si vous avez fait l'essai de nombreux shampooings contre les pellicules, si vous le brossez régulièrement, si vous avez modifié son alimentation et que, malgré cela, son pelage demeure enneigé, il faudra probablement consulter un professionnel.

Bien que les pellicules ne soient en général rien d'autre que le résultat de la desquamation, elles peuvent parfois révéler des problèmes graves tels que des allergies, la présence de parasites ou des infections cutanées. En plus des squames, les pellicules peuvent être trahies par l'apparition de croûtes ou des démangeaisons persistantes.

Les affections cutanées peuvent signaler une maladie interne. Si vous ne constatez aucune amélioration au bout d'un mois environ, vous devriez conduire l'animal chez un vétérinaire. Si les symptômes s'aggravent rapidement, emmenez-le chez un vétérinaire sans tarder.

bles. Avant de vous procurer un shampooing pour votre chat, lisez attentivement l'étiquette. Les produits sans danger pour les chiens peuvent ne pas convenir aux chats.

Évitez tout shampooing qui contient un insecticide. La plupart des shampooings contre les puces assèchent la peau, même ceux qui contiennent des hydratants.

Ajoutez des flocons d'avoine colloïdale (la marque «Aveeno») à l'eau du bain. L'avoine a des propriétés extraordinaires, notamment elle hydrate la peau. Il faut toutefois un massage vigoureux pour la faire mousser.

Si vous vivez dans une région où l'air est sec, vous pourriez pulvériser sur le pelage de votre animal un revitalisant à base d'huile (vendu dans les animaleries) qui lubrifiera sa peau afin qu'elle retienne son humidité naturelle.

Afin d'hydrater sa peau en profondeur, vous pourriez lui appliquez votre hydratant ou votre lotion pour les mains.

Des séances de brossage régulières contribueront à répartir les huiles naturelles sur la peau sèche, atténuant ainsi les effets de la desquamation. Très souvent, le problème se résorbe après quelques séances de brossage. Pour ce faire, choisissez une brosse dont les soies ne sont pas trop roides. Passez-la sur le dessus de votre main afin de vous assurer de sa souplesse. Une brosse qui vous conviendrait conviendra également à votre animal.

Parfois, les pellicules apparaissent lorsque l'alimentation de l'animal n'est pas assez riche en matières grasses. Il faudra alors lui donner des suppléments alimentaires à base d'huile de poisson afin d'améliorer le métabolisme des gras dans les tissus cutanés. Ajoutez entre une demie et une cuillerée à thé d'huile de poisson à sa nourriture quotidienne. Vous pourriez également employer la même quantité d'huile de carthame ou de maïs.

Servez-lui une nourriture de meilleure qualité. Certaines marques génériques ne contiennent pas tous les minéraux et vitamines dont votre animal a besoin pour que sa peau soit saine. On se débarrasse souvent des pellicules simplement en écartant les produits génériques pour les remplacer par des marques de qualité.

EXPERTS CONSULTÉS

Bernadine Cruz, docteur en médecine vétérinaire, pratiquant à Laguna Hills en Californie.

Jan A. Hall, docteur en médecine vétérinaire, dermatologue pratiquant à Montréal au Québec.

Mollyann Holland, docteur en médecine vétérinaire, résidente au département de chirurgie et de médecine vétérinaire à l'University of Missouri College of Veterinary à Columbia.

M. Lynne Kesel, docteur en médecine vétérinaire, professeur adjoint de chirurgie élective au département de sciences cliniques du Colorado State University College of Veterinary Medicine and Biomedical Sciences à Fort Collins.

Wayne Rosenkrantz, docteur en médecine vétérinaire, dermatologue vétérinaire pratiquant à Garden Grove en Californie.

Nancy Scanlan, docteur en médecine vétérinaire, pratiquant à Sherman Oaks en Californie.

Scott Weldy, docteur en médecine vétérinaire, pratiquant à El Toro en Californie.

La surdité

Onze conseils pour qu'il soit tout oreilles

Votre chien ne bronche pas lorsqu'on sonne à la porte ou lorsque vous l'appelez. Votre chat ne prête pas attention aux bruits de la maison, pas même au ronronnement de l'ouvre-boîte électrique. Voilà que le vétérinaire vient confirmer votre appréhension: votre animal n'est pas entêté ou malade; il est sourd.

Un chien ou un chat peut être atteint de surdité dès sa naissance. Dans d'autres cas, l'animal peut perdre graduellement l'ouïe à cause de son âge, d'une blessure ou d'une infection chronique de l'oreille. Heureusement, grâce à quelques attentions, un animal partiellement ou totalement sourd peut très bien s'en tirer. Afin d'aider votre animal à contrer sa surdité, écoutez bien les conseils des experts.

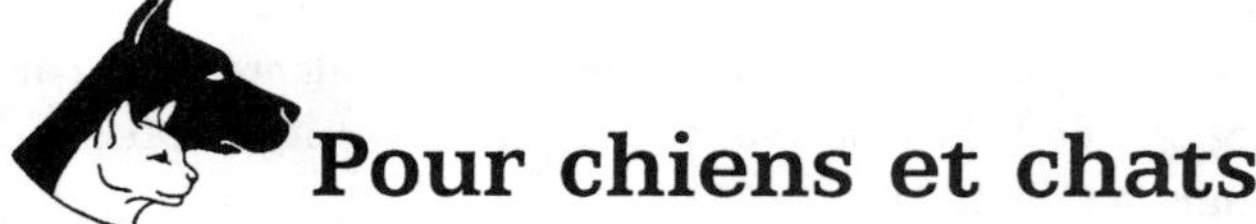

Pour chiens et chats

Tenez-le en laisse. Un animal atteint de surdité ne doit jamais errer seul. Il faut toujours l'accompagner pendant ses sorties et le tenir en laisse. Il n'entend ni les bruits de la circulation, ni ses prédateurs et il risque de s'attirer des tas d'ennuis.

Faites preuve de patience. Vivre auprès d'un animal sourd peut devenir exaspérant. Le dressage comporte de plus grandes difficultés et l'animal est moins enjoué qu'on le souhaite. Il faut cependant se montrer patient et bienveillant à son égard. L'animal désire se comporter normalement, alors montrez-vous bien disposé à l'y aider.

L'animal n'entend pas vos ordres, mais il peut percevoir vos signes. Le langage des signes est un moyen de communication très efficace avec un chien sourd. Même un chat sourd peut, semble-t-il, apprendre à distinguer certains signes.

Vous pouvez lui enseigner facilement à venir au pied. D'abord, assurez-vous qu'il vous regarde et faites-lui signe de venir à vous en effectuant plusieurs gestes rapides de la main, comme vous le feriez pour appeler un ami. En même temps, tenez une gâterie de l'autre main. Lorsqu'il s'approche de vous, récompensez-le avec la gâterie et flattez-le. Encore une fois, la patience est de rigueur.

Certains chiens apprennent rapidement mais, en général, il faudra plusieurs semaines, voire des mois, avant qu'il ne comprenne la signification de vos signes. Afin de mieux connaître la communication par les mains, renseignez-vous auprès d'un dresseur ou d'un vétérinaire.

Les chiens et les chats ont l'odorat très fin. Vous pourriez appeler votre animal en créant des vagues olfactives, p. ex. en brandissant une croquette de poissons ou en agitant un morceau de foie séché. Aussitôt que l'animal aura compris le message, il se précipitera vers vous sans tarder.

Afin d'attirer l'attention de l'animal lorsqu'il est couché ou lorsqu'il ne regarde pas dans votre direction, placez-vous devant lui et tapotez-le gentiment. Un animal sourd n'entend pas quelqu'un s'approcher de lui; il faut donc éviter de le surprendre et de l'effrayer.

L'animal a peut-être de la difficulté à entendre votre voix, mais il peut percevoir les sons aigus qui se distinguent facilement du fond sonore. On conseille donc de siffler ou d'agiter une clochette cristalline afin d'attirer son attention. Il faut cependant prendre soin d'éviter de brusquer l'animal ou de le faire tressaillir en émettant des sons trop bruyants. Allez-y doucement et si l'animal n'entend pas les sons que vous lui destinez, augmentez-en l'intensité graduellement. S'il ne perçoit vraiment rien, mettez fin à ce stratagème et donnez-lui une petite tape.

Nombre d'animaux qui sont partiellement sourds peuvent entendre frapper des mains. Allez-y doucement pour ne pas

Quand consulter un vétérinaire?

Les infections à l'oreille sont relativement communes et faciles à traiter. Par contre, si on les ignore, l'oreille moyenne et la caisse du tympan peuvent être altérées, ce qui peut mener à la surdité.

Le seul moyen de véritablement prévenir la surdité consiste à bien entretenir les oreilles de l'animal. S'il s'en dégage une mauvaise odeur ou s'il se gratte souvent, conduisez-le chez un vétérinaire. Ce dernier pourrait vous recommander de lui nettoyer les oreilles chaque jour ou chaque semaine afin de soulager l'infection. Il s'agit du prix à payer pour lui éviter la surdité.

Lorsque vous nettoyez les oreilles de l'animal, n'employez que des produits recommandés par le vétérinaire. Les produits destinés aux êtres humains peuvent être toxiques chez un animal.

Apprenez à communiquer par signes

Juliette, un dalmatien femelle, n'est pas une chienne sourde comme les autres. Elle connaît plus de 20 mots du langage par signes qu'utilise les sourds-muets.

«Elle a appris en peu de temps!», s'exclame sa propriétaire, Jody Eisenman, une mère de famille qui, à l'instar des siens, communique par signes avec Juliette.

Le vocabulaire de Juliette comprend notamment «je t'aime», «aller en auto», «non», «assis», «jouer à la balle», «manger» et «brave fille». «Il est vraiment possible de communiquer avec elle», s'étonne encore Mme Eisenman.

Vous pourriez faire de même avec votre animal sourd. Afin de se familiariser avec le langage par signes, il est préférable de se procurer un manuel portant sur le sujet et de s'inscrire à un cours afin d'apprendre les termes que l'on désire communiquer à l'animal.

Par exemple, Juliette sait qu'il est l'heure de manger lorsqu'un membre de la famille pointe un doigt dans sa direction, puis met ses mains en coupe en direction de son ventre et les dirige vers le bas. Traduction: «As-tu faim?» «Ne lui enseignez qu'un signe à la fois, avec amour et patience, dit Mme Eisenman. Si cela fonctionne, tant mieux! Sinon, ce n'est pas plus mal.»

Le langage par signes peut aider un animal dur d'oreille à comprendre ce qui se produit autour de lui. L'un des signes préférés: «manger»!

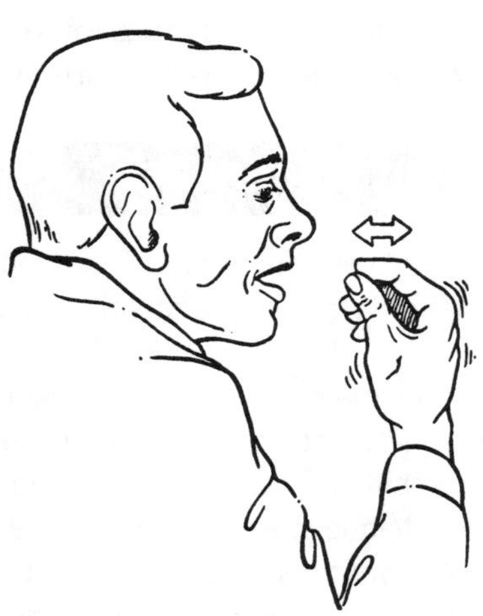

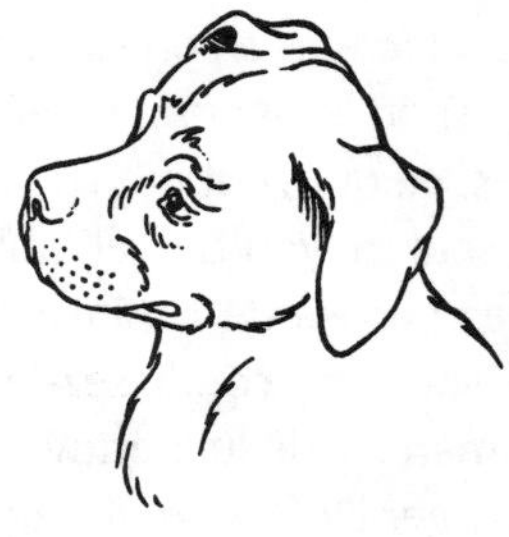

l'effrayer et, s'il ne réagit pas, augmentez le volume. Si l'animal ne réagit toujours pas, laissez tomber. Vous saurez très vite s'il est capable de vous entendre.

S'il se trouve à une extrémité de la pièce et vous à l'autre, frappez le sol du pied pour attirer son attention. Il sentira la vibration se répercuter dans la pièce et tournera la tête dans votre direction.

Le soir venu, faites clignoter le plafonnier afin d'attirer son attention. Aussitôt qu'il vous regarde, adressez-lui le signe correspondant au message que vous voulez lui transmettre. Ou encore allez vers lui et menez-le doucement là où vous le souhaitez. Puis, récompensez-le en lui donnant une gâterie et de l'affection. Éventuellement, il finira pas associer le clignotement de la lumière sous le porche au fait qu'il doit rentrer.

Donnez-lui un compagnon. Même s'il n'entend pas un étranger qui sonne à la porte, il peut saisir ce qui advient en observant son compagnon. Si l'autre chien accourt à la porte en aboyant, le chien sourd le suivra en l'imitant. Un chat sourd observera son compagnon afin de savoir s'il est l'heure de manger ou si quelqu'un vient. Ce compagnonnage a de grands mérites.

Lorsque vous vous apprêtez à sortir de la maison ou à quitter une pièce, donnez-lui une petite tape pour le prévenir. Sinon, lorsqu'il s'éveillera ou qu'il se retournera et se rendra compte que vous n'êtes pas là où il croyait, il sera anxieux.

EXPERTS CONSULTÉS

Janis H. Audin, docteur en médecine vétérinaire, rédactrice en chef du Journal of the American Veterinary Medical Association à Schaumburg dans l'Illinois.

Robert Cross, docteur en médecine vétérinaire, pratiquant à Duncan dans l'Oklahoma, ancien président de l'Oklahoma Veterinary Medical Association.

Jody Eisenman, résidente de Spokane, dans l'État de Washington, propriétaire de Juliette, un dalmatien sourd qui connaît le langage par signes.

Douglas J. Heacock, docteur en médecine vétérinaire, pratiquant à Madison dans le New Jersey.

Howard Hollander, docteur en médecine vétérinaire, pratiquant à Brooklyn.

Michael Moore, docteur en médecine vétérinaire, chef du département de médecine animale au Washington University College of Veterinary Medicine à Pullman.

La déshydratation

Sept propositions rafraîchissantes

La chose n'est pas apparente à première vue, mais votre animal est un véritable océan. Il a besoin de tout ce fluide pour garantir l'hydratation de ses tissus et pour véhiculer dans son organisme les ions, les protéines et les autres nutriments essentiels.

Il est donc primordial de maintenir un niveau constant de fluide dans son organisme. La déshydratation est donc dangereuse; elle peut survenir par suite de vomissements, d'une diarrhée ou simplement parce que votre animal n'a pas bu suffisamment d'eau. Les chats sont moins susceptibles que les chiens de se surchauffer et de se déshydrater, mais leur taux de fluide peut chuter en-deçà de la normale, en particulier lorsqu'ils sont malades.

Parmi les symptômes de la déshydratation, notons le dessèchement de la gueule, les yeux enfoncés dans les orbites, l'absence d'élasticité de la peau et l'épuisement. En pareil cas, il est indispensable de consulter un vétérinaire. (Afin d'en savoir davantage sur la déshydratation et la surchauffe, voyez les conseils en vue de la canicule, p. 231.) De plus, voici quelques conseils précieux afin de prévenir la déshydratation.

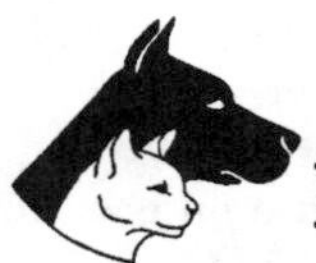

Pour chiens et chats

Les chiens et les chats transpirent peu — ils n'ont que quelques glandes sudoripares entre leurs doigts — mais ils peuvent perdre une importante quantité de fluide en haletant. Assurez-vous donc qu'il y ait toujours de l'eau fraîche dans la gamelle de votre animal. Certains conseillent de mettre deux gamelles d'eau à sa disposition; ainsi, il aura à boire même si l'une d'elles se renverse.

Si l'animal n'a pas bu depuis un bon moment et qu'il boit tout le contenu de sa gamelle d'un coup, il pourrait vomir par la suite, ce qui le priverait d'une grande quantité de fluide. Laissez-le boire quelques lampées, puis enlevez-lui sa gamelle; attendez deux minutes et présentez-lui à boire de nouveau.

La déshydratation peut entraîner la perte d'électrolytes, c.-à-d. des minéraux tels que le potassium et le sodium qui transmettent les pulsions électriques à l'organisme.

L'animal fera le plein d'électrolytes en buvant de l'eau, mais il se remettrait plus vite des conséquences de la déshydratation si vous lui donniez un breuvage enrichi d'électrolytes tel que «Pedialyte». On trouve généralement ce type de breuvage dans les pharmacies.

Si votre animal ne semble pas disposé à s'abreuver, présentez-lui un breuvage contenant des électrolytes tel que «Gatorade», dont le goût est sucré. En général, les animaux apprécient les saveurs sucrées ou fruitées et «Gatorade» leur plaît à cet égard.

Les animaux qui sont restés longtemps sans boire ont parfois du mal à conserver les fluides. Dans ce cas, vous pourriez lui faire lécher des glaçons. Ainsi, son organisme s'hydratera peu à peu.

Vérifiez l'intérieur de sa gueule. Les chiens et les chats cessent parfois de boire parce que quelque chose s'est logé dans leur gueule. Si votre animal ne boit pas, ouvrez-lui la gueule et examinez-la. Si vous décelez une chose qui ne devrait pas s'y trouver, essayez de la déloger vous-même ou téléphonez au vétérinaire pour lui demander conseil.

Afin de prévenir la déshydratation, il faut veiller à ce que l'animal ait de l'eau à sa disposition en tout temps, même lorsque vous n'êtes pas à la maison. Emportez avec vous une gamelle qui ne verse pas lorsque vous effectuez des déplacements en automobile. On trouve également sur le marché des gamelles pliantes et des contenants qui ne versent pas.

Quand consulter un vétérinaire?

Les chiens qui ont chaud et les chats qui ont soif n'ont en général besoin de rien d'autre que d'un peu de repos et de beaucoup d'eau afin de prévenir la déshydratation. Mais s'ils sont déshydratés, l'organisme risque de défaillir.

Le vétérinaire qui tente de diagnostiquer une déshydratation procède ainsi: il soulève délicatement la peau sur le dos de l'animal. Normalement, elle revient tout de suite en place dès qu'on cesse de la tenir. Chez un animal déshydraté, la peau a perdu son élasticité et forme une crête. Si cela se produit, il s'agit d'une urgence médicale. Accourez sans tarder chez un vétérinaire.

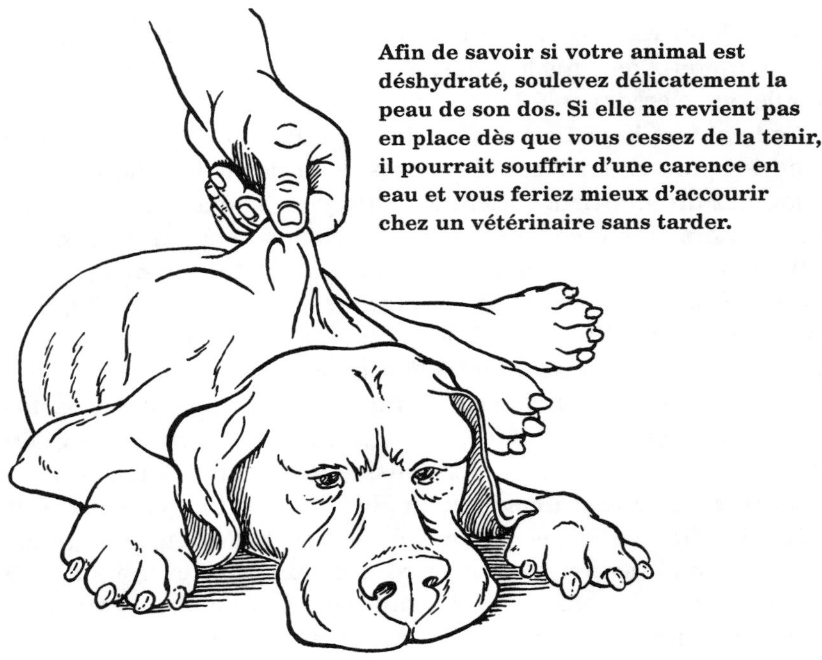

Afin de savoir si votre animal est déshydraté, soulevez délicatement la peau de son dos. Si elle ne revient pas en place dès que vous cessez de la tenir, il pourrait souffrir d'une carence en eau et vous feriez mieux d'accourir chez un vétérinaire sans tarder.

EXPERTS CONSULTÉS

Raymond Deiter, docteur en médecine vétérinaire et acupuncteur, pratiquant à Sausalito en Californie.

Albert S. Dorn, docteur en médecine vétérinaire, professeur de chirurgie à l'University of Tennessee College of Veterinary Medicine à Knoxville.

Harold N. Engel, docteur en médecine vétérinaire, professeur d'anatomie animale à l'Oregon State University College of Veterinary Medicine à Corvallis.

David Hammond, docteur en médecine vétérinaire, pratiquant à Pleasant Hill dans l'Oregon, directeur des affaires vétérinaires chez Hill's Pet Nutrition.

Ralph Womer, docteur en médecine vétérinaire, pratiquant à Auburn dans l'Alabama.

Les problèmes dentaires

Dix-sept mesures souriantes

La blancheur des dents de votre animal importe peu; alors, pourquoi se préoccuper de sa dentition? Si vous ne vous souciez pas des dents de votre animal, il risque de les perdre ou pis encore. Vous devriez vous préoccuper autant de la dentition de votre animal que de la vôtre. Il est aussi vulnérable que vous aux problèmes dentaires.

Bien que les chiens et les chats aient rarement des caries, plus de 80 p. cent des animaux âgés de trois ans et plus souffrent, à divers degrés, d'une desmodontite. Il s'agit d'une infection causée par la plaque dentaire, une mince pellicule fourmillant de bactéries qui se forme à la surface des dents. Au fil du temps, la desmodontite peut entraîner l'érosion des gencives et des tissus osseux qui soutiennent les dents, auquel cas elles finissent par tomber. En de rares occasions, les bactéries peuvent se transporter de la gueule à tout l'organisme et éventuellement infecter les organes vitaux tels les reins et le coeur.

Si votre animal souffre de desmodontite ou d'un autre problème dentaire, il doit voir un vétérinaire pour recevoir un traitement et peut-être un nettoyage des dents. Vous pouvez prévenir ce genre de problème en lui assurant une bonne hygiène buccale. Voici ce que recommandent les experts pour que votre animal conserve son sourire.

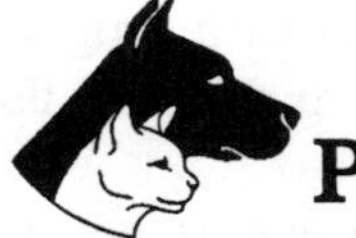

Pour chiens et chats

Donnez-lui de la nourriture sèche; vous réduirez ainsi les risques de plaque dentaire parce que les croquettes sont légèrement abrasives. A cet égard, les chiens ont plus de veine que les chats car un aliment conçu expressément aux fins d'hygiène buccale canine a été mis au point par Hill's; il s'agit d'une nourriture vendue sur ordonnance qui s'appelle: Hill's Prescription Diet Canine T/D. Ses croquettes grand format ne se réduisent pas en miettes à la

Quand consulter un vétérinaire?

Même si une brosse à dents employée régulièrement peut contribuer à la prévention de plusieurs problèmes dentaires, il ne s'agit pas d'une baguette magique. Lorsque vous brossez les dents de votre animal, vous devriez vous assurer qu'il ne souffre d'aucun trouble qui exigerait les soins d'un vétérinaire.

Ainsi, des gencives rougies pourraient indiquer que l'animal est atteint de desmodontite. Des grosseurs ou des bosses pourraient révéler la présence d'un abcès ou d'une tumeur. Assurez-vous également que ses gencives ne saignent pas et qu'elles ne sont pas enflées, enlevez les corps étrangers, surveillez les taches de tartre, les dents endommagées, les boutons autour de la gueule, ainsi que l'apparition récente d'excès de bave ou de mauvaises odeurs.

De plus, si votre animal mange peu ou s'il semble mastiquer d'un seul côté de sa gueule, il a peut-être mal aux dents.

Il faut savoir qu'un bon vétérinaire peut très bien soigner la plupart des problèmes dentaires, mais que les soins d'un spécialiste sont parfois nécessaires lorsqu'il s'agit d'une affection plus grave. Certains vétérinaires consacrent leur carrière à la dentisterie animale et peuvent pratiquer autant l'obturation des canaux radiculaires que l'orthodontie.

première bouchée. Elles restent fermes jusqu'à ce que les dents les aient pénétrées à moitié. Ainsi, l'animal nettoie ses dents tout en se nourrissant.

Afin de gâter votre animal, donnez-lui des biscuits bien croquants. La texture abrasive des biscuits agira à la manière d'une brosse à dents.

Évitez de lui donner des os. Votre chien adore probablement gruger un os, mais cela peut nuire à sa dentition. Afin de lui éviter toute fracture dentaire, ne lui donnez rien qui soit trop dur à gruger. Évidemment, il n'est pas question de lui filer des os de poulet car ils se brisent en éclats.

Les trachées de boeuf et de porc ne risquent guère de se retrouver sur les étals de votre supermarché (bien qu'on en trouve chez les bouchers spécialisés), mais elles font des soies dentaires sensationnelles. Pendant que l'animal les mastique, leurs fibres et leur cartilage robustes massent ses gencives et ses dents, et délogent la plaque dentaire.

On conseille de découper les trachées en segments d'environ 7,5 cm de long et de les mettre à bouillir pendant 5 à 15 minutes.

Laissez-les refroidir et offrez-les ensuite à votre chien ou à votre chat en guise de gâterie. Il en raffolera.

Vous trouverez plus facilement au supermarché des queues de boeuf qui nettoient tout aussi bien les dents et éliminent la plaque dentaire. Faites bouillir une queue de boeuf pendant 5 à 10 minutes, laissez-la refroidir et offrez-la à votre animal.

Vous pourriez également lui donner un jouet en caoutchouc dur dont la surface est nervurée. Lorsque l'animal le mâchonne, le caoutchouc racle le tissu sous les gencives, délogeant ainsi les matières qui pourraient causer une infection. Afin de susciter le mâchonnement du jouet, appliquez sa pâte dentifrice préférée dans les cannelures. On trouve quantité de jouets en caoutchouc dans les animaleries. Les vétérinaires recommandent souvent les jouets de marque Kong qui sont expressément conçus pour être mâchouillés.

Attaquez-vous à la plaque dentaire. Au départ, vous n'aurez pas envie de brosser chaque jour les dents de votre animal, mais il s'agit du meilleur moyen de prévenir l'inflammation des gencives. Le brossage des dents est essentiel à l'hygiène buccale, même si vous ne deviez le faire que deux fois par semaine.

Commencez d'abord par amadouer l'animal en lui caressant la gueule une ou deux minutes par jour, pendant quelques jours d'affilée. Lorsque vous le flattez ainsi, parlez-lui avec douceur. Puis, récompensez-le en lui donnant de l'affection et une gâterie. Lorsque l'animal se sera fait à l'idée des manipulations buccales, vous aurez accompli la moitié de l'entreprise.

Lorsque votre animal s'est accoutumé à l'idée de se faire manipuler la gueule, il faut passer aux dents. Mais, avant d'employer une brosse, commencez par de la gaze. Si vous n'en avez pas, un morceau de bas nylon fera l'affaire.

Soulevez la lèvre de l'animal d'un côté de la gueule et, à l'aide de votre doigt entouré de gaze, frottez la surface extérieure des dents inférieures et supérieures. Puis, faites de même de l'autre côté. L'opération ne devrait pas durer au-delà d'une minute et n'oubliez pas de lui filer une récompense. Frottez-lui les dents ainsi une fois par jour pendant une semaine et votre animal s'habituera à la présence de vos doigts dans sa gueule, ce qui devrait faciliter l'adaptation à la prochaine étape: l'usage d'une brosse à dents.

Un bon brossage des dents est le meilleur moyen de combattre la plaque dentaire. On recommande d'employer une brosse à soies souples conçue pour les enfants ou une brosse conçue expressé-

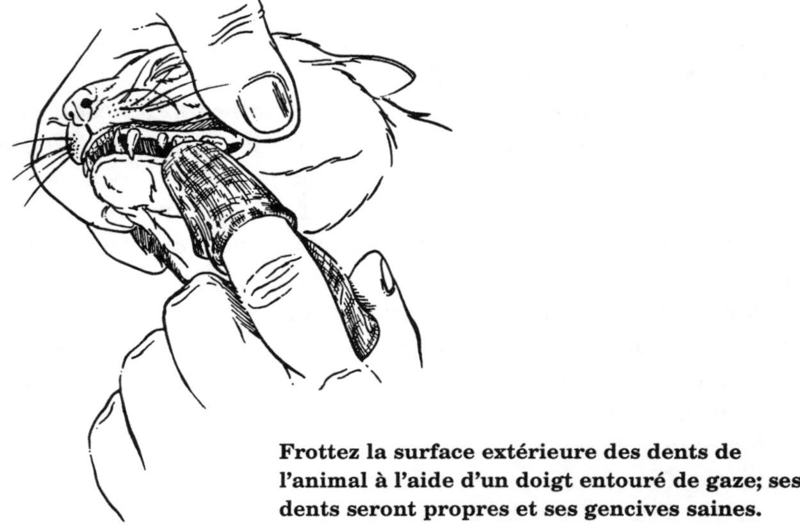

Frottez la surface extérieure des dents de l'animal à l'aide d'un doigt entouré de gaze; ses dents seront propres et ses gencives saines.

ment pour les chiens ou les chats. Il existe également de petites brosses qui s'ajustent à votre index.

Tenez la brosse de manière à former un angle de 45° par rapport aux dents et brossez-en la surface extérieure en accomplissant de légers mouvements circulaires. Parcourez ainsi toute la surface de chaque dent, en particulier là où elle touche les gencives.

Les dentifrices pour animaux sont offerts en plusieurs saveurs alléchantes qui font le régal des chiens et des chats. Procurez-vous une saveur susceptible de lui plaire en vous fondant sur ses aliments préférés. Certains animaux sont friands des dentifrices à saveur de boeuf et de poulet, d'autres préfèrent le malt. Votre vétérinaire pourrait toutefois vous recommander d'employer un dentifrice contre la plaque dentaire, vendu sur ordonnance.

N'employez surtout pas un dentifrice destiné à la consommation humaine, qui contient habituellement des détergents. Étant donné que les animaux risquent de l'avaler plutôt que de le cracher, ils pourraient avoir mal à l'estomac.

Si votre animal n'apprécie aucune des saveurs de dentifrice disponibles sur le marché, délayez un peu de poudre d'ail dans de l'eau tiède et trempez-y la brosse à dents. Rares sont les chiens et les chats qui n'apprécient pas le goût de l'ail.

Si l'eau aillée ne fait pas titiller ses papilles gustatives ou si vous ne supportez pas un animal qui sent l'ail, trempez les soies de la brosse à dents dans du bouillon de poulet ou du consommé. Rien ne surpasse l'efficacité d'un bon dentifrice, mais le truc du bouillon lui fera accepter l'idée du brossage.

Vous pourriez tremper la brosse à dents de votre chat dans l'eau d'une conserve de thon. Sachez seulement que son haleine ne fleurera pas la menthe fraîche par la suite.

Votre animal sera moins anxieux devant la perspective du brossage de ses dents s'il vous voit en train de brosser les vôtres. Emmenez-le à la salle de bains lorsque vous vous laverez les dents ou brossez-vous les dents devant lui, où qu'il se trouve. Il comprendra peut-être que l'opération est sans douleur en vous voyant l'accomplir sur vous-même.

Les chiens et les chats les plus hardis seront bien servis par une brosse à dents électrique. Les marques qui nous sont destinées feront bien l'affaire et, plus elle sera silencieuse, mieux cela vaudra!

Afin de vous assurer de la santé dentaire de votre animal, vous devriez le faire examiner par un vétérinaire environ une fois l'an. Ainsi, vous identifierez les problèmes avant qu'ils ne s'aggravent. Le vétérinaire pourra vous conseiller de lui faire nettoyer les dents de façon périodique.

EXPERTS CONSULTÉS

Gary Beard, docteur en médecine vétérinaire, vice-doyen à l'Auburn University College of Veterinary Medicine en Alabama.

Wendy Beers, docteur en médecine vétérinaire, pratiquant à Albany en Californie, spécialiste en dentisterie.

Peter Emily, docteur en dentisterie, directeur du département de dentisterie animale au Colorado State University College of Veterinary Medicine and Biomedical Sciences à Fort Collins, président de l'American Veterinary Dental Society et co-auteur de *The Manual of Veterinary Dentistry.*

Steven Holmstrom, docteur en médecine vétérinaire, pratiquant à Belmont en Californie, président de l'American Veterinary Dental College et auteur de *Veterinary Dental Techniques.*

Anthony Shipp, docteur en médecine vétérinaire, pratiquant à Beverly Hills en Californie, spécialiste en dentisterie et co-auteur de *The Practitioner's Guide to Veterinary Dentistry.*

La dépression

Vingt remontants pour chasser le cafard

Il ne vous accueille plus à votre arrivée. Le cliquetis de la laisse passe inaperçu. Même un os de bifteck ne suscite guère son enthousiasme. Si votre chien ne change pas d'humeur bientôt, il faudra le baptiser «Triste-mine».

La dépression n'épargne pas les animaux de compagnie. La maladie, la solitude, la carence d'exercice et même l'obscurité des longs mois d'hiver peuvent en être la cause. La dépression rend l'animal léthargique, abattu et triste.

Les changements soudains touchant ses habitudes peuvent également causer des perturbations émotionnelles chez un animal. Ainsi, les chiens et les chats peuvent sombrer dans la dépression par suite de la mort d'un compagnon ou après avoir emménagé dans un nouveau lieu. Un chat peut devenir déprimé simplement parce que l'on a réaménagé son intérieur.

Voici ce que recommandent les experts afin de remonter le moral de votre animal.

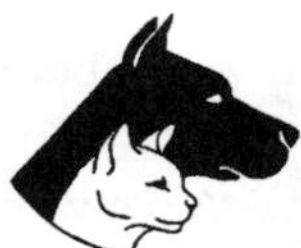

Pour chiens et chats

Faire des jeux avec l'animal est assurément le meilleur moyen de détourner son attention de sa mélancolie. Asseyez-vous sur le sol et chatouillez-le; l'animal doit comprendre qu'il lui faut s'amuser.

Vous pourriez installer un miroir là où l'animal peut apercevoir son reflet; ainsi, il se sentira moins seul en votre absence.

Emmenez-le faire une promenade rythmée; cela fera davantage que de le sortir de la maison. L'exercice physique stimule la sécrétion de l'endorphine, un agent chimique présent dans le sang qui accentue le sentiment de bien-être.

Ne gratifiez pas son cafard. La pire chose que vous puissiez faire lorsque votre animal est déprimé serait de le flatter, de le bichonner, autrement dit de le récompenser parce qu'il est maussade. Cela ne ferait qu'empirer la situation. Vous pouvez bien sûr lui accorder de l'attention, mais à condition que ce soit d'une manière enjouée. Montrez-vous enthousiaste et votre ferveur sera peut-être susceptible de se transmettre à votre animal.

Un animal de compagnie se sent très souvent délaissé lorsqu'un nouveau venu (un copain ou un autre animal) fait son entrée dans la vie de son maître. Le maître est l'objet d'affection de l'animal et il n'entend partager cette affection avec personne.

Voici un stratagème afin que l'animal s'accoutume à la présence d'un nouveau compagnon: lorsque vous êtes seul avec l'animal, ignorez-le un tantinet, puis accordez-lui beaucoup d'attention lorsque l'ami ou l'autre animal est présent. Sortez faire une promenade. Amusez-vous tous ensemble ou donnez-lui une gâterie. Sous peu, votre animal associera la présence de l'autre au jeu ou aux gâteries et son esprit chagrin s'envolera.

La venue d'un enfant dans la famille risque fort de susciter la jalousie de l'animal et de le déprimer. Afin d'amortir le choc, préparez-le doucement à la venue du nouveau-né. Par exemple, si vous êtes enceinte, mettez du talc et de la lotion pour bébé afin que l'animal se fasse à l'odeur. Vous pourriez également lui faire écouter des bandes sonores de gazouillis et de pleurs d'enfant, de sorte qu'il se fasse l'oreille à ces bruits étranges.

Si vous tenez votre animal à l'écart du nouveau-né et que vous ne lui prêtez plus attention, vous risquez d'avoir des ennuis. Un dresseur de chiens recommande de fixer un treillage à l'entrée de la nursery, de sorte que le chien soit en mesure de voir ce qui s'y passe sans pouvoir y entrer.

Quand consulter un vétérinaire?

D'ordinaire, la dépression qui atteint un animal est de courte durée et on ne doit pas s'en inquiéter outre mesure; mais il faut savoir qu'elle peut être l'indice d'un problème plus grave.

Un chien ou un chat léthargique, qui ne mange pas et qui est cafardeux peut souffrir d'un problème physique grave, p. ex. un trouble de la glande thyroïde, une pancréatite ou même la Dirofilaria immitis (erronément appelée «ver du coeur»). Bien que le problème se manifeste au plan comportemental ou émotionnel, les symptômes de la dépression, notamment l'absence d'appétit, peuvent entraîner une maladie. Ne courez aucun risque. Si votre chien a le cafard et qu'il ne mange pas depuis 48 heures, téléphonez à un vétérinaire. Dans le cas d'un chat, n'attendez pas plus de 36 heures.

Emménager dans une nouvelle résidence peut provoquer, chez un chien ou un chat, une réaction dépressive. Afin de faciliter la transition, préparez-lui une litière dans une boîte ou un porte-animal, sur laquelle vous poserez son coussin et ses jouets préférés. Il se sentira plus en sécurité en sachant qu'il peut s'isoler dans un lieu bien à lui.

Un animal se sent chez lui là où se trouvent des odeurs (et des gâteries) agréables. Certains vétérinaires conseillent de truffer la nouvelle maison de jouets et de gâteries que l'animal découvrira au fil de ses flâneries. Ainsi, l'arrivée dans une nouvelle résidence, plutôt que de le déprimer, deviendra une aventure.

Les chiens et les chats s'ennuient lorsque leurs maîtres sont absents toute la journée. Afin de remonter le moral de votre animal, téléphonez périodiquement chez vous et laissez-lui un message sur le répondeur (n'oubliez pas de hausser le volume, de sorte qu'il entende votre voix).

Vous pourriez également lui rappeler votre présence en lui faisant entendre un enregistrement de votre voix au cours de la journée. Ce truc réussit à merveille.

Les chiens et les chats sont des mélomanes. La mélancolie risque moins de les atteindre s'ils écoutent de la musique agréable, en particulier les compositions classiques pour flûte et instruments à corde, dont l'effet est calmant.

Plutôt que de leur faire écouter de la musique destinée aux humains, pourquoi ne pas faire tourner des disques enregistrés à leur intention? Selon une spécialiste du comportement félin, l'album intitulé: *Jingle Cats Meowy Christmas,* sur lequel les airs de Noël sont fredonnés en miaulant, à la faveur des chats.

Vous pourriez remonter le moral de votre compagnon en lui présentant des bandes vidéo mettant en scène des animaux. Sur le marché, on en trouve toute une série mettant en vedette des oiseaux, des lézards, des poissons, des chiens et des chats. Il suffit de programmer le magnétoscope avant votre départ et la vidéocassette défilera au cours de la journée au moment que vous aurez choisi.

Il n'est pas inhabituel de voir un animal sombrer dans une profonde dépression par suite du décès ou de la disparition d'un compagnon. Les animaux se portent beaucoup d'amour entre eux, pareillement aux êtres humains. Il n'existe pas de remède miracle pour chasser l'affliction, sinon lui donner beaucoup d'affection pour l'aider à surmonter cette rude épreuve.

Donnez-lui un nouvel ami pour chasser son chagrin. Règle générale, les chats et les chiens retrouvent le moral lorsqu'ils sont en présence d'un nouveau compagnon à fourrure avec qui s'amuser.

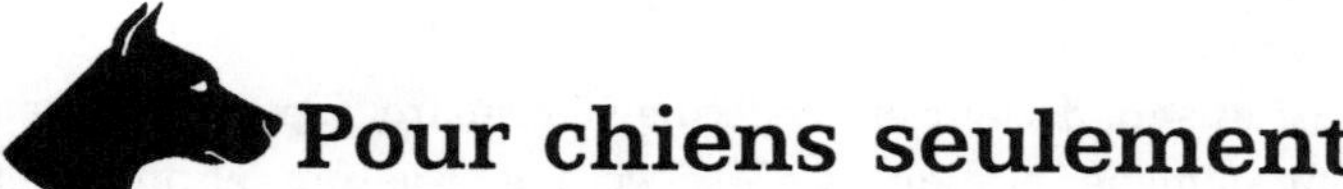

Pour chiens seulement

Plutôt que de l'emmener en promenade sur la même rue ou dans le même parc, changez de parcours et faites-lui découvrir un nouvel endroit. Les odeurs, la configuration des lieux et les sons nouveaux piqueront sa curiosité et lui redonneront du tonus.

Les chiens sont des animaux sociables que la solitude imposée durant le jour peut attrister et déprimer. Demandez à un voisin ou à un gardien de lui rendre visite une fois par jour. Cette visite impromptue fera sa joie pour la journée.

Les chiens résistent peu à l'enthousiasme et à l'entrain. Ils peuvent difficilement demeurer dépressifs lorsque leurs amis se présentent. Vous devriez donc inviter à la maison tous leurs copains à quatre pattes et leur organiser une petite fête.

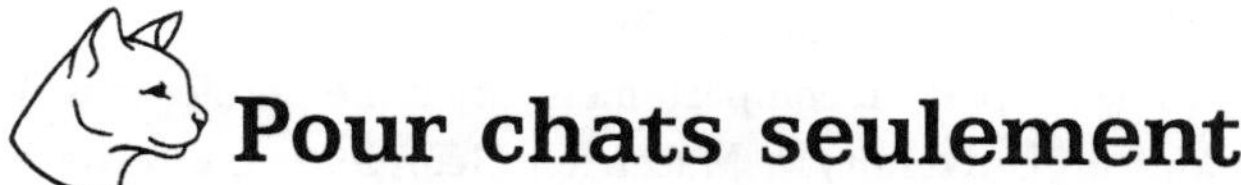

Pour chats seulement

Privés de stimulation, les chats sombrent souvent dans l'ennui et la dépression. Faites en sorte que votre minet ait un appui de fenêtre à sa disposition pour lui procurer une distraction. L'observation des oiseaux, des papillons et des passants ramènera sa bonne humeur.

Vous pourriez exciter davantage sa curiosité en posant une cabane ou une mangeoire d'oiseaux à un endroit visible de la fenêtre. Il pourra alors observer le ballet des volatiles pendant des heures et s'en divertira.

EXPERTS CONSULTÉS

Ian Dunbar, docteur en médecine vétérinaire et spécialiste du comportement animalier au Center for Applied Animal Behavior à Berkeley en Californie.

Andrea Fochios, docteur en médecine vétérinaire, pratiquant à Ferndale dans l'État de New York.

Michael W. Fox, B.V.M., Ph.D., vice-président, bioéthique et protection des animaux de ferme à la Société de prévention de la cruauté animale à Washington et auteur de *The New Animal Doctor's Answer Book.*

Kate Gamble, spécialiste du comportement félin pratiquant à San Francisco et experte-conseil pour la Société de prévention de la cruauté animale de San Francisco.

Wayne Hunthausen, docteur en médecine vétérinaire, expert-conseil en comportement animalier pratiquant à Westwood dans le Kansas, président de la American Veterinary Society of Animal Behaviour et co-auteur de *Practitioner's Guide to Pet Behavior Problems.*

Pam Johnson, spécialiste du comportement félin pratiquant à Nashville et auteur de *Twisted Whiskers: Solving Your Cat's Behavior Problems.*

Steve Lindsay, dresseur et propriétaire de Canine Behavioral Services, établi à Philadelphie.

Bardi McLennan, dresseur établi à Weston dans le Connecticut et auteur de *Dogs and Kids: Parenting Tips.*

Petra Mertens, docteur en médecine vétérinaire, pratiquant à l'Institute for Ethology and Animal Welfare à Munich en Allemagne.

Elizabeth Marshall Thomas, anthropologue établie à Peterborough dans le New Hampshire, auteur de *The Hidden Life of Dogs* et *The Tribe of Tiger.*

Vicki L. White, dresseuse et experte-conseil en comportement animalier à la Marin Humane Society à Novato en Californie.

John C. Wright, Ph.D., expert en comportement animalier, professeur de psychologie à la Mercer University à Macon en Géorgie, membre de la faculté auxiliaire à l'University of Georgia School of Veterinary Medicine à Atlanta.

Un comportement destructeur

Dix-sept stratégies pour sauver les meubles

Ils renversent les objets, déchirent les tissus et explorent les endroits qui leur sont interdits. Peu importe le nombre de jouets que vous leur donnez, ils se font toujours les dents ou les griffes sur votre meuble préféré.

Quiconque a possédé un chiot ou un chaton sait à quel point un jeune animal peut s'avérer destructeur. Mais parfois, un animal adulte peut également mal se conduire, du moins à l'occasion. Comment expliquer ce changement de comportement?

La majorité des soi-disant problèmes de comportement qui touchent les chiens et les chats sont en réalité des schèmes de comportement normaux; c'est le cadre dans lequel ils surviennent qui les rend intolérables. Autrement dit, il est normal qu'un chat griffe et qu'un chien mordille, mais cela devient inadmissible lorsque l'objet de leur affection est votre canapé Roche-Bobois.

Toutefois, la plupart des animaux apprennent rapidement à corriger leurs mauvaises habitudes. Fort de quelques conseils, vous serez en mesure de diriger leur énergie vers des activités moins destructrices.

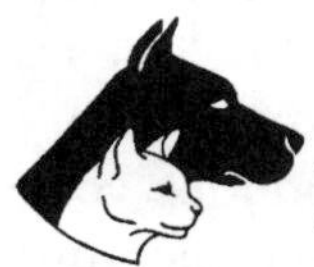

Pour chiens et chats

Donnez-leur quantité de jouets. Les chiots ont besoin de jouets à mâchonner afin d'apaiser la douleur née de la percée des dents, alors que les chiens adultes ont besoin de s'amuser durant votre absence. Les chiens aiment les jouets à mâchonner, tandis que les chats apprécient les souris contenant de la cataire (dite «herbe aux chats») et autres objets avec lesquels ils peuvent jouer au hockey. N'oubliez pas de faire leur éloge chaque fois qu'ils s'amusent avec un jouet auquel ils ont droit.

Ne leur donnez pas vos propres choses! Si vous enseignez à votre chien à s'amuser avec une chaussure de tennis, comment apprendra-t-il à la différencier de vos autres chaussures?

Si vous laissez votre animal ravager vos biens, ne serait-ce qu'une seule fois, vous pourriez alors être confronté à ce problème durant toute sa vie. Aussi, à la première occasion, dès que vous l'apercevez en train de mâchonner ce qu'il ne devrait pas, dites-lui fermement: «Non!». Par la suite, remplacez l'objet en question par l'un de ses jouets.

Pareillement aux enfants, les animaux les mieux élevés s'adonneront parfois à de mauvais coups et ne pourront résister aux ordures ménagères, aux plantes en pots et à vos chaussures préférées. Le meilleur moyen de prévention consiste à mettre ces objets hors de leur portée. N'essayez pas de tenir tête à votre animal, car aucun raisonnement ne saura le convaincre. S'il fouille dans la corbeille à papiers, placez-la à un endroit qu'il ne pourra atteindre.

Si votre animal saute sur le mobilier dès que vous avez le dos tourné, vous pourriez l'en dissuader en installant un détecteur de mouvements qui sonnera l'alarme. Les chiens sont sensibles aux bruits et s'enfuient dès qu'une alarme sonne. Les détecteurs de mouvements ont aussi un effet sur les chats, bien que ces derniers ne se rendent pas toujours compte qu'ils sont la cause du vacarme. On se procure un détecteur de mouvements chez un quincaillier ou un fournisseur de matériaux de construction.

En guise de solution de rechange au détecteur de mouvements, votre vétérinaire pourrait vous conseiller d'installer un dispositif qui provoquera une légère décharge électrique lorsque l'animal s'aventurera là où il ne doit pas. Cette méthode est efficace, mais assurez-vous de vous procurer un dispositif conçu à l'intention des petits animaux. Ces alarmes sont vendues par l'entremise d'animaleries et de fournisseurs de produits destinés à la consommation animale.

Accordez-lui son propre espace. Vous pourriez confiner votre animal dans une pièce, dans une cage ou dans une caisse lorsque vous vous absentez; il s'agit d'un moyen efficace de déjouer son instinct de destruction. D'autant que les animaux peuvent se blesser en mâchonnant les fils électriques ou en absorbant des substances toxiques. En confinant l'animal à une caisse, vous protégez à la fois l'animal et votre intérieur, et cela peut l'habituer à faire ses besoins au bon endroit.

Punissez-le sur-le-champ ou pas du tout. A moins que vous ne le récompensiez ou ne le punissiez dans les quelques secondes qui suivent un acte, l'animal n'associera pas sa récompense ou sa punition au geste qu'il a posé. Si vous le surprenez en train de causer des ravages, lancez-lui fermement: «Non!» et il finira par comprendre.

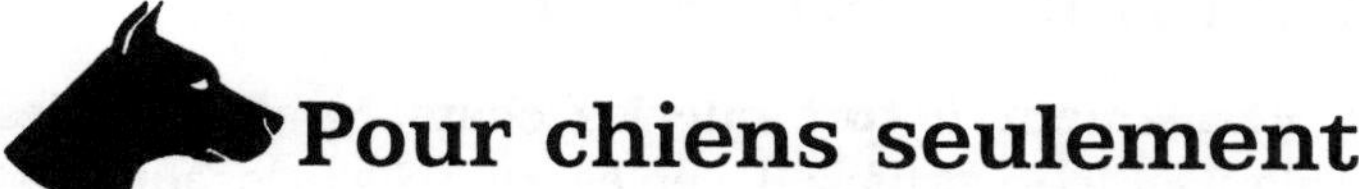

Pour chiens seulement

Vous souhaitez que votre chien apprécie davantage ses jouets à mâchonner que vos chaussures italiennes? Alors donnez-leur un peu de saveur. Les chiens apprécient particulièrement le goût de l'huile, de l'ail, de la viande et du fromage.

On conseille de pulvériser de l'huile à friture sur un jouet en étoffe et d'y saupoudrer un peu de sel d'ail. Vous pourriez fourrer l'intérieur d'un jouet creux d'un peu de beurre d'arachide ou de fromage afin d'aiguiser le flair de l'animal.

Étant donné que votre chien commet probablement ses pires méfaits en votre absence (parce qu'il s'ennuie), tentez de le calmer avant votre départ. Flattez son ventre ou demandez-lui de s'asseoir et de se coucher, puis récompensez-le d'un biscuit. Lorsque le chien semble heureux et satisfait, vous pouvez alors saisir votre mallette. S'il semble s'énerver, prenez quelques minutes pour l'apaiser de nouveau, puis sortez de la maison. Avec un peu de chance, il sera suffisamment sécurisé et il n'assouvira pas ses frustrations en attaquant le mobilier. Pour ce faire, vous devrez y songer à l'avance et vous lever une demi-heure plus tôt, mais les résultats en vaudront l'effort.

Si votre chien fait ses mauvais coups en votre absence, il faudrait peut-être lui donner de la compagnie. Pour cela, il n'est pas nécessaire d'acheter un autre chien. Il suffit de trouver un voisin dont le chien passe ses journées seul et de les réunir en l'absence de leurs maîtres. Ainsi, un jour votre chien va chez le voisin, le lendemain, c'est l'inverse, etc.

Si cette solution s'avère impraticable, consultez l'annuaire téléphonique sous la rubrique «gardiennage d'animaux domestiques» ou demandez à votre vétérinaire de vous orienter vers ce genre de service. Vous pourriez également offrir un peu d'argent de poche à un enfant responsable, moyennant quoi il sortirait et jouerait avec votre chien au retour de l'école.

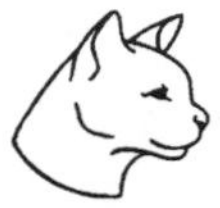

Pour chats seulement

On croit généralement à tort que les chats égratignent les meubles afin d'aiguiser leurs griffes; il n'en est rien. Ils agissent ainsi afin de délimiter leur territoire. (Les minuscules glandes situées entre leurs doigts laissent une odeur distincte.) Ils ne cherchent pas à aiguiser leurs griffes, mais plutôt à rogner et à déchirer. Il leur faut une texture semblable au sisal ou à la toile qu'ils peuvent éventrer.

Étant donné que votre chat agit ainsi afin de délimiter son territoire, vous devrez installer un poteau à griffer là où cela lui importe. Par exemple, vous aurez plus de succès si vous posez le poteau à griffer près du canapé ou de l'endroit sur lequel il posait les griffes. Dès lors qu'il se sert du poteau à griffer, vous pouvez le déplacer peu à peu vers un endroit plus discret.

Pendant la période de dressage au cours de laquelle vous voulez lui enseigner à se servir du poteau à griffer, couvrez la surface qu'il griffait d'un matériau qu'il n'apprécie pas, p. ex. une feuille de plastique ou du papier d'aluminium. Vous pouvez également employer de l'adhésif. Recouvrez-en la partie qu'il griffait; cela n'abîmera pas l'étoffe et le chat n'appréciera pas de s'y coller les pattes.

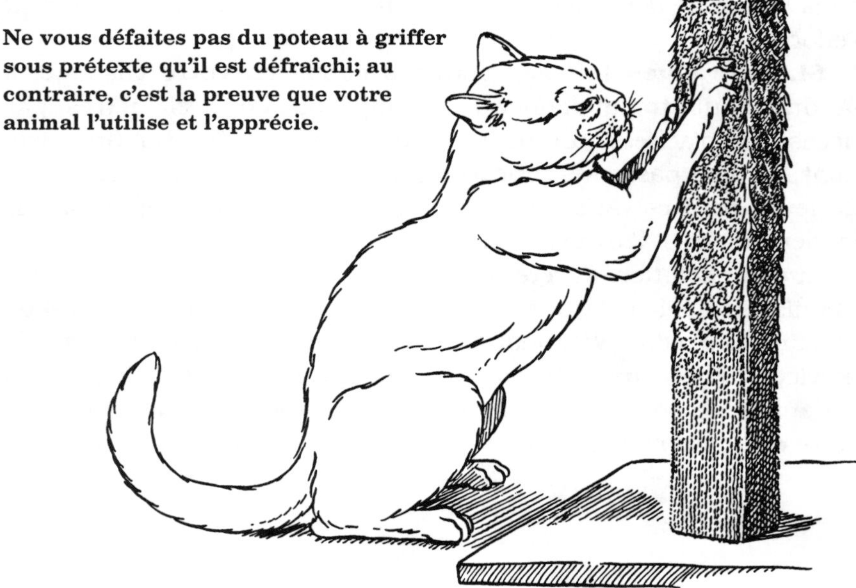

Ne vous défaites pas du poteau à griffer sous prétexte qu'il est défraîchi; au contraire, c'est la preuve que votre animal l'utilise et l'apprécie.

Si votre chat se met à regarder le poteau à griffer, récompensez-le en lui filant une gâterie. S'il y touche, donnez-lui une meilleure récompense; s'il se met à le griffer, donnez-lui la récompense suprême, quelque chose qui lui plaît vraiment.

Si votre chat persiste à griffer l'ameublement, découragez-le en l'aspergeant à l'aide d'une poire ou d'un pistolet à eau. Vous pourriez également agiter une canette contenant des pièces de monnaie. Le bruit le fera fuir.

Si rien n'apporte de résultat, le vétérinaire pourrait vous recommander d'acheter de petits capuchons de plastique ou de caoutchouc à coller par-dessus les griffes du chat. Ils sont efficaces pendant huit semaines, après quoi il faut les remplacer. Ils n'empêcheront pas le chat de griffer, mais ils réduiront les dégâts.

EXPERTS CONSULTÉS

Bonnie V. Beaver, docteur en médecine vétérinaire, professeur et chef du département de médecine et de chirurgie animales à la Texas A&M University School of Veterinary Medicine à College Station, auteur de *Feline Behavior: A Guide for Veterinarians.*

Daniel Q. Estep, Ph.D., spécialiste du comportement animalier appliqué, pratiquant à Littleton dans le Colorado.

Debra Horwitz, docteur en médecine vétérinaire et experte-conseil en comportement animalier, pratiquant à St. Louis.

Wayne Hunthausen, docteur en médecine vétérinaire, expert-conseil en comportement animalier pratiquant à Westwood dans le Kansas, président de la American Veterinary Society of Animal Behaviour et co-auteur de *Practitioner's Guide to Pet Behavior Problems.*

Karen Overall, docteur en médecine vétérinaire, conférencière spécialiste de la médecine comportementale au département d'études cliniques de l'University of Pennsylvania School of Veterinary Medicine à Philadelphie.

Le diabète

Sept conseils judicieux

Pareillement à nous, les animaux produisent une hormone que l'on appelle «insuline» grâce à laquelle les cellules peuvent employer le glucose sanguin à la manière d'un carburant. Par contre, les animaux souffrant de diabète ne produisent pas d'insuline en quantité suffisante ou alors celle-ci n'agit pas efficacement. Quoi qu'il en soit, les cellules ne tirent pas toute l'énergie dont elles auraient besoin pour fonctionner à plein régime.

Chez les chiens, le diabète peut être causé par une maladie qui touche le pancréas; il leur faut en général des injections d'insuline synthétique afin de rectifier la situation. Par contre, chez les chats, l'obésité est souvent la cause du diabète. Ils peuvent en être épargnés mais pour cela, il convient de modifier leurs habitudes, notamment au chapitre de l'alimentation. Bien entendu, le diabète nécessite les soins d'un vétérinaire, mais voici quelques mesures à prendre afin de mieux contrôler la situation.

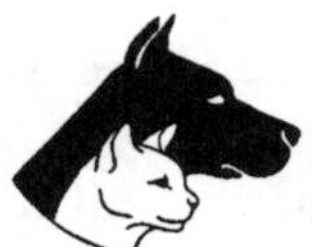

Pour chiens et chats

Veillez à ce qu'ils soient sveltes. Le diabète est beaucoup plus difficile à contrôler lorsqu'un animal est obèse. Afin que votre animal maigrisse et puisse se maintenir à son poids santé, mesurez la quantité de nourriture que vous lui donnez, de sorte qu'il ne mange pas trop. De plus, évitez de lui refiler les restes de table car ils font s'additionner les kilos.

Augmentez la teneur en fibres de ses aliments. Un apport supérieur en fibres alimentaires peut stabiliser le niveau de carburant qui pénètre dans les cellules, contribuant ainsi à maintenir de façon plus constante le taux de sucre sanguin. «Procurez-vous une marque telle que Hill's Prescription Diet W/D ou Fit and Trim de Purina; ces produits ralentissent l'absorption des hydrates de carbone présents dans les aliments», conseille un des vétérinaires consultés.

Plutôt que de lui servir un gros repas par jour, vous pourriez répartir la quantité en plusieurs petites portions, de sorte que le sucre pénètre dans ses vaisseaux sanguins à un rythme régulier. S'il s'agit d'un chien, donnez-lui deux repas par jour; augmentez à quatre repas dans le cas d'un chat. Ce qui importe par-dessus tout, c'est d'établir un horaire des repas et de s'y tenir.

En outre, afin que votre animal puisse maintenir son poids, il doit pouvoir prendre souvent de l'exercice. Et plus il prendra de l'exercice, moins son organisme aura besoin d'insuline.

Donnez-lui son médicament de façon régulière. L'élément le plus important du traitement du diabète consiste à prévenir les crêtes et les creux du taux de sucre sanguin. C'est pourquoi on recommande d'administrer le médicament aux mêmes heures chaque jour. La plupart des chiens reçoivent quotidiennement deux injections d'insuline; on parvient mal à équilibrer le taux de sucre sanguin en n'administrant qu'une seule dose par jour. Les chats doivent recevoir leur médicament aux mêmes heures deux fois par jour. Ne changez rien à la médication de votre animal sans consulter d'abord un vétérinaire.

Récompensez-le de sa bonne conduite. Nul n'apprécie les injections. Afin de lui rendre l'expérience aussi agréable que possible, montrez-vous un modèle de patience et de gentillesse. Par la suite, récompensez l'animal en lui donnant beaucoup d'affection et peut-être une petite gâterie. Certains animaux vont trouver leur maître et lui donnent un petit coup de museau quand vient l'heure de l'injection.

Ayez une sucrerie à portée de la main. L'injection d'insuline fera parfois chuter le taux de glucose du sang à un niveau insuffi-

Quand consulter un vétérinaire?

Le diabète n'est pas toujours facilement décelable. Cette maladie évolue si lentement qu'il faut parfois plusieurs mois avant d'en constater les premiers symptômes (p. ex. une perte de poids ou une faiblesse généralisée) et elle peut être alors à un stade avancé.

Trois symptômes classiques sont associés au diabète: l'animal boit beaucoup, mange beaucoup et urine beaucoup. De plus, certains ont une haleine sucrée, signe que le taux de glucose sanguin est beaucoup trop élevé.

Si vous constatez l'un de ces symptômes, si votre animal tremble, s'il semble affaibli et las, ou s'il perd constamment du poids, conduisez-le chez un vétérinaire sans plus tarder.

sant; voilà ce qu'on appelle l'hypoglycémie. En pareil cas, il faudra lui administrer rapidement une sucrerie. On conseille alors de frotter les gencives de l'animal avec un peu de miel ou de sirop de maïs, jusqu'à ce qu'il cesse de trembloter. Puis, accourez chez le vétérinaire. L'hypoglycémie est une urgence médicale. Il faudra peut-être lui administrer du glucose par voie intraveineuse afin qu'il se rétablisse.

EXPERTS CONSULTÉS

Deborah S. Greco, docteur en médecine vétérinaire, Ph.D., endocrinologue et professeur de médecine animale au département des sciences cliniques du Colorado State University College of Veterinary Medicine and Biomedical Sciences à Fort Collins.

Lee R. Harris, docteur en médecine vétérinaire, pratiquant à Federal Way dans l'État de Washington.

Lisardo J. Martinez, docteur en médecine vétérinaire, pratiquant à Miami en Floride.

La diarrhée

Neuf trucs en vue de la soulager

Les animaux sont souvent aux prises avec la diarrhée parce qu'ils ont mangé une chose rance trouvée dans les ordures. Un virus intestinal ou un brusque changement à leurs habitudes alimentaires peut également provoquer ce malaise. Toutefois, en dépit du désagrément qu'elle engendre, la diarrhée est un merveilleux mécanisme de défense qui précipite l'expulsion des déchets de l'organisme.

Ici encore, ce qui est profitable à l'animal ne l'est pas à la moquette. Voici donc quelques conseils afin d'accélérer son rétablissement.

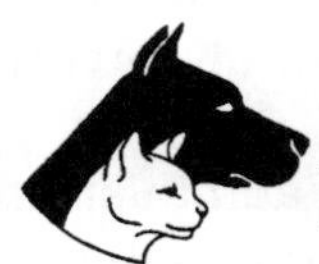

Pour chiens et chats

En premier lieu, cessez de nourrir l'animal et la diarrhée se résorbera. Un vétérinaire consulté recommande de ne pas nourrir un animal au cours des 24 heures suivant l'apparition des symptômes diarrhéiques. Si l'animal ne se porte pas mieux après cette période, il y aurait lieu de s'inquiéter, auquel cas il faudrait téléphoner au vétérinaire.

Lorsque l'animal sera en mesure de recommencer à manger, donnez-lui du riz blanc cuit avec du boeuf haché grillé sous l'élément chauffant ou du blanc de poulet sans la peau. On conseille d'incorporer deux parties de riz à une partie de viande ou de volaille et de servir à l'animal plusieurs petites portions au cours des deux journées suivantes. Si votre chat n'apprécie pas le riz (ce qui est chose courante), remplacez-le par des pâtes ou de la purée de pommes de terre.

Après deux jours d'un régime de riz, commencez à incorporer peu à peu au mélange sa nourriture habituelle. Il ne faut pas modifier d'un coup son alimentation car la diarrhée pourrait resurgir. Mélangez le quart de sa nourriture habituelle au plat à base de riz, une fois par jour, pendant quatre journées consécutives.

Si les selles de l'animal sont encore molles, que ce soit pendant ou après le régime à base de riz, ajoutez un peu de

Quand consulter un vétérinaire?

En général, la diarrhée constitue la preuve que votre animal a pris des repas à l'extérieur ou qu'il a mangé ce qu'il n'aurait pas dû. Toutefois, elle peut révéler des problèmes plus graves tels que le diabète, la maladie de Carré ou la pancréatite.

Aussi, si votre compagnon à fourrure souffre de diarrhée pendant plus de 24 heures ou si elle s'accompagne de fièvre, de vomissements, de douleurs abdominales ou d'une soif excessive, conduisez-le immédiatement chez un vétérinaire. En dépit de ces symptômes, la diarrhée n'est pas nécessairement grave, mais il vaut mieux s'en assurer sur-le-champ pour éviter d'éventuels problèmes plus sérieux.

«Metamucil» à ses aliments. Ce laxatif à base de fibres absorbe l'eau présente dans les selles et la fermentation qu'il produit au niveau du côlon ramènera les choses à la normale.

Selon la taille de l'animal, on recommande de lui administrer entre 1/4 de cuillerée à thé et 1 cuillerée à soupe de «Metamucil» par jour, pendant un jour ou deux. Délayez le produit dans de l'eau et versez-le sur sa nourriture. Il peut sembler étrange de combattre la diarrhée à l'aide de fibres, mais c'est souvent le meilleur moyen d'y parvenir.

Étant donné que la diarrhée peut rapidement priver l'organisme des fluides essentiels, assurez-vous que votre animal dispose en tout temps d'une gamelle d'eau bien remplie. Vous pourriez également emplir une seconde gamelle de «Gatorade» afin qu'il puisse refaire le plein de minéraux dont son organisme a besoin, tels que le potassium et le sodium. Bien que la saveur originale leur soit agréable, les chiens et les chats semblent apprécier davantage la version punch aux fruits.

Supprimez les produits laitiers de son alimentation. La plupart des chiens et des chats adultes ont du mal à digérer le lait parce qu'ils manquent d'une enzyme (la lactase) nécessaire à la digestion du lait (le lactose). Cessez de donner du lait à un animal qui souffre de diarrhée et vous constaterez une amélioration en l'espace de quelques jours seulement.

Une promenade de 15 minutes, deux fois par jour, favorisera la stimulation d'une partie du système nerveux chargée d'apaiser l'intestin. La promenade peut avoir un très bon effet sur la diarrhée, mais il faut cependant emmener son chien seulement s'il a la vitalité nécessaire à l'exercice. S'il traîne, s'il tremble ou s'il ne veut pas se lever, laissez tomber la promenade.

Évitez les situations stressantes. Une visite chez le vétérinaire, un déménagement ou la venue d'un autre animal à la maison peuvent perturber votre animal. Pour éviter que les perturbations émotives n'atteignent une dimension disproportionnée, parlez-lui doucement, rassurez-le et passez davantage de temps en sa compagnie.

Bien qu'il existe de nombreux produits contre la diarrhée en vente libre, nombre de vétérinaires estiment qu'il est préférable de laisser les choses suivre leur cours. Un animal n'a pas la diarrhée sans raison. Laissez-la se résorber normalement, à moins que votre vétérinaire ne soit d'avis contraire.

EXPERTS CONSULTÉS

Gale Bowman, docteur en médecine vétérinaire, pratiquant à Raleigh en Caroline du Nord.

Martin J. Fettman, docteur en médecine vétérinaire, Ph.D., professeur de pathologie et de nutrition clinique au Colorado State University College of Veterinary Medicine and Biomedical Sciences à Fort Collins.

Clayton MacKay, docteur en médecine vétérinaire, directeur de l'hôpital d'enseignement vétérinaire à l'Ontario Veterinary College de l'Université Guelph en Ontario (Canada) et président de l'American Animal Hospital Association.

Kathryn Michel, docteur en médecine vétérinaire, chercheuse et nutritionniste au département d'études cliniques de l'University of Pennsylvania School of Veterinary Medicine à Philadelphie.

Fred Oehme, docteur en médecine vétérinaire, Ph.D., professeur de toxicologie, médecine et physiologie au Kansas State University College of Veterinary Medicine à Manhattan dans le Kansas.

James H. Sokolowski, docteur en médecine vétérinaire, directeur des communications chez Waltham USA à Vernon en Californie.

Ralph Womer, docteur en médecine vétérinaire, pratiquant à Auburn dans l'Alabama.

Le creusement de trous

Treize trucs pour mettre un terme à l'excavation

Votre chien creuse des trous dans le jardin et vous aimeriez qu'il mette fin à cette activité. Quant à votre chat, ce sont les plantes d'intérieur qui font l'objet de ses fouilles archéologiques. Si vous entrez régulièrement en conflit avec votre animal à cause des trous qu'il creuse, vous n'êtes pas seul. Les chats creusent souvent des trous là où ils ne sont pas censés, particulièrement lorsque leur litière leur déplaît. Chez les chiens, le creusement du sol est un acte naturel auquel ils prennent un vif plaisir. Si votre animal cause des ravages dans le jardin, voici quelques trucs pour mettre un terme à sa passion pour l'excavation.

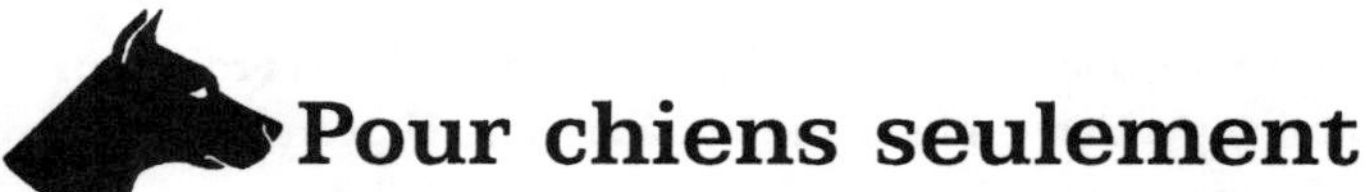

Pour chiens seulement

Donnez-lui de l'exercice. Un chien qui prend suffisamment d'exercice est moins enclin à creuser parce qu'il a déjà dépensé de l'énergie. Faites-lui prendre de l'exercice et vous constaterez une différence marquée.

Si votre chien creuse des trous en abondance pendant la chaude saison, c'est peut-être qu'il cherche un endroit frais où se terrer. La terre fait un bon isolant et les chiens semblent le savoir d'instinct. Ils se creuseront un trou au frais pour s'y coucher.

Toutefois, aussitôt que la terre se réchauffera, il creusera davantage ou il se mettra à creuser un autre trou. La situation risque alors de devenir insoutenable.

Pour faire en sorte que votre jardin ne ressemble pas à un champ de mines, veillez à ce que votre chien ait suffisamment d'eau à sa portée lorsqu'il fait très chaud et assurez-vous qu'il puisse se terrer à la fraîche, de préférence à l'intérieur. Lorsqu'il se trouve à l'extérieur, faites en sorte qu'il puisse disposer d'un endroit ombragé, p. ex. sous le porche ou un grand arbre feuillu.

Au même titre qu'il creuse des trous pour se tenir au frais pendant l'été, il pourra en creuser pour se tenir au chaud pendant l'hiver. Les propriétés isolantes de la terre agissent dans un sens comme dans l'autre. Faites en sorte que votre chien puisse rentrer lorsqu'il a froid. Si vous ne le laissez pas entrer dans la maison, préparez-lui une niche ou un abri où il puisse se réchauffer.

Jardinez en solitaire. Lorsque votre chien vous aperçoit en train de creuser le sol et d'enchausser les légumes du potager, il peut être tenté de vous imiter. On a vu des chiens se mettre à creuser le sol après qu'ils aient aperçu leurs maîtres en train d'en faire autant. Aussi, confinez votre chien à l'intérieur lorsque vous devez vous-même jouer dans la terre.

Entourez votre jardin ou votre potager d'une clôture. Cela peut sembler évident, mais une clôture vous épargnera bien des ennuis. Elle doit être d'une hauteur telle que votre chien ne puisse bondir par-dessus quand il éprouve l'envie de creuser. De la broche de poulailler fixée à de solides poteaux fera l'affaire et coûtera peu.

Si votre chien creuse le sol dans le but de s'échapper de son enclos, il vous faudra une clôture infranchissable. Certains recommandent alors d'ériger une clôture d'une hauteur d'un mètre ou deux. Demandez conseil à votre vétérinaire afin de savoir ce qu'il convient de faire.

Votre chien n'éprouvera peut-être plus l'envie de se frayer un tunnel pour s'échapper si l'appel de la Nature se fait moins entendre. Ainsi, il suffit parfois de le faire castrer pour qu'il cesse de creuser la terre dans le but de s'enfuir.

Vous pourriez également étendre une bâche, en l'assujettissant à l'aide de pierres ou de briques, là où votre chien ne doit pas faire de trous. L'installation d'une clôture à chaînes, là où il a l'habitude de creuser, s'avère une autre alternative qui lui permettra de rompre avec son habitude. Lorsque l'animal aura oublié les joies du creusement, vous pourrez remiser les bâches et autres dispositifs posés à son intention.

La prochaine fois que vous surprendrez votre excavateur à quatre pattes, lancez-lui fermement: «Non!» d'une voix forte, autoritaire. Si cela ne l'arrête pas, frappez dans vos mains, faites claironner un klaxon ou faites un bruit qui le surprendra. Une autre option consiste à pulvériser un jet d'eau dans sa direction.

Fournissez-lui une distraction. Lorsque votre chien obéit à votre ordre et cesse de creuser, faites son éloge sans tarder. Ensuite, impliquez-le dans une autre activité, p. ex. jouer à la balle ou mâchonner son jouet préféré. Cela lui enseignera qu'il existe d'autres activités dignes d'intérêt, hormis creuser le sol.

Délimitez le territoire sur lequel il peut creuser, de sorte que le reste du jardin soit exempt de trous.

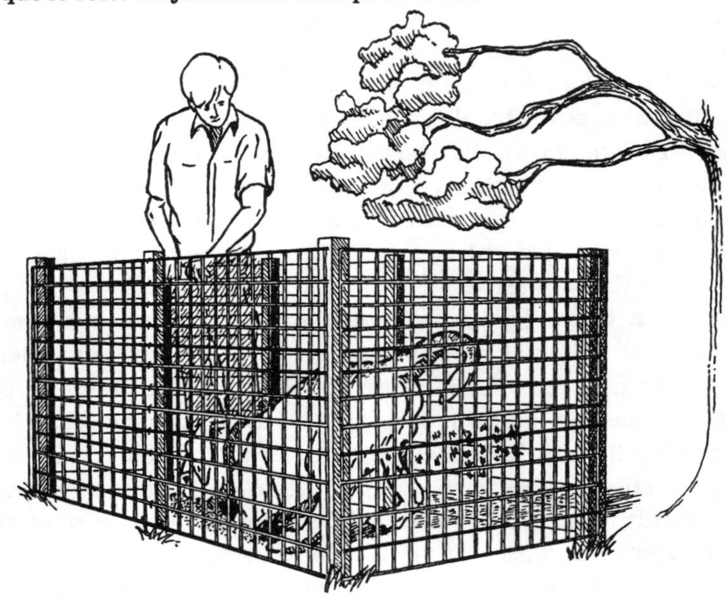

Réservez-lui un endroit où il puisse creuser. Chez certains chiens, l'habitude est si ancrée, qu'ils ne peuvent s'en passer. Il est alors préférable de leur accorder un endroit où ils peuvent creuser à satiété plutôt que de combattre constamment cette habitude.

On recommande dans ce cas de lui octroyer un carré de terrain ombragé faisant un mètre de largeur, deux mètres de longueur et 60 cm de profondeur. Sous les yeux de votre chien, commencez à creuser le sol (si la terre est trop dure, mélangez-y un peu de sable) et enfouissez-y quelques-uns de ses jouets au ras du sol. Puis encouragez-le à creuser.

Il vous faudra peut-être vous mettre à genoux et vous salir les mains afin de l'inciter à vous imiter. Lorsque le chien se mettra à creuser, encouragez-le en répétant: «Vas-y! creuse!» Enfouissez ensuite ses jouets un peu plus profondément et encouragez-le à creuser davantage. Éventuellement, vous n'aurez qu'à lancer: «Creuse!» et il accourra à son trou pour y assouvir son envie.

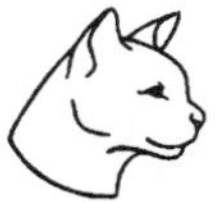

Pour chats seulement

Si vous n'avez pas nettoyé sa litière récemment, votre chat peut creuser la terre de vos plantes d'intérieur afin de faire ses besoins. Les experts recommandent de nettoyer la litière une fois par jour et de changer les granules au moins une fois par semaine. De plus, un peu de bicarbonate de soude, ajouté aux granules, absorbera les odeurs qui peuvent offenser votre chat.

Lorsqu'un chat est pris d'une envie urgente et que sa litière ne se trouve pas à sa portée, la première plante en pot qu'il trouvera fera l'affaire. Les vétérinaires conseillent de lui destiner une litière par étage de la maison; il faut également prévoir au moins une litière par chat que l'on possède.

Si la litière de votre chat ressemble à du terreau, cela sèmera chez lui de la confusion et il pourrait se mettre à creuser vos plantes en pot. Choisissez donc un type de granules qui se distingue facilement du terreau.

EXPERTS CONSULTÉS

Debra L. Forthman, Ph.D., spécialiste du comportement animalier au Jardin zoologique d'Atlanta en Géorgie.

Chip Golden, propriétaire d'un studio de dressage à Columbus dans l'Ohio.

Suzanne Hetts, Ph.D., spécialiste du comportement animalier à Littleton dans le Colorado.

Patricia McConnell, Ph.D., spécialiste du comportement animalier et professeur adjoint au département de zoologie à l'University of Wisconsin à Madison.

La surabondance de bave

Six moyens de mettre fin au déluge

Votre chien n'est pas celui de Pavlov. Mais si le célèbre physiologiste russe (qui a appris à des chiens à saliver au son d'une clochette), avait vu baver le vôtre, il l'aurait assurément embauché sur-le-champ.

Alors que certaines races canines, tels les bassets et les saint-bernard, sont réputées pour leur bave abondante — causée en grande partie par les nombreux replis qui entourent la gueule de l'animal —, nombre de chiens bavent abondamment sans raison particulière. Chez certains, cela prend des proportions telles qu'il faudrait leur fournir un crachoir; en état d'excitation, ils peuvent baver jusqu'à 250 ml à l'heure. La nausée est une autre des causes de la surabondance de bave.

Si les chats bavent rarement, la plupart des chiens ne le font qu'à l'occasion. Mais parfois, les gueules les plus fines peuvent laisser s'échapper plus que leur part de salive. Voici ce que recommandent les experts afin de mettre un terme au déluge.

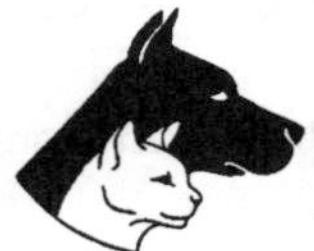

Pour chiens et chats

Examinez d'abord l'intérieur de sa gueule. Si votre animal bave plus qu'à l'accoutumée, c'est peut-être qu'un corps étranger s'est logé dans sa gueule. Les éclats de plastique et de bois sont souvent la cause d'une salivation excessive. Les matières étrangères stimulent les glandes salivaires et l'animal bave plus que d'habitude.

Si vous trouvez un corps étranger à l'intérieur de sa gueule et que vous ne parvenez pas à le déloger vous-même, conduisez l'animal chez un vétérinaire.

Les restes de table qui flattent votre palais peuvent avoir des conséquences fâcheuses chez l'animal. La surabondance de bave est souvent le signe d'une mauvaise alimentation. Surveillez donc l'alimentation de votre animal et vous éviterez peut-être cet inconvénient.

Même les animaux qui d'ordinaire ne bavent pas peuvent sécréter un surplus de salive alors qu'ils se déplacent en automobile ou en bateau. Afin de prévenir ce désagrément, on conseille de nourrir très peu l'animal durant les heures qui précèdent le départ ou de ne pas le nourrir du tout avant un long déplacement. (Vous pouvez cependant lui donner de l'eau.) Pendant le trajet, ouvrez une fenêtre ou faites-le monter à l'avant. Vous pourriez également faire de fréquents arrêts pour lui délier les pattes et calmer son estomac.

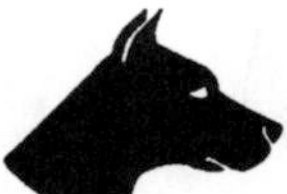

Pour chiens seulement

Si votre chien salive naturellement beaucoup et que son pelage est constamment humide, vous auriez avantage à lui nouer un bandana autour du cou, de sorte que la pointe triangulaire couvre son torse. Les bandanas font des bavoirs à la mode; un grand nombre de chiens en portent avant de participer à une exposition canine.

Même si votre chien ne bave que légèrement, il sécrète davantage de salive lorsqu'il se montre enjoué ou qu'il court beaucoup. Afin de l'en débarrasser, il suffit de lui essuyer la gueule à l'aide d'un essuie-tout ou d'un carré de ratine. Si votre chien a bavé abondamment sur l'un de ses congénères, il vous faudra les essuyer tous deux. Vos amis vous apprécieront mieux si vous prenez une serviette avec vous lorsque vous vous rendez au parc public.

Quand consulter un vétérinaire?

Étant donné que les causes d'une salivation abondante subite peuvent varier entre une dent abîmée et un empoisonnement, il est préférable de téléphoner sans tarder au vétérinaire. Les problèmes dentaires sont les causes les plus fréquentes d'une salivation excessive chez les animaux qui d'ordinaire bavent peu. Il peut s'agir d'une infection touchant les gencives, d'une dent lâche ou de toute chose qui cause une douleur dans la gueule.

Il y a lieu de s'inquiéter d'un risque d'empoisonnement, notamment par suite de l'absorption de nettoyants chimiques, dont la surabondance de bave peut être l'un des premiers symptômes. Elle peut également être causée par certaines maladies, dont la rage. Si votre animal commence soudain à baver en abondance et s'il ne se comporte plus comme à l'accoutumée, téléphonez immédiatement à un vétérinaire.

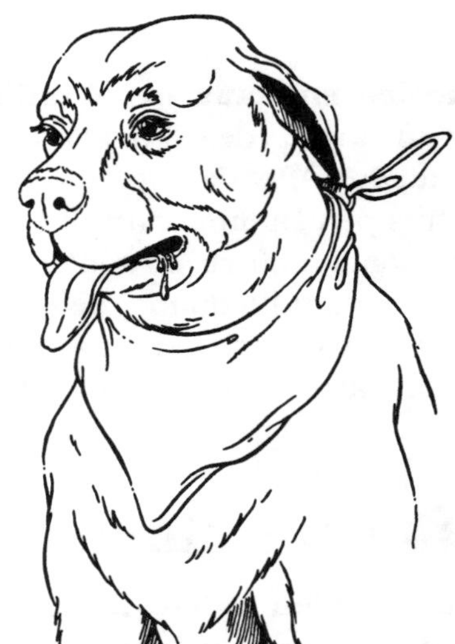

Nouez un bandana autour du cou de l'animal, de sorte que son pelage reste sec.

A la seule idée de manger, la salivation peut se déclencher et se transformer en un torrent. Afin que le parquet reste sec, vous pourriez poser un napperon sous son écuelle avant l'heure du repas. Ainsi, vous n'aurez par la suite qu'à éponger le napperon.

EXPERTS CONSULTÉS

Gary Beard, docteur en médecine vétérinaire, vice-doyen à l'Auburn University College of Veterinary Medicine en Alabama.

Peter Emily, docteur en dentisterie, directeur du département de dentisterie animale au Colorado State University College of Veterinary Medicine and Biomedical Sciences à Fort Collins, président de l'American Veterinary Dental Society et co-auteur de *The Manual of Veterinary Dentistry.*

Steven Holmstrom, docteur en médecine vétérinaire, pratiquant à Belmont en Californie, président de l'American Veterinary Dental College et auteur de *Veterinary Dental Techniques.*

Charles A. Williams, docteur en médecine vétérinaire, pratiquant à Vienna en Virginie, spécialiste en dentisterie.

S'il mange des excréments

Treize moyens de lui couper l'appétit

Vous avez toujours su que votre chien avait l'appétit vorace, mais de là à ce qu'il tombe aussi bas? Le petit-déjeuner dans la litière du chat? Oh! non!

Nul ne sait pourquoi, mais les chiens prennent parfois une habitude répugnante que les vétérinaires désignent poliment par son nom d'origine grecque, la coprophagie. En clair, cela signifie qu'ils se nourrissent d'excréments et dès lors qu'ils ont pris cette habitude, il est difficile de les en dissuader.

Les vétérinaires croient que certains chiens se mettent à manger des excréments (les leurs ou ceux d'un autre animal) parce qu'ils s'ennuient ou parce qu'ils ont besoin de nutriments absents de leur alimentation. D'autres le feraient simplement parce qu'ils en apprécient le goût.

Les chats n'agissent pas de la sorte, probablement parce qu'ils sont plus raffinés que leurs congénères canins. Cette habitude est très répandue chez les chiens; ils y succombent presque tous à un moment ou à un autre.

Bien que cette habitude cause rarement des ennuis de santé, elle ne mérite certes pas d'être encouragée. Voici ce que recommandent les vétérinaires.

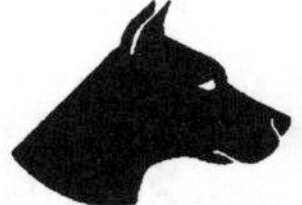

Pour chiens seulement

Donnez-lui des suppléments vitaminiques. On croit savoir qu'un chien mange des excréments pour compenser une carence vitaminique ou minérale. L'ajout d'une multivitamine à sa nourriture fera en sorte qu'il aura tous les nutriments essentiels.

Éloignez la tentation. Si votre chien cherche à manger des excréments, la litière du chat posée sur le sol est un incitatif de plus. Installez-la donc à un endroit facilement accessible au chat, mais qui soit hors de la portée du chien, p. ex. derrière un meuble de rangement.

Quand consulter un vétérinaire?

Bien que la coprophagie tient davantage d'une habitude désagréable que d'une menace pour la santé, elle est parfois révélatrice d'un problème.

Chez les chats, cette habitude est extrêmement rare; lorsqu'elle se manifeste, elle peut indiquer la présence de parasites, une pancréatite, voire la leucémie féline. Aussi, si votre chat se met à manger ce qu'il ne devrait pas, téléphonez à un vétérinaire sans tarder.

Parmi la gent canine, un problème peut survenir si un chien avale accidentellement une grande quantité de crottes de chat, ce qui peut obstruer ses intestins. De plus, le chien peut contracter les parasites qui seraient présents dans les excréments, ce qui risquerait d'entraîner une carence nutritionnelle ou une perte de sang. Si votre chien a avalé des excréments et s'il semble las ou s'il a maigri depuis, téléphonez sans tarder à un vétérinaire.

Vous pourriez empêcher votre chien d'aller à la pêche dans la litière du chat en l'installant dans une pièce ou un placard dont la porte serait dotée d'un battant réservé à mistigri. Assurez-vous que le chien ne pourra s'infiltrer par le battant lorsque vous aurez le dos tourné.

Afin d'empêcher le chien d'entrer dans le cabinet du chat, fixez une agrafe et un oeillet à la porte. Ajustez le crochet de sorte que la porte s'ouvre suffisamment grand pour laisser passer le chat, mais pas assez pour le chien.

Si vous ne voulez pas déplacer la litière, remplacez-la par un terrarium couvert. Ce type de boîte couverte est doté d'un orifice suffisamment grand pour qu'un chat - mais pas un chien - puisse y pénétrer et contient en général un filtre au charbon qui absorbe les odeurs.

Les chiens détestent les épices fortes; saupoudrez donc du poivre de Cayenne sur les excréments, dans la litière comme dans le jardin, et il mettra vite fin à cette habitude. Les chiens en viendront rapidement à reconnaître l'odeur du poivre à son goût relevé et ils éviteront alors de manger ce qui en contient.

Il y a des chiens qui prennent goût à leurs propres excréments. Afin de mettre un terme à cela, les experts proposent d'employer un produit appelé Forbid. Il s'agit d'une poudre qui donne aux excréments un goût que les chiens abhorrent. On se la procure par l'entremise d'un vétérinaire ou auprès d'un fournisseur de nourriture pour animaux.

Avec un peu de chance, le chien finira par associer ses excréments à la saveur désagréable, et renoncera ensuite à cette habitude. S'il retrouvait son mauvais pli, donnez-lui-en une autre dose. Il finira par comprendre.

Si votre chien persiste malgré tout, vous devrez ramasser ses crottes après qu'il se soit exécuté (de même que celles des autres animaux) afin de lui épargner la tentation.

Si votre chien est un contrevenant de longue date, le vétérinaire pourrait vous conseiller de lui passer un collier doté d'une commande à distance, qui attirera son attention en émettant un son aigu. Lorsque vous l'apercevez en train de renifler ce qu'il ne faut pas, vous activez la télécommande afin de le rappeler à l'ordre. Après quatre ou cinq rappels à l'ordre, votre chien renoncera pour de bon à sa vilaine habitude. Soulignez votre satisfaction en lui donnant un biscuit ou une gâterie lorsqu'il détourne son attention des mignardises interdites.

Afin de lui enseigner à discerner le bien du mal, tenez-le en laisse même lorsque vous vous promenez dans votre jardin. Dès qu'il s'approche trop d'une crotte, ramenez-le fermement vers vous en lui lançant: «Non!». Par suite de votre réprimande, il associera l'anxiété à sa conduite. Cela l'empêchera de récidiver.

Nombre de chiens acquièrent de mauvaises habitudes lorsqu'ils ont trop de temps libre. Prévoyez plusieurs séances d'amusement chaque jour afin de le distraire et de chasser les mauvaises pensées. Il est préférable de lui consacrer cinq blocs de jeu par jour, variant entre trente et quarante minutes. Trop nombreux sont ceux qui ne consacrent à leurs chiens que quelques minutes par jour et cela ne suffit pas.

Donnez-lui davantage de jouets avec quoi s'amuser, cela chassera ses mauvaises pensées. Par exemple, vous pourriez lui donner une balle de tennis le lundi, un jouet de cuir vert le mardi, un bout de corde le mercredi, etc. Plus l'animal sera occupé, moins il songera à son crottin.

Même si votre vétérinaire vous conseille de l'habituer à la propreté en employant une boîte pour ses besoins, vous devez le sortir souvent et veiller à ce que sa boîte soit propre. Sinon, il s'emploiera à la tenir propre de la seule manière qu'il connaît.

EXPERTS CONSULTÉS

Charles Abbate, docteur en médecine vétérinaire, pratiquant à Warwick dans le Rhode Island.

Bonnie V. Beaver, docteur en médecine vétérinaire, professeur et chef du département de médecine et de chirurgie animales à la Texas A&M University School of Veterinary Medicine à College Station, auteur de *Feline Behavior: A Guide for Veterinarians.*

Katherine Houpt, docteur en médecine vétérinaire, Ph.D., professeur de physiologie et directrice de l'Animal Behavior Clinic au Cornell University College of Veterinary Medicine à Ithaca dans l'État de New York.

Carol McConnell, docteur en médecine vétérinaire, pratiquant à Wilmington dans le Delaware.

David Spiegel, docteur en médecine vétérinaire et spécialiste du comportement animalier, pratiquant à Wilmington dans le Delaware.

Tiques dans les oreilles

Huit conseils pour qu'il cesse de tiquer

Un coup de patte derrière l'oreille ne dessine plus un sourire de contentement sur le visage de votre ami à fourrure. Au contraire, il se gratte avec une telle insistance que sa patte de derrière semble s'agiter davantage qu'un mixeur.

Les démangeaisons dans les oreilles révèlent parfois la présence de tiques, ces minuscules bestioles à huit pattes qui peuvent fonder une colonie de milliers d'habitants dans le canal auriculaire. Lorsque les tiques sont secouées, p. ex. par suite d'une séance de grattage, l'animal peut avoir la sensation que des milliers de fèves sauteuses emplissent sa tête. Laissés sans traitement, les chiens et les chats peuvent se gratter de manière telle que des infections cutanées risquent de se produire.

Les tiques se transmettent facilement d'un animal à l'autre. A moins qu'un animal ne soit solitaire, il peut s'avérer ardu de prévenir une telle infestation. Mais avec de la patience, de la persistance et les conseils d'un vétérinaire, vous en viendrez à bout. Voici ce que les experts recommandent pour parvenir à éliminer ces petites bestioles indésirables.

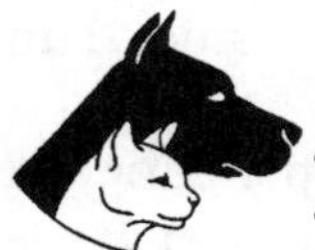

Pour chiens et chats

Avant même d'appliquer des gouttes otiques à votre animal, il importe de déloger la croûte qui s'est formée à l'intérieur de l'oreille. Sinon, les tiques trouveront refuge sous la croûte et les gouttes ne les atteindront pas.

A l'aide d'un compte-gouttes, déposez plusieurs gouttes d'huile minérale à l'intérieur du canal auriculaire et patientez plusieurs heures, le temps que la croûte amollisse. Puis, emplissez une seringue de caoutchouc destinée au nettoyage des oreilles d'une solution composée à parts égales de vinaigre tiède et d'eau distillée, et rincez le canal auriculaire. Pour ce faire, n'exercez pas une pres-

Quand consulter un vétérinaire?

Si les tiques ne disparaissent en l'espace d'un mois de traitement maison ou si l'animal développe une éruption à l'oreille ou une irritation douloureuse, remisez les remèdes sans ordonnance et accourez chez un vétérinaire. Il vous prescrira peut-être une solution plus forte contenant un antibiotique afin de prévenir l'infection et un stéroïde topique afin d'apaiser l'inflammation et la douleur.

sion constante; allez-y plutôt en alternant d'un jet de solution suivi d'une courte pause, et ainsi de suite.

Lorsque vous aurez terminé le rinçage, appliquez doucement un tampon d'ouate à l'intérieur de l'oreille et nettoyez les saletés. Répétez l'opération autant de fois qu'il faudra pour que l'oreille soit propre.

Lorsque les oreilles de l'animal sont propres, les vétérinaires recommandent en général d'y verser quelques gouttes d'un médicament en vente libre contenant de la poudre de pyrèthre, un insecticide fabriqué à partir d'une fleur voisine du chrysanthème.

Les gouttes médicamenteuses pour les oreilles sont vendues dans les animaleries. Le mode d'emploi varie selon les produits, mais le procédé est simple: il suffit de déposer les gouttes dans le canal auriculaire et de masser doucement la base de l'oreille durant trois à cinq minutes afin que la solution puisse s'infiltrer. Éloignez-vous alors de l'animal et laissez-le secouer la tête, ce qui expulsera le surplus de gouttes. Ensuite, épongez ses oreilles à l'aide d'un tampon d'ouate ou d'un chiffon doux.

On conseille de répéter ce traitement chaque jour pendant dix jours d'affilée, de s'en abstenir pendant dix autres jours et de le reprendre pendant dix jours encore. Vous devriez constater une amélioration après sept à dix jours de traitement.

Plutôt que d'employer un médicament, vous pourriez déposer une goutte ou deux d'huile minérale ou d'huile pour bébé dans les oreilles de l'animal aux deux jours environ. L'huile étouffera en partie les tiques et calmera la démangeaison. Mettez l'huile à chauffer de sorte qu'elle soit tiède au toucher. Emplissez-en un compte-gouttes et déposez-en suffisamment pour en enduire le canal auriculaire. N'en mettez pas trop! L'huile n'éliminera pas les tiques mais en réduira le nombre et l'animal se portera mieux pendant un jour ou deux.

Il faudra répéter ce traitement pendant près d'un mois, afin de détruire les jeunes tiques avant qu'elles n'aient le temps de pondre à leur tour.

L'ail et l'huile d'olive ne servent pas qu'à la cuisine italienne. Ils peuvent également apaiser les démangeaisons causées par la présence de tiques dans les oreilles. Écrasez quatre gousses d'ail et laissez-les macérer dans 250 ml d'huile d'olive durant toute une nuit. Ensuite, filtrez l'huile, faites-la chauffer jusqu'à ce qu'elle soit tiède et déposez-en plusieurs gouttes dans les oreilles de l'animal. Vous pouvez répéter ce traitement aussi souvent qu'il le faudra, en fonction de la gravité de l'infestation. Il faut savoir que n'importe quelle huile étouffera les tiques et que l'huile d'olive aillée a l'effet d'un baume.

Malgré le fait que les tiques d'oreilles quittent rarement la sécurité de leur refuge, certaines sont plus aventurières que d'autres et se hasardent au dehors pour fonder de nouvelles colonies. Il faut alors traiter l'animal au complet à l'aide d'une poudre ou d'une solution insecticide pendant une période oscillant entre une et quatre semaines afin d'éliminer les tiques qui ont essaimé. En fait, il serait même préférable de pulvériser l'insecticide partout dans la maison et le jardin, car les tiques peuvent survivre pendant plusieurs mois sans parasiter un animal à fourrure. Étant donné que certains remèdes sans danger pour les chiens peuvent être

Autres causes de démangeaisons dans les oreilles

D'autres choses que les tiques peuvent occasionner des infections dans les oreilles et susciter de l'inquiétude car elles sont parfois dangereuses. Voici quelques-uns des signes précurseurs:

- L'apparition d'une cire foncée, crémeuse, semblable à du beurre d'arachide, qui dégage une odeur de levure. L'animal peut alors souffrir d'une candidose ou d'une otite, en particulier s'il a pataugé dans l'eau depuis peu.
- Le canal auriculaire est rougi et l'on y remarque une pâte jaunâtre dégageant une odeur forte ou fruitée. Il peut alors s'agir d'une infection bactérienne qu'il faudra combattre à l'aide d'antibiotiques administrés par voie orale ou topique.
- L'animal oscille constamment la tête. Cela pourrait signaler un trouble de l'oreille interne, p. ex. une perforation du tympan. Lorsqu'il y a inflammation chronique du canal auriculaire, le tympan est perforé dans 50 p. cent des cas.

Apprenez à repérer les tiques

Si vous soupçonnez la présence de tiques dans les oreilles de votre animal sans en être assuré, faites-lui subir un petit examen. Saisissez gentiment la pointe d'une oreille et frottez-la contre l'intérieur de l'orifice. S'il se met aussitôt à se gratter, il est sûrement infesté, car un animal dépourvu de tiques ne se grattera pas.

Vous pourriez également passer un coton-tige à l'intérieur du canal auriculaire, puis frotter le coton-tige sur une feuille de papier foncé. Dirigez un faisceau lumineux à l'endroit où vous avez frotté et voyez s'il s'y trouve de minuscules bestioles pâles. Les tiques apprécient l'obscurité et la lumière les fera fuir en tous sens.

Vous pourriez aussi lui examiner les oreilles. En général, les tiques laissent une traînée croûteuse d'un rouge noirâtre semblable à des grains de café.

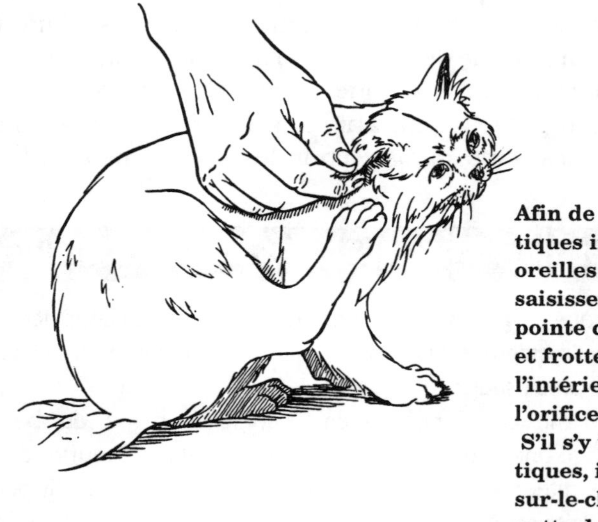

Afin de savoir si des tiques infestent les oreilles de l'animal, saisissez gentiment la pointe d'une oreille et frottez-la contre l'intérieur de l'orifice. S'il s'y trouve des tiques, il se grattera sur-le-champ avec sa patte de derrière.

nocifs pour les chats, lisez attentivement les indications avant de procéder à l'achat d'un produit insecticide.

Un animal dont les oreilles sont infestées de tiques peut les transmettre à un de ses congénères. Donc, si un de vos animaux a été infecté, il y a fort à parier que l'infection s'est transmise à ses compagnons. Dans ce cas, il faudra traiter tous les animaux de la maisonnée en même temps.

Il faut compter environ trois semaines pour qu'un oeuf éclose et que la tique commence à faire ses ravages. Quel que soit le traitement que vous choisirez, il importe de l'administrer à l'animal pendant toute la durée du cycle de croissance, de manière à éradiquer les générations futures. Entreprenez un traitement et tenez-vous-y pendant un mois. Le traitement contre les tiques est relativement simple, mais on commet souvent l'erreur d'y mettre fin trop tôt.

L'hygiène des oreilles est assurément le meilleur moyen de prévenir d'autres infestations. En procédant ainsi, on élimine les tiques avant qu'elles aient l'occasion d'essaimer. A l'aide d'un coton-tige sec ou trempé dans de l'eau oxygénée, nettoyez délicatement le canal auriculaire. Ne l'enfoncez pas trop profondément. (Si vous n'apercevez plus l'extrémité couverte d'ouate, c'est que vous pénétrez trop profondément.) Vous devriez nettoyer les oreilles de l'animal environ une fois par mois, par exemple après lui avoir donné son bain.

EXPERTS CONSULTÉS

Susan E. Anderson, docteur en médecine vétérinaire, instructeur clinique de médecine au département de sciences cliniques des petits animaux à l'University of Florida College of Veterinary Medicine à Gainesville.

C.B. Chastain, docteur en médecine vétérinaire, doyen associé et professeur de chirurgie et de médecine vétérinaire à l'University of Missouri College of Veterinary Medicine à Columbia.

Linda Frank, docteur en médecine vétérinaire, professeur adjoint de dermatologie au département des sciences cliniques de médecine animale à l'University of Tennessee School of Veterinary Medicine à Knoxville.

Donald J. Klingborg, docteur en médecine vétérinaire, adjoint au doyen de l'University of California à Davis.

Anne Lampru, docteur en médecine vétérinaire, pratiquant à Tampa en Floride.

Allan Paul, docteur en médecine vétérinaire, pratiquant à l'University of Illinois College of Veterinary Medicine à Urbana-Champaign.

Michele Yasson, docteur en médecine vétérinaire, pratiquant à Rosendale dans l'État de New York.

La conjonctivite

Six solutions à examiner de plus près

Les yeux de votre chien coulent à tel point que vous le soupçonnez d'avoir revu «Love Story»? Votre chat s'occupe davantage de la croûte autour de ses yeux que de ses jouets bourrés de cataire?

La conjonctivite est l'un des troubles oculaires les plus répandus chez les chiens et les chats. Il s'agit de l'inflammation de la conjonctive, cette membrane transparente qui tapisse l'intérieur des paupières et se continue jusqu'à la cornée. La conjonctivite peut avoir plusieurs causes, dont les allergies, les infections ou la maladie de Carré, et ses symptômes sont l'encroûtement, le picotement et la rougeur des yeux, doublés d'une coulée de pus ou de larmes. Voici les conseils des vétérinaires en vue de la soulager.

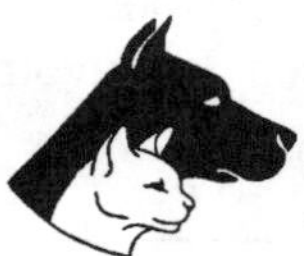

Pour chiens et chats

Afin d'accélérer la guérison et de soulager l'animal, il faut d'abord nettoyer les paupières. Humecter un chiffon doux ou un tampon d'ouate d'un peu d'eau tiède et nettoyez délicatement le contour des yeux. Répétez l'opération deux fois par jour ou plus souvent, le cas échéant.

Plutôt que de nettoyer les paupières à l'eau, vous pourriez employer un gommant pour le contour des yeux vendu sans ordonnance. Ce type de produit, dont le pH est équilibré, causera moins de picotement que l'eau. Vous pouvez vous procurer un gommant pour le contour des yeux dans une animalerie, mais un produit destiné aux êtres humains fera l'affaire. Suivez le mode d'emploi comme si c'était vous qui l'utilisiez.

Le gommant pour le contour des yeux nettoiera les paupières, mais il faudra aussi que la surface de l'oeil soit propre. Vous pourriez la nettoyer facilement en employant des gouttes ophtalmiques qui délogeront les particules pouvant causer le problème.

Ensuite, appliquez sur les yeux de l'animal une compresse tiède afin d'apaiser la démangeaison. Trempez un chiffon dans de l'eau tiède, essorez-le et appliquez-le délicatement sur ses yeux pendant cinq minutes. Cela contribuera à le soulager. Si l'animal se rebiffe à l'idée d'être ainsi aveuglé, n'appliquez la compresse que sur un oeil à la fois. Rincez le chiffon et recommencez sur l'autre oeil, s'il y a lieu.

Un toilettage régulier préviendra les infections oculaires, souvent causées par les poils emmêlés qui s'agglutinent autour de l'oeil. On peut prévenir la conjonctivite en brossant les poils vers l'arrière ou en les faisant tailler régulièrement.

Lorsque vous partez en balade, faites en sorte que l'animal ne puisse sortir la tête de la voiture. Des saletés pourraient se loger dans ses yeux et une infection pourrait s'ensuivre.

Quand consulter un vétérinaire?

Le traitement de la conjonctivite est relativement simple, mais une infection aux yeux non soignée peut entraîner une détérioration permanente de la vue. il faut donc consulter un vétérinaire dès l'apparition du moindre symptôme.

Dans certains cas, il prescrira un antibiotique afin de guérir l'infection. Il arrive parfois qu'un chien semble atteint d'une conjonctivite, alors qu'en réalité, il souffre du syndrome de l'oeil sec ou kératoconjonctivite sèche (les chats en souffrent rarement). Cela survient lorsque les glandes lacrymales ne sécrètent pas suffisamment de larmes pour lubrifier la surface de l'oeil.

Un vétérinaire fera une analyse des larmes de votre chien afin de déceler la nature du problème. Le cas échéant, il s'agira simplement de lui administrer des gouttes ophtalmiques, bien que certains prescriront également un antibiotique ou des stéroïdes.

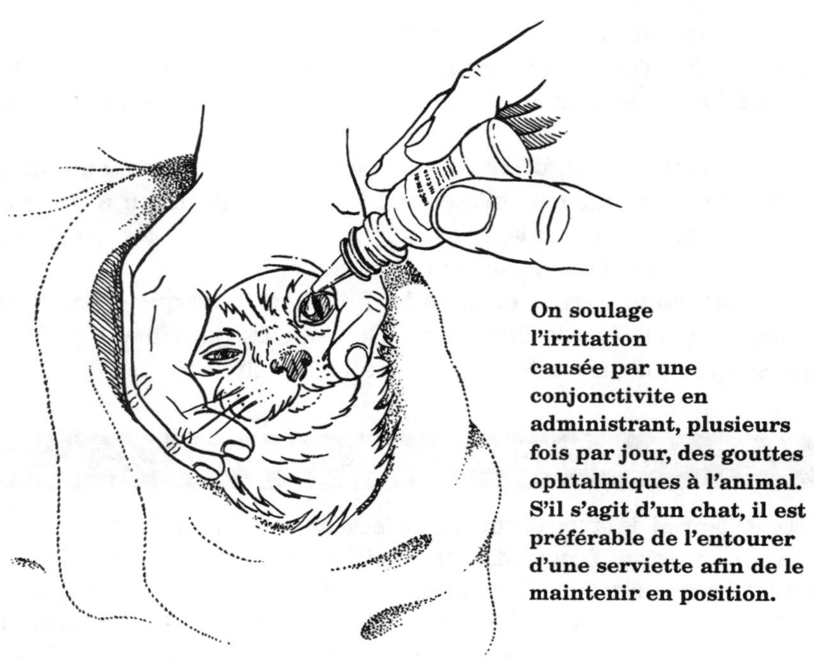

On soulage l'irritation causée par une conjonctivite en administrant, plusieurs fois par jour, des gouttes ophtalmiques à l'animal. S'il s'agit d'un chat, il est préférable de l'entourer d'une serviette afin de le maintenir en position.

EXPERTS CONSULTÉS

Janis H. Audin, docteur en médecine vétérinaire, rédactrice en chef de *Journal of the American Veterinary Medical Association* à Schaumburg dans l'Illinois.

Gary M. Bryan, docteur en médecine vétérinaire, professeur d'ophtalmologie au Washington State University College of Veterinary Medicine à Pullman.

Mary B. Glaze, docteur en médecine vétérinaire, professeur d'ophtalmologie au Louisiana State University School of Veterinary Medicine à Bâton Rouge, co-auteur de *The Atlas of Feline Ophtalmology.*

Art J. Quinn, docteur en médecine vétérinaire, professeur d'ophtalmologie à l'Oklahoma State University College of Veterinary Medicine à Stillwater.

David C. Smith, docteur en médecine vétérinaire, spécialiste des soins des yeux, pratiquant à Tulsa.

Les peurs

Huit stratégies rassurantes

Votre retriever doré tremble comme une feuille pendant un orage électrique. Votre chat hurle comme une hyène dès qu'il prend place dans une automobile. Vous vous estimez chanceux si vous réussissez à conduire votre compagnon à fourrure au salon de toilettage sans au préalable vous faire défigurer.

A l'instar des humains, certains animaux souffrent de phobies. Les choses les plus simples, l'inconnu, les feux d'artifice ou les coups de feu, leur causent une peur irrationnelle. Voici ce que recommandent les experts en vue de les rassurer.

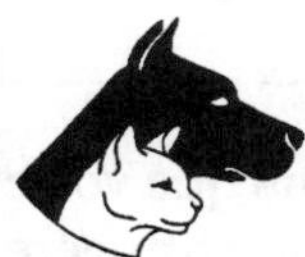

Pour chiens et chats

De la prudence. Même si d'instinct, afin de le réconforter, vous avez envie de serrer contre vous un animal qui cède à la panique, il vaut mieux ne pas s'en approcher. Un animal pris de peur peut mordre même son maître adoré. N'entrez pas en contact avec un animal paniqué, nous dit une spécialiste du comportement animalier. Attendez qu'il se soit calmé avant de l'approcher.

Aidez-le à se calmer. Bien sûr, votre animal ne pratiquera pas le yoga, mais vous pouvez tout de même l'aider à relaxer. Faites-lui faire les exercices qu'il a appris, p. ex. s'asseoir et se coucher. Le fait d'accomplir des gestes familiers le distraira et favorisera la détente. De plus, si vous êtes calme et serein, il sera plus enclin à se calmer.

Si vous chien craint le tonnerre et que vous vous empressez à le prendre et à le bichonner pendant les orages, vous le récompensez de sa peur et il y a fort à parier qu'il se montrera très effrayé au cours des orages subséquents. Il n'y a pas de mal à adresser quelques paroles et gestes de réconfort à un animal tremblotant, mais ne le bichonnez pas. Quand il s'apercevra que vous ne faites pas tout un plat de son état, il apprendra à maîtriser ses réactions.

Votre vétérinaire pourrait vous proposer une thérapie afin que l'animal apprenne à apprivoiser la peur responsable de son anxiété. Pour ce faire, il l'exposera peu à peu à l'objet de sa crainte, jusqu'à

Quand consulter un vétérinaire?

Quiconque possède un animal domestique doit un jour ou l'autre le rassurer lorsqu'il est craintif, mais parfois rien ne vient à bout de ses peurs. Un animal atteint de phobie peut uriner, griffer ou mordre; certains se sauvent ou se cachent.

Un animal qui souffre régulièrement d'anxiété extrême est dangereux, tant pour lui-même que pour son entourage. Il faut alors consulter un spécialiste.

Dans la plupart des cas, on le mettra en thérapie de désensibilisation; cela consiste à l'exposer peu à peu à l'objet de sa crainte, jusqu'à ce qu'il n'en ait plus peur. Le vétérinaire pourrait vous montrer comment faire ou vous diriger chez un spécialiste du comportement animalier. Avec le temps et beaucoup de patience, ce type de thérapie peut s'avérer très efficace, bien qu'il faille administrer à certains animaux un anxiolytique (un tranquillisant propre à combattre l'anxiété).

ce qu'il soit en mesure de se dominer. Par exemple, disons que votre chat craint les inconnus. Il peut apercevoir une personne étrangère à dix mètres sans se sentir menacé, mais avoir peur du même homme quand il s'approche à trois mètres. Afin de l'aider à surmonter cette crainte, demandez à un ami de se tenir à dix mètres de votre chat, puis de s'en rapprocher lentement, disons à huit mètres. Donnez ensuite une gâterie au chat pour le récompenser. Refaites l'exercice pendant des jours, des semaines ou des mois, en demandant à l'ami de s'approcher un peu plus du chat, à chaque fois, jusqu'à ce qu'il soit en mesure de lui donner à manger.

Si votre chien craint le tonnerre, faites-lui écouter une bande-son enregistrée durant un orage. Au départ, réglez le volume à faible intensité et récompensez-le s'il conserve son calme. Puis, augmentez graduellement le volume. Éventuellement, il pourra se sentir en sécurité pendant de vrais orages.

Souvent, l'animal associe la promenade en auto et la visite chez le vétérinaire. Vous devriez lui montrer qu'une auto sert à d'autres fins. Encouragez-le à monter à bord de votre auto alors qu'elle est immobilisée. Prenez place avec lui, caressez-le, donnez-lui une petite gâterie. Lorsqu'il semblera à l'aise, faites tourner le moteur et donnez-lui le temps de s'y habituer. Vous en viendrez peu à peu à sortir l'auto de l'entrée de garage et à l'y replacer. Lorsque vous serez en mesure de l'emmener en balade, n'allez surtout pas chez le vétérinaire!

Certains animaux sont apeurés lorsqu'ils entendent la voix d'un homme. D'une part, la voix masculine est plus grave que celle d'une femme et d'autre part, les chiens utilisent cette même fréquence lorsqu'ils grondent. Lorsqu'on s'adresse à un animal effrayé en employant un ton enjoué ou une voix plus claire, il a tendance à se calmer.

Les dresseurs de chiens de compétition habituent leurs protégés à toute une gamme de situations stressantes auxquelles ils seront confrontés, qu'il s'agisse de se retrouver dans les bras d'un inconnu ou d'entendre un tonnerre d'applaudissements. Il faut habituer l'animal dès son jeune âge; brossez-le chaque fois que vous en avez le temps, examinez ses oreilles, sa gueule et ses pattes. Posez-le sur une table. Par la suite, récompensez-le de sa bonne conduite. S'il associe ces expériences à la récompense qui s'ensuit, il finira par avoir hâte d'aller chez le vétérinaire ou au salon de toilettage.

EXPERTS CONSULTÉS

Daniel Q. Estep, Ph.D., spécialiste du comportement animalier appliqué, pratiquant à Littleton dans le Colorado.

Debra Horwitz, docteur en médecine vétérinaire et experte-conseil en comportement animalier, pratiquant à St. Louis.

Wayne Hunthausen, docteur en médecine vétérinaire, expert-conseil en comportement animalier pratiquant à Westwood dans le Kansas, président de la American Veterinary Society of Animal Behaviour et co-auteur de *Practitioner's Guide to Pet Behavior Problems.*

Karen Overall, docteur en médecine vétérinaire, conférencière spécialiste de la médecine comportementale au département d'études cliniques de l'University of Pennsylvania School of Veterinary Medicine à Philadelphie.

La fièvre

Cinq moyens de faire chuter le mercure

Votre animal est las et refuse de manger? Vous vous demandez ce qui ne va pas? Il a probablement contracté un virus. La température normale d'un chien et d'un chat oscille entre 38 et 39°C. Dès que le mercure excède 39°, l'animal est malade et vous feriez mieux de téléphoner à un vétérinaire. La fièvre est rarement dangereuse et elle disparaît, la plupart du temps, en même temps que la maladie. Entre-temps, voici ce que recommandent les experts consultés afin de soulager l'animal et de faire baisser sa température.

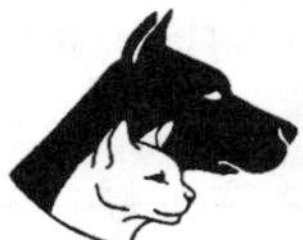

Pour chiens et chats

L'application de compresses fraîches favorisera la chute de température chez l'animal. Faites tremper un chiffon ou un linge à vaisselle dans l'eau fraîche, essorez-le et appliquez-le doucement sur le ventre de l'animal. Vous pourriez faire de même avec un chiffon imbibé d'alcool isopropylique. L'alcool s'évapore rapidement et contribue à faire chuter la température.

Si votre animal supporte la chose, vous pourriez le faire tremper pendant cinq à dix minutes dans un bain d'eau fraîche (non pas froide) et sa fièvre diminuera.

Afin de faire tomber la fièvre chez un animal de petite taille, enveloppez-le d'une serviette imbibée d'eau fraîche. La plupart des animaux apprécient la fraîcheur. Rafraîchissez régulièrement la compresse pour que l'animal en ressente les bienfaits.

Un animal fiévreux risque de se déshydrater, aussi importe-t-il que sa gamelle d'eau soit constamment pleine. S'il semble peu disposé à boire, présentez-lui des glaçons. En général, les animaux adorent croquer et la glace leur fournira un supplément d'eau.

Les vétérinaires sont prudents avant de prescrire à un animal un remède destiné aux humains, mais l'aspirine est parfois indiquée pour faire tomber la fièvre. Chez un chien, la dose est d'environ le quart d'un cachet glacé de 325 mg par tranche de 5 kg. L'aspirine peut être dangereuse pour un chat; n'en donnez donc pas au vôtre avant d'avoir consulté le vétérinaire. De même, ne donnez pas à votre animal des comprimés d'ibuprofène ou d'acétaminophène en remplacement de l'aspirine. Les succédanés de l'aspirine sont contre-indiqués pour les chiens et les chats. Il est entendu qu'il faut toujours obtenir l'accord de son vétérinaire avant de donner de l'aspirine ou tout autre remède destiné aux humains à un animal.

Quand consulter un vétérinaire?

En général, la fièvre est causée par une infection virale mineure mais elle peut être le symptôme d'une affection plus grave, telle que l'hépatite, la pneumonie ou la maladie de Lyme.

Afin de prendre la température de l'animal, enduisez légèrement de gelée de pétrole un thermomètre rectal. (Un thermomètre comme vous en employez fait l'affaire, bien que vous devriez en réserver un à l'usage exclusif de votre animal.) Tenez le thermomètre d'une main et la queue de l'animal de l'autre; insérez délicatement les deux tiers du thermomètre dans le rectum et patientez deux ou trois minutes. Si le mercure dépasse 39°C, ne courez aucun risque et téléphonez à un vétérinaire.

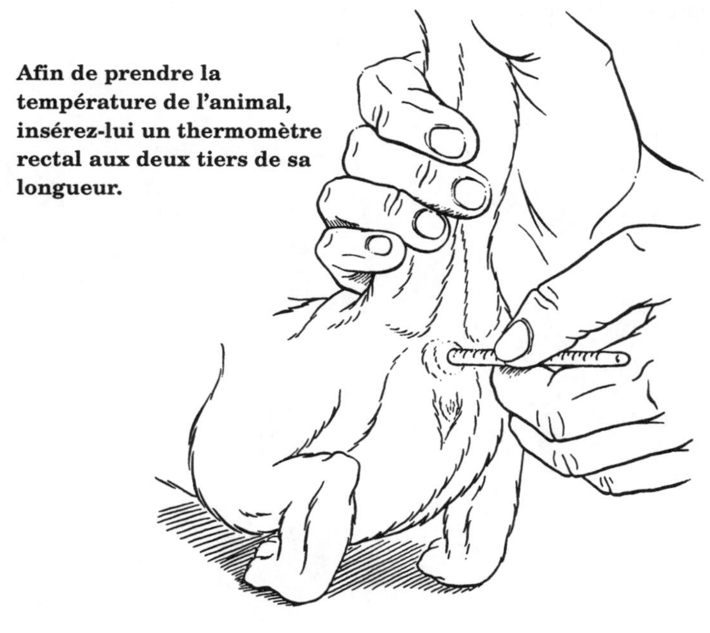

Afin de prendre la température de l'animal, insérez-lui un thermomètre rectal aux deux tiers de sa longueur.

Qu'en est-il de son nez?

Au même titre que nous avons le réflexe de poser la main sur le front d'un enfant pour savoir s'il a de la fièvre, nous touchons le museau d'un animal pour évaluer son état.

Si les chiens et les chats apprécient cette marque d'attention, cette méthode, selon un vétérinaire consulté, ne permet en rien de connaître leur température.

L'intérieur du nez des chiens et des chats est tapissé de glandes muqueuses chargées de l'hydratation. Le nez d'un animal fiévreux peut être chaud et sec, au même titre qu'il peut être frais et humide. Ne vous fiez pas au museau de votre animal pour jauger sa température; employez plutôt un thermomètre.

EXPERTS CONSULTÉS

Jeffrey Feinman, docteur en médecine vétérinaire, pratiquant à Weston dans le Connecticut.

Lisardo J. Martinez, docteur en médecine vétérinaire, pratiquant à Miami en Floride.

Paul Schmitz, docteur en médecine vétérinaire, pratiquant à Joliet dans l'Illinois.

Un comportement bagarreur

Seize conseils pour calmer les gladiateurs

Chaque nuit, votre chat part à l'aventure, s'attire des ennuis et rentre de bon matin comme s'il était passé dans un mélangeur électrique. Votre toutou est généralement calme et digne, mais dès qu'il aperçoit un de ses congénères, il se transforme en un méchant molosse. Si les bagarres entre animaux nous effraient et comportent des risques pour les opposants, il n'en demeure pas moins qu'elles sont fréquentes. Voici quelques moyens d'éviter qu'elles ne se produisent trop souvent.

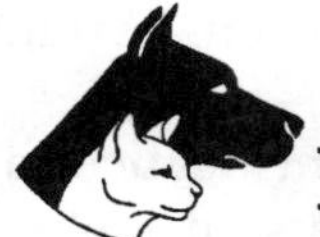

Pour chiens et chats

Ne vous interposez pas entre les belligérants. Dans le feu du combat, un chat ou un chien ne regarde pas avant de mordre. Nombre de proprios ont été mordus en tentant d'intervenir lors d'une bagarre opposant leurs animaux. Restez donc à l'écart. Si vous devez absolument intervenir, p. ex. pour éviter que votre animal ne soit gravement blessé, jetez d'abord une épaisse couverture sur les opposants. Vos mains seront ainsi protégées contre les morsures éventuelles.

Lorsque vous êtes témoins de l'échauffement des esprits préalable au combat, interrompez l'agression en lançant fermement: «Non!» d'une voix grave. Les animaux associent une voix grave à une menace et sont plus susceptibles d'en prendre acte que s'il s'agit d'une voix flûtée.

Si l'escarmouche survient en un endroit où traîne un boyau d'arrosage, une douche d'eau froide calmera l'ardeur des gladiateurs. Vous pourriez également leur lancer un pichet d'eau froide. Il est parfois difficile de calmer certains animaux au tempérament colérique; préparez-vous à employer de l'eau en quantité.

Lorsque les chiens ou les chats se rencontrent, on peut s'attendre à ce qu'ils montrent les crocs, qu'ils grognent, qu'ils miaulent et qu'ils se chamaillent un peu. La plupart du temps, c'est leur façon de faire connaissance. S'ils en viennent parfois à la bousculade, règle générale, elle prend fin au bout d'une minute ou deux.

Pour faire en sorte que votre compagnon comprenne qu'un animal inconnu n'est pas nécessairement hostile, vous devriez lui faire rencontrer ses congénères le plus souvent possible. Il faut dresser et socialiser l'animal dès son plus jeune âge. Pour ce faire, vous pouvez l'inscrire à un cours de dressage ou l'emmener au jardin public aussitôt qu'il a reçu ses premiers vaccins, en général vers sa douzième semaine.

Prévoyez faire les présentations à un moment de la journée où l'animal est habituellement paisible. Ainsi, il est préférable de lui faire rencontrer des inconnus après un repas ou au retour d'une longue promenade, alors qu'ils ont sommeil ou sont fatigués.

Faites les présentations en territoire neutre. Plutôt que de les mettre en présence à votre résidence, où le sentiment d'appartenance territoriale est exacerbé, organisez la rencontre en terrain neutre, dans un parc par exemple.

Faites-les castrer en bas âge. Les mâles castrés ont beaucoup moins envie de se battre; même les femelles stérilisées sont moins agressives, donc moins susceptibles de se bagarrer. Si vous faites stériliser l'animal avant l'âge de six mois, nombre de problèmes ne surviendront jamais.

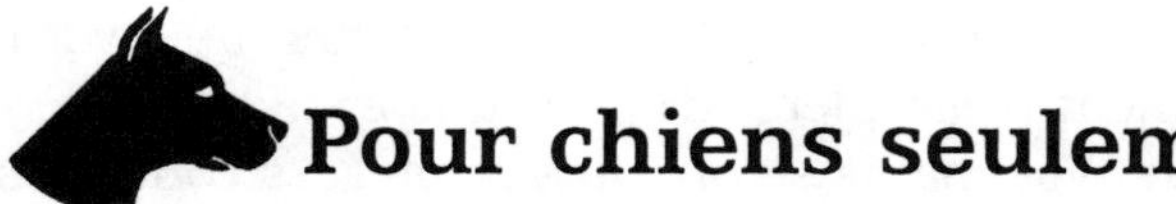

Pour chiens seulement

Lorsque vous sortez en public, tenez-le toujours en laisse. Si une bagarre semble se préparer, vous serez alors en mesure de l'éviter. Lorsque deux chiens font connaissance, laissez-les se flairer l'épaule et le derrière. Puis, comptez jusqu'à cinq, dites-leur: «Braves chiens!» et poursuivez votre route.

Bien sûr, il est normal de tirer sur la laisse à l'approche d'un autre chien, mais cela oblige le vôtre à redresser la tête et il se trouve ainsi en position de combat. Cette posture qu'il n'a pas cherchée lance un message agressif à son vis-à-vis qui peut déclencher une attaque. Faites en sorte de relâcher sa laisse.

Respectez leur hiérarchie. Les chiens ont longtemps vécu en meutes et leur comportement est régi par des règles très strictes. Afin d'éviter les combats entre les membres d'une famille, vous

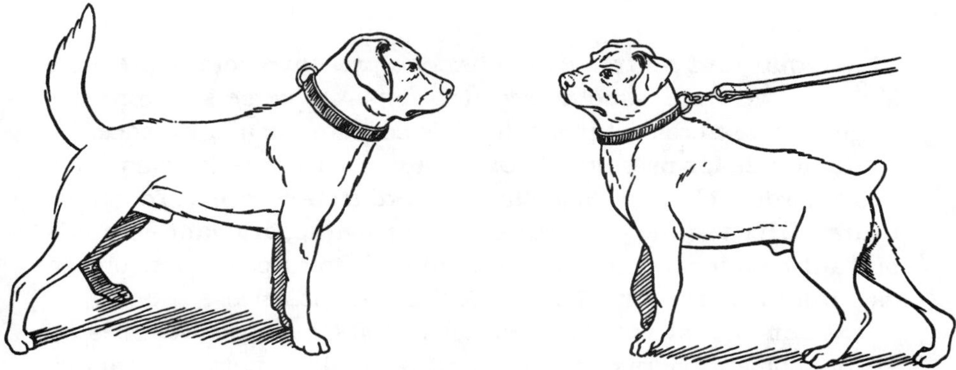

Lorsque deux chiens se rencontrent, il est normal que la laisse soit haute et tendue. Hélas! l'animal est alors contraint de relever la tête, ce qui lui confère une allure agressive pouvant provoquer une bagarre.

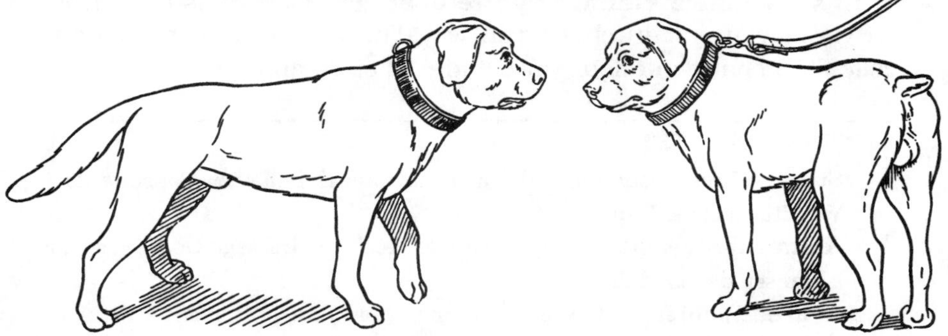

Relâchez la laisse, de sorte que votre chien et son congénère puissent se saluer sans hostilité.

devriez témoigner davantage de respect aux aînés et accorder plus d'attention aux plus jeunes. Un chien qui a vécu plus longtemps que les autres devrait recevoir davantage de privilèges. Il faut le saluer en premier, le brosser en premier, lui donner une gâterie en premier.

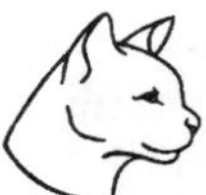

Pour chats seulement

L'arrivée d'un autre chat dans la maisonnée peut soulever des tensions entre le nouveau venu et le pensionnaire de longue date. Afin de minimiser les risques de combat, prévoyez une litière pour chacun des chats. De même, vous pourriez poser les gamelles de vos félins dans des pièces distinctes.

Lorsque vous mettez deux chats en présence pour la première fois, prévoyez une issue de secours. Ainsi, ils ne se sentiront pas piégés et ne se croiront pas obligés de se résoudre à la violence.

Au lieu de les présenter l'un et l'autre sans préavis, vous pourriez amortir le choc en les mettant d'abord en présence de l'odeur de l'autre. Déposez une couverture ou un jouet appartenant à l'un, là où l'autre pourra le renifler, et quand ils finiront par se rencontrer, ils auront l'impression d'être de vieilles connaissances.

Idéalement, si vous voulez deux chats, procurez-vous-les au même moment, alors qu'ils sont tout petits. Les chats qui grandissent ensemble sont moins susceptibles de se bagarrer que ceux qui font connaissance à l'âge adulte.

Si vous aimez vraiment votre chat, gardez-le dans la maison. La vie moyenne d'un chat errant est d'un an ou deux, tandis que celle d'un chat d'intérieur varie entre 12 et 14 ans.

EXPERTS CONSULTÉS

Steve Aiken, propriétaire de la firme Animal Behavior Consultants à Wichitas dans le Kansas.

Anita Fahrenwald, co-propriétaire de l'école de dressage Good Neighbor à Hansen dans l'Idaho.

Andrea Fochios, docteur en médecine vétérinaire, pratiquant à Ferndale dans l'État de New York.

Wayne Hunthausen, docteur en médecine vétérinaire, expert-conseil en comportement animalier à Westwood dans le Kansas, co-auteur de *Practitioner's Guide to Pet Behavior Problems.*

Marti Kincaid, co-propriétaire de l'école de dressage Good Neighbor à Hansen dans l'Idaho.

Vicki L. White, dresseuse et experte-conseil à la Marin Humane Society à Novato en Californie.

John C. Wright, Ph.D., spécialiste du comportement animalier, professeur de psychologie à la Mercer University à Macon en Géorgie et membre de la faculté à l'University of Georgia School of Veterinary Medicine à Atlanta.

Les flatulences

Treize moyens de combattre les vents

Inutile de prétendre que Fido ne vesse pas. Il ne peut s'en empêcher. Si les gaz intestinaux sont partie intégrante de la digestion, il n'en demeure pas moins que certains chiens en laissent échapper plus souvent qu'à leur tour.

Les flatulences n'épargnent pas les chats, bien que leur type de nourriture et leurs habitudes alimentaires y mettent un bémol en comparaison de celles du chien. Sans compter qu'il existe un écart important entre les flatulences d'un petit chat et celles d'un molosse.

Peu importe de qui elles proviennent, les flatulences n'ont rien d'agréable. Voici quelques tuyaux en vue de réduire leur occurrence.

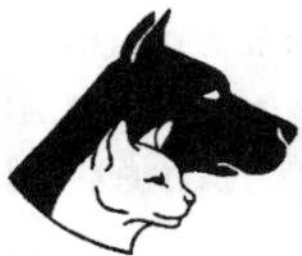

Pour chiens et chats

L'exercice favorise la sortie des gaz présents dans l'intestin: si l'animal se soulage tandis qu'il marche, davantage de gaz pourront être ainsi évacués.

Les graines de soja, qui regorgent de protéines, pourraient être responsables des flatulences de votre animal. Elles comptent souvent jusqu'à 25 p. cent de certaines marques de nourriture pour animaux. Certains chiens ou chats ont parfois du mal à digérer le soja; il faudrait alors changer sa nourriture en faveur d'une autre qui en contient moins ou pas du tout.

Afin de déterminer la teneur en soja d'un produit, lisez attentivement la liste des composants sur l'emballage. Les ingrédients paraissant en début de liste forment le corps du produit, tandis que ceux énumérés en dernier sont présents en quantités moindres.

Modifiez lentement l'alimentation de votre animal. Si vous constatez que la qualité de l'air empire depuis que vous avez changé de marque de nourriture, c'est que la transition est trop rapide. Il faut du temps avant que les bactéries présentes dans le côlon s'adaptent à une nouvelle nourriture. On conseille d'étaler la transition sur trois jours, en substituant chaque jour un tiers de l'ancienne marque par une quantité égale de la nouvelle.

Mettez les ordures ménagères en lieu sûr. Si votre animal fouille dans les poubelles, son système digestif en subira les conséquences pendant quelque temps.

Votre bête a-t-elle bon appétit? Dans l'affirmative, vous devrez affronter la vérité: les gloutons ont des gaz. Les excès de table surchargent l'intestin et des matières, qui autrement auraient été vite éliminées, se mettent à fermenter.

Évitez de donner à l'animal des suppléments vitaminiques et minéraux, car ils peuvent stimuler une action bactérienne au niveau de l'intestin, qui peut à son tour provoquer des flatulences. A moins qu'il ne se trouve une raison d'ordre médical pour donner des suppléments alimentaires à votre animal, il vaudrait mieux vous en abstenir.

Ne lui donnez aucun produit laitier. La plupart des chiens et des chats adultes ne peuvent digérer le lait qu'en très petite quantité, car ils ne produisent pas suffisamment l'enzyme appelée «lactase» qui est nécessaire à la digestion du lactose présent dans le lait. Cessez de donner du lait pendant quelques jours à un animal qui vesse et vous constaterez la différence. A la rigueur, donnez-lui du lait à teneur réduite en lactose.

Plusieurs marques de yaourt contiennent une bactérie qui facilite la digestion et réduit les flatulences. Une vétérinaire d'origine orientale recommande de donner 1/4 de cuillerée à thé de yaourt nature aux chats et aux chiens de petite taille, une cuillerée à thé aux chiens pesant entre 7,5 et 10 kg, et une cuillerée à soupe aux chiens de grande taille. En général, ils aiment le yaourt; vous n'aurez donc pas à le dissimuler dans la nourriture. Même les animaux qui ont une réaction au lactose s'accommodent en général très bien du yaourt.

Le charbon activé — disponible en vente libre dans les pharmacies — est certes malpropre, mais il absorbe efficacement les odeurs. Ajoutez-en entre 1/8 et 1/4 de cuillerée à thé à sa nourriture quotidienne; pour un animal de grande taille, vous pourriez augmenter la portion à 1/2 cuillerée à thé.

Toutefois, n'oubliez pas que le charbon activé peut absorber autant les nutriments présents dans le tube digestif que les flatulences. On ne doit pas en faire usage pendant plus de quelques jours à la fois.

Vendu dans les cliniques vétérinaires, le produit «CurTail» agit efficacement contre les flatulences. Il contient un enzyme qui favorise la dégradation des aliments, de sorte que leur digestion est facilitée et la combustion réduite. Ce produit est vraiment opérant, de l'avis des experts consultés.

Réduisez la concurrence à l'heure des repas. Si vous nourrissez deux animaux ou plus en même temps, ils auront tendance à s'empiffrer pour éviter que leurs compagnons ne jouent les pique-assiettes. Dans leur empressement, ils avalent de l'air qui ressortira sous forme de rots, de flatulences ou, avec un peu de chance, les deux. Si vous leur donnez à manger chacun leur tour, ils avaleront plus lentement et les fâcheuses conséquences du gloutonnement seront d'autant réduites.

Vous pourriez également ralentir son avidité en posant dans sa gamelle un objet encombrant, p. ex. une balle de tennis, pour lui faire obstacle. L'animal devra manoeuvrer pour prendre sa nourriture et sera, de ce fait, contraint de manger moins rapidement. Veillez à ce que l'objet en question soit suffisamment volumineux pour qu'il ne puisse l'avaler accidentellement en gobant sa nourriture. Prenez garde à ce que vous déposez dans sa gamelle.

Un autre moyen d'éviter les flatulences consiste à soulever sa gamelle par rapport au sol. S'il doit moins se pencher pour manger, il avalera moins d'air. Vous pourriez poser sa gamelle d'équerre sur une boîte ou vous procurer un support suffisamment haut pour qu'elle soit à la hauteur de sa gueule.

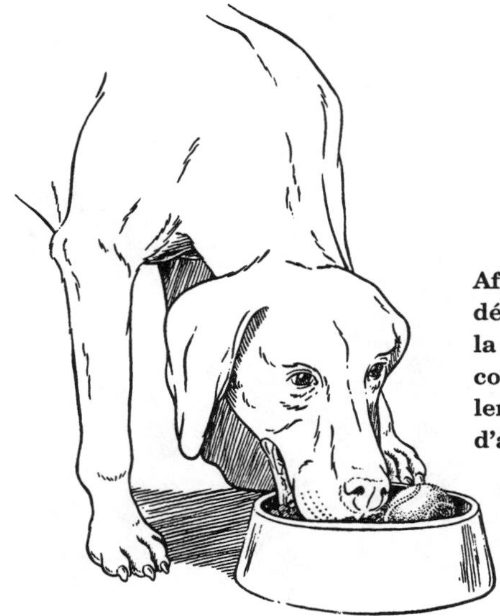

Afin de réduire les flatulences, déposez un objet encombrant dans la gamelle de l'animal. Il sera contraint de manger plus lentement et il avalera moins d'air.

EXPERTS CONSULTÉS

Katherine Brown, docteur en médecine vétérinaire, pratiquant à Salt Lake City dans l'Utah.

William D. Fortney, docteur en médecine vétérinaire, professeur adjoint de médecine animale au Department of Clinical Sciences au Kansas State University College of Veterinary Medicine à Manhattan dans le Kansas.

Richard Hill, B.V.M., Ph.D., assistant professeur de nutrition clinique et spécialiste de la médecine interne au département de Sciences animales à l'University of Florida College of Veterinary Medicine à Gainesville.

M. Lynne Kesel, docteur en médecine vétérinaire, professeur adjoint de chirurgie élective au département de sciences cliniques du Colorado State University College of Veterinary Medicine and Biomedical Sciences à Fort Collins.

Ann-si Li, docteur en médecine vétérinaire, experte en médecine vétérinaire orientale, pratiquant à Oakland en Californie.

Lawrence McGill, docteur en médecine vétérinaire, Ph.D., pathologiste vétérinaire pratiquant à Salt Lake City dans l'Utah.

Kathryn Michel, docteur en médecine vétérinaire, chercheuse et nutritionniste au département d'études cliniques de l'University of Pennsylvania School of Veterinary Medicine à Philadelphie.

Mark L. Morris, fils, docteur en médecine vétérinaire, Ph.D., expert-conseil en nutrition pratiquant à Topeka dans le Kansas, inventeur des nourritures pour animaux Science Diet et co-auteur de *Small Animal Clinical Nutrition.*

Les puces

Dix-neuf moyens de les lui secouer

En l'espace d'un mois, une puce peut produire (avec l'aide de ses copines) jusqu'à 250 000 descendants. De plus, pour chaque puce que vous apercevez sur votre animal, il peut s'en trouver jusqu'à cent fois plus sous une forme ou l'autre, dans le jardin, sur le parquet, dans la literie. Il s'agit d'une situation cauchemardesque.

On peut avoir beaucoup de mal à se débarrasser de ces petites bestioles. En fait, vous pourriez ne jamais pouvoir les éradiquer toutes de votre jardin ou de votre maison. Par contre, vous pouvez faire en sorte que votre animal en soit exempt. Il faut savoir que le combat contre les puces en est un sans fin, mais on peut en sortir vainqueur moyennant un peu de diligence. Voici comment faire.

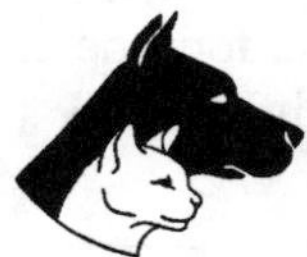

Pour chiens et chats

D'abord, donnez-lui un bain. Si votre animal consent à entrer dans la baignoire, lavez-le à l'aide d'un shampooing doux non médicamenteux; cela éliminera bon nombre d'indésirables. Si après coup il se gratte encore, redonnez-lui un bain, cette fois en employant un shampooing contre les puces.

Avant de donner son bain à votre chat (en supposant qu'il soit l'un des rares félins à y consentir), assurez-vous d'employer un shampooing expressément conçu pour les chats. Un produit sans danger pour les chiens peut s'avérer dangereux pour un chat. Lisez attentivement les directives sur l'étiquette. (Pour en savoir plus à propos de la baignade du chat, lisez «Comment donner son bain à un chat» en p. 202.)

En guise de solution de rechange au bain, faites l'essai d'un shampooing à sec qui mousse sans eau. Il est préférable d'employer un véritable shampooing, mais cette solution vaut mieux que rien. Assurez-vous que le produit utilisé convient aux chats.

Vous pourriez ajouter quelques gouttes d'huile d'eucalyptus ou de Hedeoma pulegioides au shampoing habituel du chat afin de repousser les puces. L'huile de Hedeoma pulegioides pure peut être toxique; il faut toujours la diluer avant de l'employer.

Comment donner son bain à un chat?

Tenter de donner un bain à un chat peut s'avérer aussi ardu que de tricoter avec du fil barbelé. S'il déteste l'eau, il sortira aussitôt de la baignoire et vous griffera au passage. Voici quelques conseils des vétérinaires qui vous aideront à savonner votre félin sans recevoir un coup de griffes.

Les chats détestent entendre l'eau couler. Emplissez donc la baignoire avant de le conduire à la salle de bains.

Ne lui mouillez pas le visage. Un chat qui aurait de l'eau jusqu'au coup succomberait aussitôt à la colère. Déposez-le doucement dans la baignoire en prenant soin de l'éclabousser le moins possible.

Afin de maîtriser votre félin féroce, vous pourriez vous procurer une sous-ventrière qui s'attache à une laisse, dotée d'une ventouse à une extrémité. La ventouse se fixe à la paroi de la baignoire ou de la cabine de douche et assujettit l'animal, de manière à ce que vous ayez les mains libres pour le shampouiner.

Posez un tapis de caoutchouc ou une caisse de plastique au fond de la baignoire, de sorte que votre chat puisse s'agripper à quelque chose. Ainsi, il risquera moins de vous griffer.

Passez votre chat au peigne fin chaque jour, cela permettra de contrôler les parasites. Faites tremper le peigne dans un bol d'eau savonneuse entre chaque coup, de manière à noyer les puces qui s'y trouveraient.

Une manière de dégoûter les puces de votre chat consiste à lui donner mauvais goût. Vous pourriez déplaire à leurs papilles gustatives en ajoutant de l'ail et de la levure de bière au petit-déjeuner de l'animal. En général, les chats en apprécient le goût, de sorte que vous n'aurez pas à les dissimuler. Quant aux puces, elles seront alors moins tentées de mordre votre ami.

Choisissez un bon collier contre les puces. Les colliers habituels, imprégnés d'insecticide, ne suffisent pas toujours à contrer les infestations abondantes. Sans compter qu'ils peuvent irriter la peau de l'animal. Il est préférable de vous procurer un collier contre les puces contenant une hormone de synthèse telle que le méthoprène. Virtuellement atoxique pour les mammifères, il stérilisera les oeufs avant qu'ils n'éclosent et qu'ils puissent reproduire le cycle perpétuel.

Au cours de la saison chaude, alors que les puces abondent, vous pourriez être tenté de vous procurer un collier électronique ultraso-

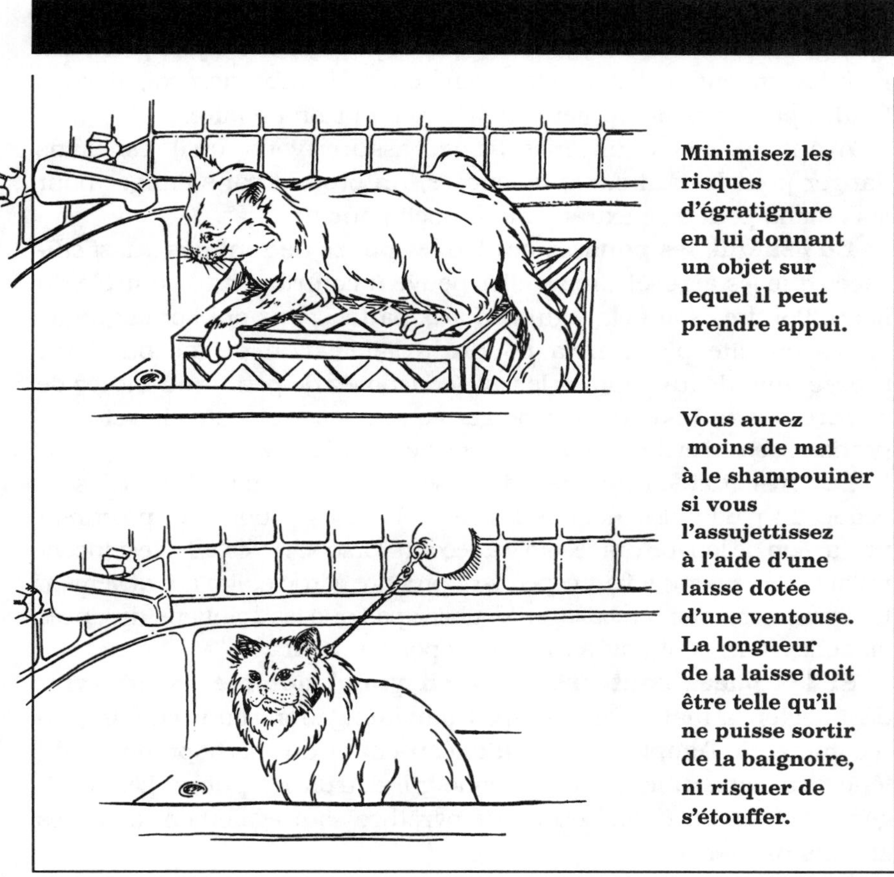

Minimisez les risques d'égratignure en lui donnant un objet sur lequel il peut prendre appui.

Vous aurez moins de mal à le shampouiner si vous l'assujettissez à l'aide d'une laisse dotée d'une ventouse. La longueur de la laisse doit être telle qu'il ne puisse sortir de la baignoire, ni risquer de s'étouffer.

nique, doté de toute la quincaillerie en vogue. Ne gaspillez pas votre argent! Non seulement ce type de collier est inefficace, mais encore, il émet des sons que peuvent percevoir les chiens et les chats et qui peuvent les rendre dingues.

Il existe un tas de traitements antipuces en aérosol très efficaces grâce auxquels les indésirables ne resteront pas à dîner. Ils contiennent du D-limonène (extrait des citrons et de la bergamote) et de la poudre de pyrèthre (fleur voisine des chrysanthèmes), deux insecticides efficaces et moins toxiques que les autres aérosols. Vous pouvez également vous procurer un produit aérosol contenant du méthoprène.

Lorsque vous pulvérisez un insecticide sur le pelage de l'animal, prenez grand soin d'éviter ses yeux, ses oreilles, son museau et sa gueule. Vous pourriez enduire un carré de gaze de produit et en éponger son visage. Étant donné que la plupart des chats prennent la fuite en entendant le sifflement d'une bombe aérosol, il vous faudra peut-être privilégier cette dernière façon de faire.

Avant d'acheter un insecticide, assurez-vous qu'il est sans danger pour les animaux. Ici encore, un produit sans danger pour les chiens peut être extrêmement nocif pour un chat.

En général, les poudres contre les puces ne sont pas aussi efficaces que les aérosols, mais elles peuvent contribuer au contrôle du fléau. Poudrez son pelage du cou aux pattes, sans oublier la queue. Faites ensuite pénétrer la poudre à l'aide d'un peigne ou d'une brosse. Afin de lui poudrer le visage, déposez de petites quantités de poudre sur le bout de vos doigts et massez son cuir chevelu, en prenant soin d'éviter le contour des yeux et le nez.

Les insecticides liquides dans lesquels on trempe l'animal sont beaucoup plus puissants que les aérosols et les poudres, et procurent une action de longue durée. On y a recours lorsque l'infestation est incontrôlable autrement; il faut cependant prendre garde et lire attentivement les indications sur l'emballage. N'oubliez pas que les solutions destinées aux chiens peuvent s'avérer mortelles pour un chat.

Si les puces sont présentes en grand nombre, vous devrez désinfecter la maison au complet par fumigation. Pour ce faire, on recommande l'emploi de produits contenant du méthoprène ou du fénoxycarbone, une autre hormone qui détruit les puces. Les fumigènes contenant de la poudre de pyrèthre sont également efficaces et sans danger.

Il existe des produits de rechange en remplacement des insecticides, p. ex. la diatomite ou la terre d'infusoires. Il s'agit d'algues microscopiques dont l'emploi ne comporte aucun risque. Elles absorbent la couche cireuse qui couvre les puces, causant ainsi leur dessèchement et leur mort.

Saupoudrez la poussière de diatomite sur la moquette et les fauteuils. Vous pourriez également en épandre dans les rainures et les fentes du parquet, des plinthes, etc. Pour ce faire, portez un masque contre la poussière ainsi que des lunettes de protection, de manière à éviter que les infimes particules s'infiltrent dans vos poumons ou vos yeux. Répandez-les à l'aide d'un balai, puis passez l'aspirateur quelques jours plus tard.

La poussière de diatomite, vendue dans les animaleries, est inactivée par l'eau; aussi, elle ne peut être utilisée qu'à l'intérieur.

La guerre contre les puces

Le contrôle des naissances chez les puces ne tient plus de la science-fiction. La Food and Drug Administration américaine vient d'approuver l'emploi d'un produit appelé «Program» qui risque de modifier du tout au tout la manière dont les Américains combattent les puces.

Contrairement aux poudres et aux aérosols, ce produit ne contient pas d'insecticide mais un composé, dit «lufenuron», qui empêche les oeufs de puces de parvenir à maturité.

En outre, lorsqu'une puce femelle nourrit un petit traité avec ce produit, elle devient stérile. Si ce produit ne rendra pas caduques les autres méthodes d'éradication des puces, il facilitera grandement la tâche de ceux qui ont un animal aux prises avec ce problème.

Assurez-vous d'employer de la poussière de diatomite amorphe, car la forme vitreuse, employée dans les filtres de piscine, est inefficace contre les puces et peut s'avérer dangereuse pour qui en inhalerait.

Passez l'aspirateur une fois par semaine. Il s'agit d'un moyen atoxique et très efficace de contrôler l'épidémie. Soyez particulièrement méticuleux dans les endroits préférés de l'animal, p. ex. là où il se couche. N'oubliez pas les rainures et fissures, les plinthes et, surtout, la moquette ou les tapis.

Pour empêcher qu'une colonie de puces voraces ne s'installent à l'intérieur de votre aspirateur, retirez le sac de poussières, mettez-le dans un sac de plastique fermé de façon étanche et placez-le au congélateur ou au soleil. La température, à ses extrêmes, tuera les indésirables.

Plus votre maison est en désordre, plus les puces disposent d'endroits où se mettre à l'abri. Dégagez les parquets de tout ce qui les jonche et pourrait être rangé ailleurs, p. ex. les cartons, les jouets et les livres.

Jouez d'astuce! Tendez-leur un piège. Branchez une veilleuse sous laquelle vous poserez un grand plat empli d'eau (un moule à lasagne fera parfaitement l'affaire). Étant donné que la chaleur attire les puces, elles se dirigeront vers la lumière, certaines s'y brûleront et chuteront dans l'eau pour s'y noyer. Cette solution ne résoudra pas le pro- blème mais, dans la guerre contre les puces, chaque cadavre importe.

Circonscrivez les pièces où l'animal peut entrer et votre problème sera diminué d'autant. Lui interdire l'accès de quelques pièces le dérangera peu et vous aurez moins d'efforts à déployer afin d'endiguer l'infestation.

Vous devrez laver la housse des coussins et la literie de l'animal une fois par semaine afin d'éliminer les puces. Si votre animal dort sur un épais coussin ou un matelas difficile à mettre à la lessive, couvrez-le d'un ligne ou d'une serviette que vous laverez une fois par semaine. Lorsque vous retirerez la serviette, prenez soin de la rouler afin d'y retenir les puces et les oeufs. Sinon, elles s'échapperont et se logeront ailleurs.

Si vous emmenez l'animal en auto, couvrez le fauteuil où il prend place d'une housse ou d'une serviette que vous pourrez laver par la suite. Sinon, l'infestation se propagera à l'intérieur de l'habitacle. Vous pourriez y passer l'aspirateur fréquemment et même y pulvériser un aérosol antipuces.

Afin de maîtriser l'infestation dans le jardin, nombre d'experts recommandent d'employer des nématodes, c.-à-d. des vers microscopiques parasites des larves et des pupes de plusieurs insectes, dont les puces. On se les procure dans les animaleries et les jardineries (une boîte de 300 g contient environ 100 millions de nématodes). Suivez le mode d'emploi paraissant sur l'emballage. En général, vous n'avez qu'à verser les nématodes dans le contenant d'un pulvérisateur fixé à un boyau d'arrosage pour ensuite les répandre dans le jardin, surtout dans les endroits ombragés et humides, là où les puces abondent. Les nématodes disparaîtront lorsque les puces seront éliminées.

Experts consultés

Mary L. Brennan, docteur en médecine vétérinaire, pratiquant à Atlanta, co-auteur de *The Natural Dog: A Complete Guide for Caring Owners.*

George G. Doering, docteur en médecine vétérinaire, dermatologue vétérinaire pratiquant à Walnut Creek en Californie.

Tanya Drlik, spécialiste de la lutte antiparasitaire au Bio-Integral Resource Center, un organisme à but non lucratif chargé de trouver des solutions de rechange aux insecticides, à Berkeley en Californie.

Michael Dryden, docteur en médecine vétérinaire, Ph.D., professeur associé de parasitologie vétérinaire au Kansas State University College of Veterinary Medicine à Manhattan dans le Kansas.

Carol Emsley, spécialiste en toilettage au salon Blue Ribbon Groomer à Livonia dans le Michigan, membre du conseil d'administration de l'American Grooming Shop Association.

Robert Hilsenroth, docteur en médecine vétérinaire, directeur administratif de la Morris Animal Foundation à Englewood en Californie.
Philip Kass, docteur en médecine vétérinaire, Ph.D., professeur associé d'épidémiologie à la School of Veterinary Medicine de l'University of California à Davis.
Dawn Logas, docteur en médecine vétérinaire, professeur adjoint de dermatologie à l'University of Florida College of Veterinary Medicine à Gainesville.
Richard H. Pitcairn, docteur en médecine vétérinaire, Ph.D., pratiquant à Eugene dans l'Oregon, auteur de *Dr. Pitcairn's Complete Guide to Natural Health for Dogs and Cats.*
Pete Schaubhut, docteur en médecine vétérinaire, pratiquant à New York.

Sensibilité et allergies alimentaires

Neuf moyens d'y remédier

Chez un chien ou un chat qui souffre de sensibilité ou d'allergies alimentaires, une marque de nourriture contre-indiquée peut déclencher une suite de symptômes désagréables variant entre le vomissement, la diarrhée et les démangeaisons incessantes.

Dans la plupart des cas, ce type d'ennui est facile à traiter. Il s'agit de substituer à la nourriture en question, une marque différente, que l'animal tolère bien. Voici les recommandations des experts afin que l'animal reprenne plaisir à manger.

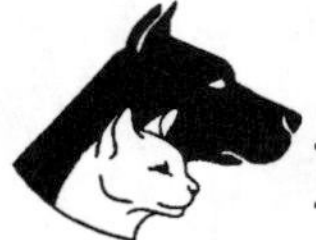

Pour chiens et chats

Ne lui donnez aucun reste de table. Plusieurs de nos aliments peuvent causer des ennuis aux animaux domestiques: le fromage fermenté, la saucisse de boeuf, le thon en conserve, le blanc d'oeuf et même les tomates peuvent provoquer une allergie alimentaire.

De même, évitez les produits laitiers. Certains animaux ont du mal à digérer le lait et le fromage parce qu'ils manquent d'une enzyme (la lactase) nécessaire à la digestion du lactose présent dans les produits laitiers. Un animal qui ne peut digérer le lactose aura la diarrhée.

Le seul moyen de savoir si tel ingrédient ou tel aliment cause une allergie consiste à le supprimer de son alimentation pendant une période pouvant se prolonger jusqu'à 12 semaines. Il faut procéder par élimination et surveillez si son état s'améliore graduellement.

Étant donné que vous ne connaîtrez pas le coupable d'entrée de jeu, le vétérinaire vous conseillera peut-être un régime d'exclusion. Il consiste à lui servir une nouvelle nourriture jusqu'à ce que les symptômes de l'allergie aient disparu et de lui redonner un à la fois ses anciens aliments jusqu'à l'éruption de symptômes. Alors vous connaîtrez la cause de son allergie.

Afin qu'un régime d'exclusion soit efficace, il faudra servir à l'animal une nourriture composée d'ingrédients auxquels il n'a jamais été exposé. Changer de marque ne suffit pas, car nombre de produits commercialisés contiennent les mêmes ingrédients. Idéalement, une seule source de protéines, à laquelle l'animal n'a jamais été exposée, devrait composer son premier menu.

Lisez attentivement la liste des ingrédients de sa nourriture habituelle. Il s'y trouve probablement du boeuf, du poisson, du poulet, des oeufs, du lait, du blé, du soja ou du maïs. De cette manière, vous connaîtrez les aliments auxquels il a déjà été exposé. Il vous faudra alors trouver une marque de nourriture qui est exempte de chacun de ces aliments.

Vous pourriez contrôler ce que mange votre animal pendant le régime d'exclusion en préparant vous-même des aliments hypoallergènes. Pour un chien, vous obtiendrez un succès en lui présentant du riz auquel vous aurez préalablement ajouté une préparation pour bébé contenant de l'agneau (si sa nourriture habituelle ne contient pas d'agneau, bien entendu). Si vous avez un chat, offrez-lui seulement la nourriture pour bébé car les félins n'aiment pas le riz.

Si vous n'avez pas envie d'apprêter vous-même sa nourriture, le vétérinaire vous recommandera une préparation du commerce. Il existe plusieurs sortes de nourriture préparées à partir de protéines de sources inhabituelles (p. ex. le lapin ou la venaison) auxquelles on peut avoir recours afin d'éliminer les allergies alimentaires.

Un régime d'exclusion exige de supprimer toute gâterie, jouet à ronger et vitamines à croquer. Tant que vous ne connaîtrez pas la cause des ennuis de votre bête, elle ne doit rien avaler d'autre que sa nourriture diète et, de préférence, de l'eau distillée.

Lorsque les symptômes auront disparu, il faudra redonner graduellement à votre animal les aliments qu'il avait l'habitude de consommer, un seul à la fois, afin de constater lequel fait problème. Présentez-lui le même aliment pendant cinq journées consécutives avant d'en introduire un nouveau.

Donnez-lui un peu de tofu pour voir s'il est allergique au soja. Vous devriez également lui faire subir un test allergologique pour le boeuf, le poulet, le blé, le maïs et les oeufs. En général, les animaux ne sont pas allergiques à plus d'un ou deux ingrédients. Vous devriez être en mesure de provoquer ou de stopper une réaction alimentaire aussi facilement que l'on appuie sur un interrupteur. Si

Chassés-croisés allergisants

Il est difficile de déceler les allergies alimentaires. Chiens et chats peuvent être allergiques à une pléthore de protéines. De plus, ils peuvent être sensibles à autre chose, p. ex. les puces ou le pollen. En certains cas, l'animal ne montre des symptômes que s'il a été exposé à tous ces différents facteurs au même moment. Si cette polysensibilité peut être ardue à diagnostiquer, son traitement n'est pas nécessairement compliqué. Il suffit parfois de supprimer un seul des allergènes pour que la sensibilité alimentaire disparaisse.

les signes refont surface, vous êtes en présence d'une cause et d'un effet.

Lorsque vous connaissez les ingrédients auxquels l'animal est allergique, vous aurez le choix entre 20 et 30 marques qui seront sans effet sur lui.

EXPERTS CONSULTÉS

Lowell Ackerman, docteur en médecine vétérinaire, Ph.D., dermatologue vétérinaire pratiquant à Scottsdale en Arizona, auteur de *Skin and Haircoat Problems in Dogs.*

Dan Carey, docteur en médecine vétérinaire, directeur du Service des communications techniques chez IAMS à Dayton dans l'Ohio.

James Jeffers, docteur en médecine vétérinaire, dermatologue vétérinaire pratiquant à Gaithersburg dans le Maryland.

John MacDonald, docteur en médecine vétérinaire, professeur associé de dermatologie à l'Auburn University College of Veterinary Medicine dans l'Alabama.

Richard W. Markham, docteur en médecine vétérinaire, chef du Service de la consultation chez Hill's Pet Nutrition à Topeka dans le Kansas.

Alexander Werner, docteur en médecine vétérinaire, pratiquant à Studio City en Californie, spécialisé en dermatologie.

Les fines gueules

Six solutions appétissantes

Vous vous souvenez peut-être de Morris le difficile, ce félin capricieux qui fut catapulté au sommet de la renommée commerciale par suite de ses publicités télévisées. Si votre chat fait la fine gueule, vous aurez sûrement l'impression que Morris, par comparaison, était une créature de rêve. A tout le moins, il appréciait une marque de nourriture, tandis que le vôtre fait la moue devant presque tout.

Ne vous tracassez pas pour autant, conseillent les experts. Il arrive qu'un chat ou un chien saute un repas à l'occasion sans qu'il en résulte autre chose qu'un creux à l'estomac. Sans compter qu'il existe de nombreux moyens de rendre sa gamelle plus appétissante. Voici ce que recommandent les spécialistes.

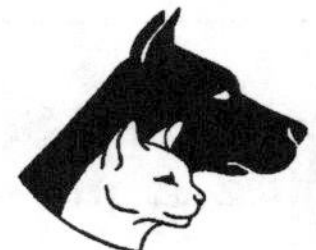

Pour chiens et chats

Ne l'implorez jamais de manger. S'il vous voit en train de le supplier à genoux, il se rendra compte de l'élément spectaculaire de son refus et prendra plaisir à l'attention dont il est l'objet. Alors, pourquoi mangerait-il? Plutôt que d'insister, posez la gamelle et éloignez-vous. L'animal apprendra éventuellement à manger sans que vous soyez obligé de faire votre numéro.

Imposez-lui une limite de temps. S'il n'a pas terminé son repas en l'espace d'une heure, rangez sa gamelle. Vous la sortirez plus tard mais, encore une fois, ne lui accordez qu'une heure pour manger. Très souvent, les fines gueules se nourrissent à tout moment. Il faut leur enseigner à manger quand on leur présente un plat ou à s'en passer.

Votre animal apprécie sans aucun doute les restes de table et les bouchées que vous pouvez lui filer en dînant, mais cela peut lui couper l'appétit et contribuer à une série de maladies graves. Auriez-vous envie de bouffer de la nourriture pour chiens si vous saviez que des bouchées de bifteck vous seront offertes au dîner?

Si votre animal se désintéresse de ses croquettes sèches, ajoutez-y un peu d'eau tiède afin de les amollir et de faire une espèce

Quand consulter un vétérinaire?

Vous savez que quelque chose ne va pas lorsque vous lui préparez une fricassée au thon et au poulet et qu'il ne daigne même pas s'en approcher. De toute évidence, ses caprices gastronomiques ne sont pas ici en cause. Qu'est-ce donc?

La plupart du temps, il n'y a pas lieu de s'inquiéter. Il est normal que même le plus glouton des animaux saute un ou deux repas à l'occasion; ce peut être parce qu'il a mal à l'estomac ou parce qu'il est perturbé à la suite d'un choc récent, causé par un déménagement ou la présence d'un inconnu à la maison.

En général, un chien en santé peut passer trois ou quatre jours sans manger sans qu'il y ait lieu de s'inquiéter. Chez un chat, les fonctions hépatiques peuvent être perturbées après une courte période passée sans manger. Si votre chat n'a pas mangé depuis un jour ou deux, téléphonez sans tarder au vétérinaire.

de sauce. Qui n'a pas envie d'un plat chaud de temps en temps? Si votre animal mange de la nourriture en conserve, réchauffez-la quelques secondes au micro-ondes.

Titillez ses papilles gustatives en ajoutant à sa nourriture quelque chose qui sort de l'ordinaire. Cela pourra suffire à lui redonner le goût de manger. Cependant, n'ajoutez pas trop de choses succulentes car vous pourriez faire face à un autre problème: un tour de taille qui s'épaissit.

Avant d'acheter de la nourriture pour votre animal, humez-la et choisissez celle dont l'odeur est la plus marquée. Plus l'odeur est forte, plus l'animal l'appréciera, en particulier votre chat. Dans l'ensemble, les chats préfèrent les pâtées à saveur de poisson, tandis que le foie et le boeuf ont la préférence des chiens.

EXPERTS CONSULTÉS

Tony Buffington, docteur en médecine vétérinaire, Ph.D., expert en nutrition et professeur associé au département de sciences cliniques vétérinaires à l'Ohio State University College of Veterinary Medicine à Columbus.

William Burkholder, docteur en médecine vétérinaire, Ph.D., expert en nutrition et professeur adjoint au département de nutrition animale au Texas A&M University College of Veterinary Medicine à College Station.

Lisa Freeman, docteur en médecine vétérinaire, instructeur clinique au Tufts University School of Veterinary Medicine à North Grafton dans le Massachusetts.

Kathy Gaughan, docteur en médecine vétérinaire, instructeur au département de sciences cliniques au Kansas State University College of Veterinary Medicine à Manhattan dans le Kansas.

Les boules de poils

Huit moyens de faire rouler les choses

Peu de créatures sont aussi minutieuses que les félins. Ils peuvent passer de longues heures à lisser leur pelage et lorsqu'ils en ont terminé, ils sont heureux de recommencer. Ils ne semblent pas incommodés par les quelques poils qu'ils avalent, cela fait partie du rituel de la toilette.

Pourtant, la fourrure qui aurait normalement dû franchir le système digestif reste parfois coincée au niveau de l'estomac. Avec le temps, la quantité de poils augmente et ces derniers finissent par former une boulette dont la présence est incommodante. C'est alors que votre chat se met à avoir des haut-le-coeur, à tousser, à tenter de vomir.

Cette situation, bien qu'elle soit gênante, cause rarement de graves ennuis au chat. A peu près tous les félins ont eu, un jour ou l'autre, une boule de poils dans l'estomac et s'en sont tirés sans mal. Voici quelques conseils afin de déloger en douceur ces boules de poils incommodantes.

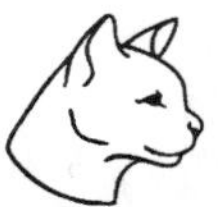

Pour chats seulement

Lorsque le chat commence à s'efforcer de vomir, donnez-lui le quart d'une cuillerée à thé de gelée de pétrole. Cela facilitera le passage de la boulette dans le système digestif plutôt que son expulsion violente sur la moquette. Si votre chat n'aime pas le goût de la gelée de pétrole, badigeonnez-en sur ses pattes de devant ou sous son nez. Il se léchera et, par le fait même, l'avalera. Donnez-lui de la gelée de pétrole une fois par jour, pendant environ quatre jours consécutifs.

Certains lubrifiants ont un goût qui plaît grandement aux chats. On en trouve plusieurs marques délectables dans les animaleries, notamment «Laxatone» et «Petromalt».

Le beurre est aussi un lubrifiant efficace pour faire passer les boules de poils et les chats en raffolent. En plus d'être un lubrifiant naturel, le beurre provoque une contraction de la vésicule biliaire qui se vide de sa bile, un laxatif doux, qui se retrouve alors dans le tube digestif. Cela précipite la sortie de la boulette de poils avant qu'elle ne cause du tort à l'animal. On conseille de donner au chat entre 1/2 et une cuillerée à thé de beurre chaque jour pendant une semaine. Il ne faut toutefois pas abuser du beurre car il risque de faire engraisser l'animal.

Il suffit parfois d'augmenter la teneur en fibres des aliments pour accélérer le passage de la boule de poils qui incommode votre chat. Choisissez une nourriture dont la teneur en fibres oscille entre 3,5 et 10 p. cent. Le pourcentage paraît sur l'emballage.

Si votre chat a des puces, il se lèche probablement plus que d'habitude; conséquemment, il avale davantage de poils. Débarrassez-le donc de ses puces et le problème de la boulette de poils se résorbera de lui-même.

En peignant et brossant chaque jour le pelage de votre chat, vous préviendrez la formation de boulettes de poils. Un chat perd des centaines de poils chaque jour, en particulier au printemps et à l'été. Si vous le brossez, il en avalera moins.

Après le brossage, frottez-le à l'aide d'un gant de toilette humide afin de le débarrasser des poils morts que le peigne ou la brosse n'aurait pas déloger.

On trouve des félins qui se lèchent de façon compulsive; ils cessent rarement de faire leur toilette. Cela peut être un symptôme de stress. Dans ce cas, procurez-lui une distraction et jouez plus souvent avec lui. Si vous canalisez son énergie vers autre chose, il se léchera moins et le problème se résorbera.

Quand consulter un vétérinaire?

En général, une boulette de poils transite peu de temps dans le système digestif d'un chat. Mais il faut se méfier de celles qui s'y attardent; elles peuvent s'avérer dangereuses. On a déjà vu un amas de poils faisant 30 mm de long, s'agglutinant de l'oesophage jusque dans les voies intestinales.

Une boulette de taille normale peut également causer un blocage au niveau de l'intestin, voire même étouffer l'animal. C'est pourquoi les experts conseillent de se rendre à une clinique vétérinaire si les haut-le-coeur durent plus de trois jours, si le chat est constipé ou s'il refuse de manger pendant plus d'une journée. Une boule de poils qui obstrue le tube digestif peut être fatale; aussi, importe-t-il de la déloger sans tarder.

Experts consultés

Gary Beard, docteur en médecine vétérinaire, vice-doyen à l'Auburn University College of Veterinary Medicine en Alabama.

Lynda Bond, docteur en médecine vétérinaire, pratiquant à Cape Elizabeth dans le Maine.

James B. Dalley, docteur en médecine vétérinaire, professeur associé de sciences cliniques animales au Michigan State University College of Veterinary Medicine à East Lansing.

Martin J. Fettman, docteur en médecine vétérinaire, Ph.D., professeur de pathologie et de nutrition clinique au Colorado State University College of Veterinary Medicine and Biomedical Sciences à Fort Collins.

Charles W. Hickey, docteur en médecine vétérinaire, pratiquant à Richmond en Virginie.

Les problèmes cardiaques

Sept conseils qui viennent du coeur

Peu importe qu'un animal se délecte de fromages et d'aliments riches en matières grasses, ses artères ne s'obstrueront pas comme cela se produit chez les humains. Mais son coeur, à l'instar de toute pompe, peut connaître des ennuis, p. ex. un souffle cardiaque, qui l'empêcheront de fonctionner. Bien entendu, toutes les maladies du coeur doivent être traitées par un vétérinaire, mais voici certaines choses que vous pouvez faire afin qu'il ne perde pas le rythme.

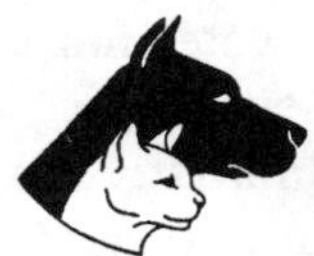

Pour chiens et chats

De l'avis d'un vétérinaire consulté, présenter une seule portion de pâtée par jour à un animal exerce un stress supplémentaire sur son organisme. Par contre, si vous lui donnez sa ration quotidienne en deux ou trois portions réduites, son appétit sera assouvi et son coeur fonctionnera à un rythme plus régulier.

Renseignez-vous au sujet des huiles de poisson. Des études permettent d'avancer que l'absorption d'acides gras oméga-3 peut réduire la tension artérielle et la formation des caillots sanguins, responsables des crises cardiaques.

Cette solution est quelque peu onéreuse, mais lui servir du poisson frais ou en conserve (p. ex. du hareng, du maquereau, du saumon ou du thon) plusieurs fois par semaine lui fournira des acides gras oméga-3 en quantité suffisante. Vous pourriez également les lui donner sous forme de suppléments alimentaires. Offerts en capsules, on les retrouve dans les boutiques d'aliments naturels et dans certaines animaleries. Renseignez-vous auprès de votre vétérinaire afin de savoir ce qu'il convient d'administrer à votre animal.

L'obésité peut exercer une contrainte substantielle sur le coeur. Ce muscle fonctionne mieux s'il n'est pas soumis à une trop forte résistance. L'obésité ajoute également des tensions sur les os et les articulations. L'animal doit être suffisamment mince pour que l'on sente ses côtes en lui caressant les flancs. Si vous ne sentez rien que du gras, il faudrait mettre l'animal au régime.

Réduisez sa consommation de sel. Si la plupart des chiens et des chats peuvent assimiler la quantité de sel qui se trouve habituellement dans leur nourriture, il faut faire preuve de vigilance à l'endroit de ceux souffrant d'un problème cardiaque. Bien que la plupart des marques du commerce comptent un pourcentage de sel acceptable, il faut réduire davantage la teneur en sel de l'alimentation d'un animal souffrant d'une maladie du coeur.

L'exercice physique reste l'un des meilleurs moyens de faire fonctionner le coeur et les poumons. Sortez-le deux fois par jour pour des promenades d'au moins 15 à 20 minutes; toutefois, n'en faites pas trop, à moins qu'il ne soit vraiment en forme. Allez-y peu à peu, jusqu'à ce qu'il soit modérément en forme. Si votre animal a déjà souffert d'un problème cardiaque, consultez un vétérinaire avant d'entreprendre avec lui un programme de remise en forme.

Renseignez-vous à propos de l'aspirine qui, administrée à faibles doses de façon régulière, éclaircit le sang, ce qui peut atténuer le risque lié à la formation de caillots sanguins. Ce traitement n'est toutefois pas conseillé pour tous les animaux; consultez donc un vétérinaire avant de passer à l'action. De plus, ne remplacez jamais une aspirine par un succédané avant d'en avoir parlé au vétérinaire. Certains analgésiques en vente libre peuvent comporter des risques pour les animaux.

Quand consulter un vétérinaire?

Les animaux sont moins susceptibles de souffrir d'une maladie du coeur que nous, mais tout problème à cet égard nécessite un traitement rapide.

Au nombre des symptômes d'un problème cardiaque, notons le halètement de la poitrine, la toux, l'enflure de l'abdomen, une coloration bleutée de l'intérieur des lèvres, qui constituent tous les signes d'un manque d'oxygène.

La vitesse à laquelle bat le coeur de l'animal fournit un autre indice quant à l'état de cet organe. Afin de mesurer son pouls, posez la main sur son poitrail, à l'embranchement de la patte gauche. Comptez le nombre de pulsations pendant 15 secondes et multipliez-les par quatre. Le coeur d'un chat doit battre environ 120 fois à la minute, tandis que le pouls d'un chien peut varier (selon sa race) entre 60 et 160. Un pouls trop rapide, trop lent ou irrégulier peut traduire un problème sérieux. Dans le doute, consultez un vétérinaire.

L'hygiène dentaire à la rescousse

On dit que le chemin le plus court pour atteindre le coeur d'un animal passe par son estomac. Pourtant, quand il est question d'une maladie du coeur, il se peut que sa dentition soit en cause.

On sait qu'un animal peut souffrir d'une maladie du coeur lorsqu'on soulève une lèvre et que l'on voit des dents gâtées. Les bactéries peuvent s'infiltrer dans le sang par les interstices entre les gencives et les dents. Elles se laissent porter dans les vaisseaux sanguins et ont tendance à se loger sur les valvules du coeur. Au bout de cinq ou six années, les valvules peuvent être endommagées sérieusement.

Pour éviter que cela ne survienne, surveillez l'hygiène dentaire de votre animal en brossant ou frottant ses dents à tous les jours. De plus, vous pouvez lui donner des carottes crues ou des jouets en caoutchouc durci qui nettoieront ses dents tandis qu'il les mâchonnera. (Pour obtenir davantage de renseignements concernant l'hygiène dentaire, voyez le chapitre portant sur les problèmes dentaires, à la p. 147.)

Des recherches permettent de croire que l'administration quotidienne de vitamines C, E ou de bêta-carotène (les vitamines antioxydantes) contribue à la neutralisation des molécules d'oxygène présentes dans les cellules qui peuvent entraîner une maladie du coeur. De l'avis général, les antioxydants peuvent ralentir la progression d'une maladie du coeur. Consultez un vétérinaire pour connaître la dose indiquée pour votre animal.

EXPERTS CONSULTÉS

James Buchanan, docteur en médecine vétérinaire, professeur de cardiologie à l'University of Pennsylvania School of Veterinary Medicine à Philadelphie.

Janet R. Childs, docteur en médecine vétérinaire, pratiquant à Fairview dans le Tennessee.

Lee R. Harris, docteur en médecine vétérinaire, pratiquant à Federal Way dans l'État de Washington.

Michael Richards, docteur en médecine vétérinaire, pratiquant à Cobbs Creek en Virginie.

Walter Weirich, docteur en médecine vétérinaire, Ph.D., professeur de chirurgie et de cardiologie à la Purdue University School of Veterinary Medicine à West Lafayette en Indiana.

Le Dirofilaria immitis (dit «ver du coeur»)

Huit précautions qui ne sont pas piquées des vers

Il est déjà bien ennuyeux de subir les piqûres des moustiques et d'avoir des démangeaisons pendant quelque temps! Mais ces moustiques représentent un tout autre danger pour les chiens et les chats, car ils peuvent être porteurs d'un parasite, le Dirofilaria immitis, communément appelé «ver du coeur». A moins que l'animal ne reçoive un médicament préventif, la morsure d'un seul moustique infesté peut suffire à lui transmettre ce dangereux parasite.

Ainsi que son nom commun l'indique, ce parasite se loge dans le coeur et cause la toux, le halètement de la poitrine, la perte de poids et parfois la mort. Bien que ce sont surtout les chiens qui en sont affectés, ce parasite peut également toucher les chats.

Étant donné qu'il n'existe aucun moyen sûr de protéger votre animal contre les piqûres de moustiques, il est essentiel de prendre quelques mesures préventives.

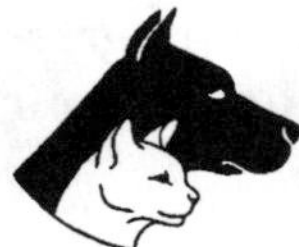

Pour chiens et chats

Les vétérinaires conseillent d'administrer un médicament préventif à tous les chiens et parfois à certains chats. Ainsi, même si votre animal était piqué par un moustique infesté, le médicament présent dans ses vaisseaux sanguins détruirait le parasite avant qu'il ne parvienne à maturité et ne cause des ennuis.

Ce médicament existe sous deux formes: une pilule conçue pour être prise au quotidien et une autre à administrer mensuellement. Si vous habitez une région où l'hiver est particulièrement rigoureux (vous protégeant ainsi des moustiques plusieurs mois par année), un vétérinaire vous conseillera probablement d'administrer le médicament uniquement au cours de la saison chaude, lorsque les moustiques abondent. Toutefois, nombre de vétérinaires préfèrent ne courir aucun risque et prescrivent ce remède à l'année.

Même si votre animal ne s'aventure jamais à l'extérieur, il est toujours possible qu'un moustique s'infiltre dans la maison. Tous les animaux, qu'ils soient d'intérieur ou d'extérieur, devraient recevoir le médicament contre le «ver du coeur».

Il peut être dangereux d'administrer ce médicament à titre préventif à un animal qui serait déjà infecté. C'est pourquoi les vétérinaires font habituellement une analyse sanguine avant de prescrire le médicament. Dès lors que l'on sait que l'animal n'est pas infecté, il peut être sous médication.

Les anciens tests de dépistage du «ver du coeur» n'étaient pas précis; le vétérinaire devrait revoir le dossier de votre animal afin de juger s'il y a lieu de refaire un nouveau test, beaucoup plus fiable.

Les médicaments contre ce parasite sont offerts en différentes concentrations et le dosage convenant à un animal peut être inadéquat pour un autre. De même, les doses sans danger pour un chien peuvent être nocives pour un chat. Chacun de vos animaux doit donc subir le test de dépistage et prendre la dose de médicament qui lui est expressément prescrite.

Bien sûr, nul ne peut éviter complètement les moustiques mais faites en sorte que vos fenêtres soient étanches et dotez les portes de moustiquaires. Remplacez ou réparez sans tarder les moustiquaires déchirées.

Pendez des cabanes à hirondelles pourprées aux arbres de votre jardin. Vous attirerez ainsi ces oiseaux voraces qui peuvent gober des milliers d'insectes par jour. Vous réduirez ainsi la population de moustiques et, en conséquence, les risques d'infection. Vous devriez également éviter les bassins d'eau corrompue car les moustiques s'y reproduisent souvent.

Quand consulter un vétérinaire?

Il est difficile de traiter un animal infecté par ce parasite. Les médicaments employés pour éradiquer les «vers du coeur» contiennent de l'arsenic, qui peut s'avérer plus dangereux que la maladie même. Cependant, si l'infection est décelée durant le premier stade, le traitement aura de meilleures chances de réussite. Voilà pourquoi il importe de voir le vétérinaire dès l'apparition du moindre symptôme, notamment la toux, la respiration haletante et la fatigue.

Pendre une cabane à hirondelles pourprées aux arbres du jardin attirera ces oiseaux voraces qui peuvent gober des milliers d'insectes par jour. Ainsi, la population de moustiques diminuera et les risques d'infection seront réduits d'autant.

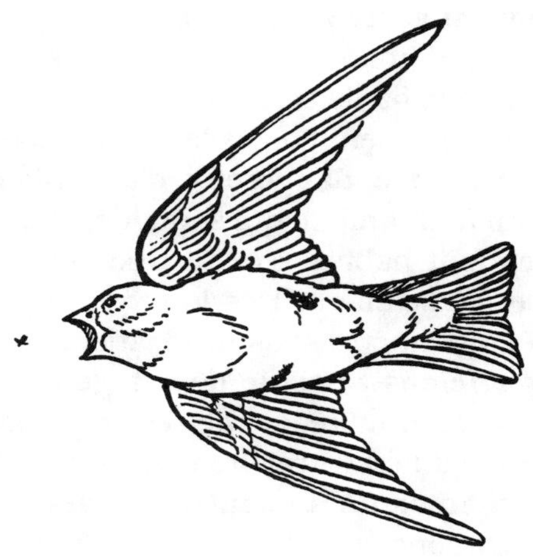

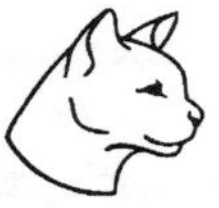

Pour chats seulement

Les chats sont moins souvent infectés par les «vers du coeur» que les chiens; c'est pourquoi on ne leur prescrit généralement pas de médicament préventif. Mais l'infection demeure possible, aussi méfiez-vous! Gardez-le à l'intérieur, en particulier pendant les heures du jour où les moustiques abondent, p. ex. en fin d'après-midi et en début de soirée.

EXPERTS CONSULTÉS

Mark Coleman, docteur en médecine vétérinaire, pratiquant à Gainesville en Floride, président de l'American Heartworm Society.

Carol Macherey, docteur en médecine vétérinaire, pratiquant à Nashville.

Paul Schmitz, docteur en médecine vétérinaire, pratiquant à Joliet dans l'Illinois.

Walter Weirich, docteur en médecine vétérinaire, Ph.D., professeur de chirurgie et de cardiologie à la Purdue University School of Veterinary Medicine à West Lafayette en Indiana.

La dysplasie de la hanche

Dix suggestions pas boiteuses

Votre chien a déjà couru comme une gazelle mais, depuis quelque temps, ses pattes de derrière sont si roides qu'il a peine à se lever le matin. Il se pourrait qu'il souffre de dysplasie de la hanche. Rare chez les chats, mais répandue chez les chiens de grande taille, cette anomalie héréditaire se traduit par une défaillance au niveau de l'articulation des os de la hanche. Avec le temps, elle entraîne l'usure des tissus osseux et parfois même l'arthrite.

La dysplasie de la hanche n'est pas nécessairement une catastrophe. Nombre de chiens s'y adaptent et mènent une existence normale, en santé, grâce à un coup de main de leur maître. Voici ce que vous pouvez faire pour venir en aide à votre compagnon, s'il en souffre.

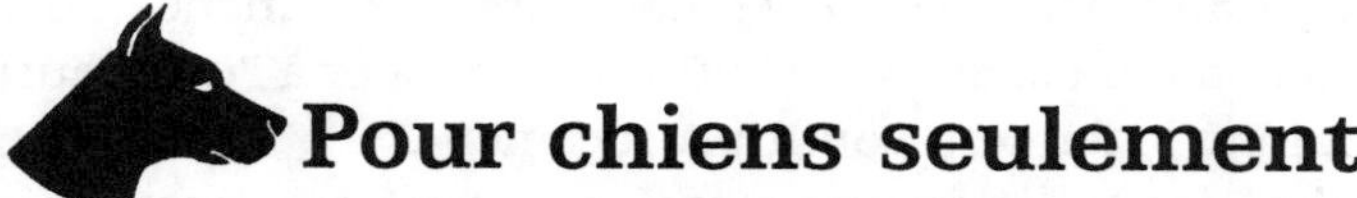

Pour chiens seulement

Il est affligeant de voir un chien obèse souffrant de dysplasie de la hanche. Il ne faut surtout pas ajouter de tension aux articulations de son bassin. Si votre chien est rondouillard, faites-le mincir en éliminant de son alimentation les restes de tables et les gâteries; offrez-lui une nourriture à teneur élevée en fibres et réduite en matières grasses.

Si votre chien prend régulièrement de l'exercice, il renforcera les muscles qui soutiennent ses hanches. On conseille de l'emmener en promenade deux fois par jour pendant 20 minutes, bien que les promenades plus longues valent encore mieux, si l'animal y prend plaisir. C'est toutefois lui qui doit en imposer le rythme. Il ne faut pas exagérer l'effort physique, cela ne pourrait qu'aggraver les choses. Ici, la constance et la modération sont de mise.

La nage représente le meilleur exercice pour un chien atteint de dysplasie; elle conserve le tonus aux muscles soutenant les articulations, sans toutefois les user. De plus, la majorité des chiens

Un régime minceur est indiqué

Nul ne résiste à un chiot rondelet. Mais si le vôtre appartient à une race prédisposée à la dysplasie des hanches — les bergers allemands, les retrievers dorés et les autres chiens de grande taille —, son excédent de poids pourrait lui attirer de vilains ennuis.

Les experts croient que l'obésité peut exercer une tension dommageable sur le développement osseux lorsqu'un chiot entre dans sa phase de croissance rapide, soit entre ses quatrième et neuvième mois. Les hanches d'un chiot gras peuvent alors se déformer. Il ne faut pas croire que les chiots minces ne souffriront jamais de dysplasie de la hanche, mais ils seront plus longtemps en bonne forme.

On met l'animal au régime en lui donnant une nourriture de première qualité, à raison des trois quarts de la ration quotidienne recommandée. Par la suite, examinez ses yeux et considérez sa vitalité. Si tout va bien, et tout permet de croire qu'il en sera ainsi, c'est que le régime lui convient.

adorent nager. On conseille de laisser l'animal dans l'eau aussi longtemps qu'il en a envie, en veillant à ce qu'il ne s'exténue pas.

Tenez-le au chaud. On atténue les douleurs aux hanches en y appliquant de la chaleur sèche. Ne le faites pas coucher à l'extérieur; le froid et l'humidité le feraient souffrir atrocement.

Laissez-le choisir son lit ou son matelas. S'il préfère dormir sur une couverture, s'il opte pour un coussin de mousse ou s'il affectionne un vieil oreiller, donnez-le-lui.

Vous pourriez lui procurer de la chaleur en appliquant une bouteille d'eau chaude sur ses hanches pendant 10 à 15 minutes, deux fois par jour; cela contribuera à soulager sa douleur nous dit un vétérinaire spécialisé en orthopédie et en ophtalmologie.

Lui masser les muscles soutenant les articulations des hanches détendra les spasmes et apaisera la douleur. On conseille de masser en mouvements circulaires, par-dessus les articulations de la hanche, en exerçant une légère pression de la pointe des doigts ou de la paume de la main. Si le chien semble souffrir, exercez moins de pression ou mettez fin au massage. Sinon, vous pourriez masser chaque côté des hanches pendant une dizaine de minutes.

Un chien atteint de dysplasie peut avoir du mal à gravir un escalier, à monter à bord d'un véhicule, etc. Vous pourriez installer une rampe d'accès à son intention. Ainsi, vous n'aurez pas à le prendre dans vos bras à tout moment, ce qui peut être lassant à la fin. Un conseil: une rampe d'accès moquettée lui évitera de glisser.

Les parquets cirés et glissants sont la terreur des chiens qui souffre de dysplasie. Vous devriez étendre des catalognes sur le sol pour l'aider à se déplacer.

L'aspirine est l'un des meilleurs remèdes qui soit pour contrer la douleur causée par la dysplasie. On recommande de donner le quart d'un cachet de 325 mg par tranche de 5 kg, à raison de deux fois par jour. Les cachets glacés sont préférables, car ils sont peu susceptibles de déranger son estomac.

EXPERTS CONSULTÉS

E.A. Corley, docteur en médecine vétérinaire, président et directeur administratif de la Orthopedic Foundation for Animals à Columbia dans le Missouri.

David E. Harling, docteur en médecine vétérinaire, pratiquant à Greensboro en Caroline du Nord, spécialisé en orthodontie et en ophtalmologie.

James D. Lincoln, docteur en médecine vétérinaire, professeur associé et chef du département de la chirurgie au College of Veterinary Medicine à la Washington State University à Pullman.

Mark M. Smith, docteur en médecine vétérinaire, professeur associé de chirurgie au département de sciences cliniques animales au Virginia-Maryland Regional College of Veterinary Medicine à Blacksburg en Virginie, co-auteur de *Atlas of Approaches for General Surgery of the Dog and Cat.*

Peter Theran, docteur en médecine vétérinaire, vice-président de la division des hôpitaux de la Massachusetts Society for the Prevention of Cruelty to Animals/American Humane Education Society à Boston.

L'urticaire

Cinq manières de mettre fin aux démangeaisons

Vous entendez l'animal se gratter sans arrêt et vous vous doutez bien que quelque chose est en cause. Les puces sont souvent à l'origine de ces démangeaisons, mais il est également possible que l'animal fasse de l'urticaire. Il s'agit d'une éruption cutanée souvent causée par une réaction allergique du chien à une piqûre d'insecte, au pollen ou à une substance présente dans la nourriture.

L'urticaire est peu répandue chez les animaux et ses éruptions douloureuses ne subsistent guère plus d'un jour ou deux. La plupart du temps, elle se résorbe d'elle-même en l'espace de 24 heures, bien qu'elle puisse réapparaître de façon périodique chez les animaux souffrant d'allergies. Si les éruptions d'urticaire prennent du temps à disparaître ou si elles reviennent de façon trop rapprochée, il faudra consulter un vétérinaire. Entre-temps, voici ce que vous pouvez faire afin de soulager l'animal qui en souffre.

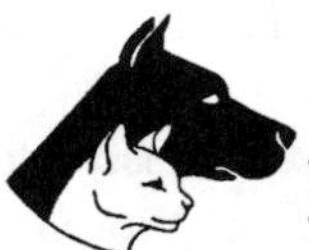

Pour chiens et chats

Donnez-lui un antihistaminique en vente libre tel que la diphenhydramine (marque déposée «Benadryl») qui contrecarre les effets de l'histamine, responsable de la démangeaison. La dose à administrer est fonction du poids de l'animal. En général, on prescrit entre un et trois mg par tranche de 500 g mais il vaut mieux s'en assurer auprès d'un vétérinaire.

Si les médicaments topiques tels que les crèmes à base de calamine ou d'hydrocortisone soulagent la démangeaison chez les humains, leur efficacité est moindre chez les animaux, car ils se lèchent.

Rares sont les chiens et les chats qui n'apprécient pas que leur maître ou maîtresse les gratte. Toutefois, si l'animal fait une poussée d'urticaire, cela ne fera qu'aggraver ses lésions cutanées. Évitez donc de les gratter.

Étant donné que les allergies sont souvent à l'origine de l'urticaire, il vous faudra peut-être déceler la cause du problème avant de le traiter. Notez la période où l'urticaire a fait son apparition, le moment où le problème s'est aggravé (ou résorbé), ce que l'animal mangeait alors ou ce à quoi il était exposé. Voyez également si d'autres animaux de la maison en sont atteints.

Vous pourriez mettre du temps à dépister le coupable, mais ce que vous apprendrez pourrait vous étonner. Par exemple, les propriétaires d'un chien notaient tout ce à quoi leur bête était exposée, même les choses les plus anodines. Ils notèrent tout pendant un long moment, jusqu'à s'apercevoir que le désodorisant de l'un d'eux était au coeur du problème.

Mettez-le au régime d'exclusion. Certains animaux font une poussée d'urticaire en réaction à une protéine que l'on trouve dans leur nourriture. Votre vétérinaire pourrait vous recommander de lui servir une nouvelle nourriture qui contient des sources de protéines auxquelles il n'a jamais été exposées afin de contrer ces réactions. On peut donner à un chien une diète à base de poisson et de pommes de terre; le lapin a du succès auprès des chats.

Si l'urticaire disparaît au bout de quelques jours ou semaines de ce nouveau régime, le coupable se trouvait probablement dans sa gamelle. Vous devrez changer de marque de nourriture. Un vétérinaire vous conseillera différentes marques du commerce destinées aux animaux allergiques ou alors il vous proposera des recettes à préparer vous-même.

EXPERTS CONSULTÉS

Richard Anderson, docteur en médecine vétérinaire, dermatologue pratiquant à Boston.

William Crane, docteur en médecine vétérinaire, pratiquant à Colmar en Pennsylvanie.

Kathryn Michel, docteur en médecine vétérinaire, chercheuse et nutritionniste au département d'études cliniques de l'University of Pennsylvania School of Veterinary Medicine à Philadelphie.

La pyodermite

Onze solutions apaisantes

Le matin, vous découvrez un trou dans son pelage au-dessus de la queue; à midi, le trou a grossi et voilà qu'en soirée il a doublé de superficie. Décidément, cette calvitie naissante gagne du terrain. Que faire?

L'animal peut souffrir d'une pyodermite, une infection de la peau qui survient parce qu'il se frotte, se gratte, se lèche ou se mord jusqu'à perdre son poil. La pyodermite apparaît souvent en réaction à un irritant, des puces par exemple.

Plus la démangeaison est forte, plus l'animal se gratte, plus l'espace dégarni s'étend. Voici quelques manières d'apaiser les démangeaisons.

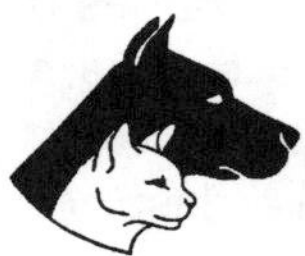

Pour chiens et chats

Étant donné qu'il y a des soins à apporter régulièrement à l'endroit infecté, il est préférable de tailler les poils qui l'entourent. Dans certains cas, la coupe peut provoquer des douleurs atroces; il faut alors la remettre à plus tard.

Si l'infection est modérée, vous devriez laver la région à l'aide d'un nettoyant doux, p. ex. un savon antibactérien sans parfum tel que «pHysoDerm». Vous pourriez également nettoyez la région et supprimer les bactéries en badigeonnant la peau d'une lotion antiseptique telle que «Betadine Solution», à raison de deux ou trois fois par jour.

Afin de soulager les démangeaisons et de favoriser l'hygiène, appliquez des compresses fraîches sur les éruptions plusieurs fois par jour. Elles amolliront la croûte formée en surface et vous n'aurez par la suite qu'à l'essuyer. Faites tremper un chiffon doux et propre dans l'eau froide, essorez-le et posez-le sur la région infectée pendant 10 à 15 minutes. Répétez au besoin.

Afin d'activer la guérison, certains vétérinaires conseillent de laver la région infectée avec une infusion de thé noir ou vert. Le thé contient de l'acide tannique qui contribue à l'assèchement des plaies et favorise la cicatrisation. Le thé doit avoir refroidi avant d'être appliqué.

Vous pourriez assécher les lésions en y badigeonnant une solution à base d'acétate d'aluminium (de marque Burow's) à raison de trois fois par jour. Ce produit contribuera à l'assèchement de la peau et à la cicatrisation. La solution Burow's est disponible dans les pharmacies et peut être appliquée sous forme de compresse ou à l'aide d'un pulvérisateur.

Afin d'atténuer l'enflure et la démangeaison, appliquez une mince couche de crème d'hydrocortisone. Cette dernière est en vente libre. Procurez-vous celle dont le taux de concentration est d'environ un p. cent et appliquez-en deux fois par jour.

Malgré le fait que cette crème pénètre rapidement la peau, vous devrez peut-être détourner l'attention de l'animal afin qu'il ne se lèche pas et que la crème ait le temps d'agir. S'il se lèche tout de suite, ne vous en faites pas; absorbée en petite quantité, cette crème est sans danger.

Apaisez les démangeaisons cutanées avec de la vitamine E. Cette dernière soulage à merveille les irritations de la peau. Ouvrez-en une capsule et appliquez l'huile qu'elle contient sur la région à traiter, à raison d'un ou deux traitements par jour.

Le gel d'aloès soulagera également les brûlures et accélérera la cicatrisation.

Si l'animal ne cesse pas de se gratter ou de se lécher, il faudra peut-être vous résoudre à lui poser un collier élisabéthain, qui lui entourera la tête d'une cornette de plastique. Ainsi, il ne pourra atteindre les lésions purulentes.

Étant donné que cette infection est souvent causée par les puces, vous devriez traiter l'animal avec un produit qui contient du D-limonène ou de la poudre de pyrèthre, deux produits efficaces et

Quand consulter un vétérinaire?

La pyodermite inspire de la crainte, d'abord parce que sa vue est affreuse et qu'elle occasionne des douleurs à l'animal, mais aussi parce qu'elle peut se répandre à une vitesse folle. Ces plaies qui exsudent le pus et dégagent une odeur fétide peuvent progresser de plusieurs cm en quelques heures.

Parfois, les lésions disparaissent comme elles sont venues, mais en d'autres cas, elles peuvent causer de dangereuses infections bactériennes. Si vous ne constatez aucune amélioration en l'espace de 24 heures, téléphonez à un vétérinaire. L'animal devra peut-être recevoir un antibiotique par voie orale ou locale.

sans danger, sous forme liquide ou en poudre. Vous pourriez aussi employer un aérosol contenant du méthoprène, une hormone qui empêche les oeufs de puces de parvenir à maturité.

Renseignez-vous au sujet des allergies. La pyodermite est souvent causée par certaines allergies alimentaires ou par le rhume des foins, qui provoque quelquefois l'irritation de la peau. Dans les rares cas où une pyodermite est occasionnée par une allergie alimentaire, il faudra patienter au moins un mois après un changement d'alimentation avant de constater une amélioration de l'état de l'animal.

EXPERTS CONSULTÉS

Jean Greek, docteur en médecine vétérinaire, pratiquant à Oberlin Park dans le Kansas, spécialiste en dermatologie.

Jan A. Hall, vétérinaire dermatologue, pratiquant à Montréal au Québec.

Kim Herrman, docteur en médecine vétérinaire, pratiquant à Newark dans le Delaware.

James Jeffers, docteur en médecine vétérinaire, dermatologue pratiquant à Gaithersburg dans le Maryland.

William H. Miller, fils, docteur en médecine vétérinaire, professeur associé de médecine au Cornell University College of Veterinary Medicine à Ithaca dans l'État de New York.

Conseils en vue de la canicule

Douze propositions rafraîchissantes

Les chiens et les chats sont passés maîtres dans le combat contre la chaleur. Ils cherchent l'ombre, ils boivent à satiété, ils dorment de l'aube au crépuscule. Ils y sont tenus. Contrairement à nous qui transpirons pour nous tenir au frais, les animaux ont très peu de glandes sudoripares. Elles se trouvent entre leurs doigts, mais cela ne suffit pas à combattre la chaleur.

C'est par le biais d'une respiration haletante qu'ils tentent de se rafraîchir. (Les chats souffrent moins de la chaleur que leurs compères canins; c'est pourquoi on les voit moins haleter.) Cette forme de respiration contribue à dissiper en partie la chaleur, mais elle ne suffit pas à les rafraîchir. Voilà pourquoi chiens et chats supportent mal la chaleur excessive. Voici les recommandations des experts afin de les aider à prendre le frais.

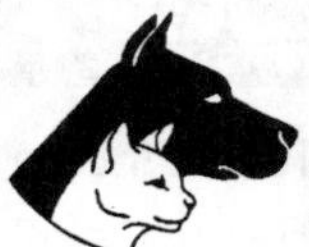

Pour chiens et chats

Même si la gamelle d'eau de votre animal a de larges proportions, il lui arrivera de la renverser, auquel cas il se trouvera sans eau pour le reste de la journée. Afin d'éviter une telle situation, donnez-lui deux gamelles d'eau et voyez à ce qu'elles soient toujours remplies.

Si votre animal passe la journée à l'extérieur, posez sa gamelle d'eau sous un robinet qui goutte; ainsi, il s'y trouvera toujours de l'eau.

Fournissez-lui un abri. Le soleil fait rapidement augmenter la température d'un animal; c'est pourquoi les chiens et les chats ont besoin d'un abri qui les soustrait des rayons solaires et leur permet de rester au frais. Ici, la simplicité est de rigueur. En autant qu'ils puissent trouver refuge sous un porche, un parasol ou un arbre feuillu, ils seront au frais.

Bien que les niches, garages et cabanons de jardin soient en général des endroits frais, il y règne parfois une chaleur suffocante.

Ne croyez pas d'office que votre animal dispose d'un repaire frais où chercher refuge. Attendez l'heure la plus chaude du jour et vérifiez la température qu'il fait alors dans son abri. S'il y fait trop chaud pour vous, il en est probablement de même pour votre animal. Vous devrez alors mettre à sa disposition un autre abri.

Le pelage des animaux ne les prémunit pas nécessairement des coups de soleil, en particulier sur le museau, les oreilles et autres endroits rosés. Si votre animal passe ses journées à l'extérieur, vous devriez lui appliquer un filtre solaire (de préférence un dont le FPS est de 15 ou plus) au moins une fois par jour. Il faudra probablement lui en remettre au cours de la journée, car la plupart des animaux en apprécient le goût et le lèchent.

En général, les filtres solaires ne sont pas toxiques mais vous devriez éviter les produits contenant du zinc, qui peut s'avérer dangereux s'il est ingéré.

Déjouez la chaleur. Au lieu de sortir votre animal pendant les heures les plus chaudes de la journée, emmenez-le en promenade en matinée et en soirée, alors qu'il fait plus frais.

Lors de vos balades en auto, même si les vitres sont baissées, il fait toujours plus chaud à l'intérieur de l'habitacle qu'au dehors.

Quand consulter un vétérinaire?

Dans la plupart des cas, il suffira d'un peu de repos et d'un bol d'eau fraîche pour qu'un animal haletant se remette d'un coup de chaleur. Mais s'il demeure trop longtemps exposé au soleil, il risque une insolation, auquel cas il faudra le mener rapidement chez un vétérinaire.

Une insolation peut survenir lorsque la température d'un chien ou d'un chat excède 40°C. Mais vous n'avez pas à prendre sa température pour en reconnaître les signes. Au nombre des symptômes perceptibles d'une insolation, on retrouve l'épuisement, l'essoufflement excessif et une démarche titubante. Certains sont si affaiblis qu'ils ne parviennent plus à redresser la tête.

Un animal qui souffre d'une insolation peut avoir subi des lésions cervicales ou pis encore. Aussi, ne courez aucun risque et accourez sans tarder chez un vétérinaire. Entre-temps, vous pouvez faire chuter rapidement sa température en le douchant à l'aide d'un boyau d'arrosage et en l'enveloppant d'une couverture fraîche et humide pendant que vous attendez du secours.

Vous devez l'encourager à boire, mais ne l'y contraignez pas. Un animal atteint d'une insolation peut avoir du mal à avaler et il risque de s'étouffer si on le force à boire.

Afin que l'animal ne soit pas incommodé, ouvrez les vitres de sorte qu'il puisse prendre l'air sans pour autant pouvoir s'échapper! Ou encore, faites-le coucher par terre, sous une bouche d'air climatisé. Lors de plus longs déplacements, vous devriez emporter de l'eau et une gamelle afin qu'il puisse boire, le cas échéant.

Garez la voiture à l'ombre. La température à l'intérieur d'un habitacle exposé au soleil peut devenir infernale en l'espace de quelques minutes. Il ne faut jamais laisser un animal à l'intérieur d'un véhicule en stationnement. Si vous deviez vous y résoudre, p. ex. pendant que vous faites une course, garez la voiture en un lieu frais et ombragé, et laissez une ou deux vitres quelque peu ouvertes afin de favoriser la circulation de l'air. Ne laissez jamais l'animal seul dans une voiture garée pendant plus d'une minute ou deux.

Les chiens et les chats qui sont enjoués alors qu'il fait frais ralentissent leurs activités pendant la saison chaude. Cela est normal et vous ne devriez pas les surexciter, en particulier lorsqu'ils semblent essoufflés. Les animaux connaissent mal leurs limites et il nous revient souvent de devoir freiner leurs ardeurs.

Il peut sembler logique de tondre l'animal pendant la canicule, mais il vaut mieux s'en abstenir car un abondant pelage l'isole de la chaleur. Vous pouvez lui faire couper les poils, mais ne le faites pas tondre, à moins d'y être contraint.

Les animaux mangent moins lorsqu'il fait chaud; aussi, ne soyez pas inquiet s'il semble avoir moins d'appétit. Il ne consacre pas son énergie à se réchauffer; ses besoins alimentaires sont donc réduits.

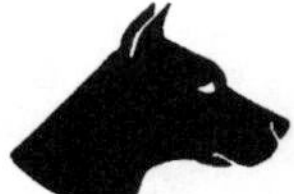

Pour chiens seulement

En général, les chiens apprécient la baignade lorsqu'il fait chaud. Emplissez une pataugeoire d'un peu d'eau fraîche afin qu'il puisse se rafraîchir lorsqu'il en a envie.

EXPERTS CONSULTÉS

Paul Brandt, docteur en médecine vétérinaire, président de la Capital Area Veterinary Medical Association à Austin au Texas.

Lisa Degen, docteur en médecine vétérinaire, pratiquant à North Palm Beach en Floride, présidente de la Palm Beach Veterinary Society.

Robert Hilsenroth, docteur en médecine vétérinaire, directeur administratif de la Morris Animal Foundation à Englewood dans le Colorado.
Kim Michels, docteur en médecine vétérinaire, pratiquant à Kenner en Louisiane, chargée des relations publiques pour le compte de la Louisiana Veterinary Medical Association.
Robert Willyard, docteur en médecine vétérinaire, pratiquant à Las Vegas et président de la Clark County, Nevada, Veterinary Medical Association.

L'apprentissage de la propreté

Dix-huit méthodes infaillibles

Vous venez d'adopter un adorable chiot, mais vous craignez qu'il n'apprenne jamais à distinguer la moquette de la pelouse. Il faut vite lui apprendre la propreté même s'il ne s'agit pas du plus grand plaisir que comporte la compagnie d'un animal domestique. Il s'agit cependant de la chose la plus importante que vous lui enseignerez. Voici ce que recommandent des vétérinaires afin de faire bouger les choses dans la bonne direction, préférablement vers l'extérieur ou la litière.

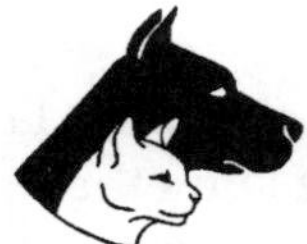

Pour chiens et chats

Soyez indulgents en cas d'accident. Presque tous les animaux s'échappent à l'occasion et il n'est pas utile de crier ou de leur mettre le nez dans leurs excréments. Le chaton ou le chiot ne connaît pas vos règlements et il aura peur ou sera confus.

Montrez-lui le chemin des toilettes. Si vous surprenez l'animal alors qu'il ne se dirige pas dans la bonne direction, dites-lui simplement: «Non!», prenez-le immédiatement et portez-le là où il doit aller. Attendez qu'il en ait terminé et adressez-lui un tas de compliments pour lui signifier qu'il a bien agi.

Dissimulez l'odeur. Certains experts pensent qu'un animal qui flaire l'endroit où il a déjà fait ses besoins y retournera. S'il ne convient pas, il faut alors nettoyer cet endroit. Pour ce faire, diluez 125 ml de vinaigre blanc et une giclée de détergent liquide dans un litre d'eau chaude. Frottez vigoureusement la surface à l'aide de cette solution, puis appliquez-y un produit liquide ou aérosol qui masque les odeurs, tel que «Urine Kleen» ou «Odormute», tous deux en vente dans les animaleries.

Quand consulter un vétérinaire?

Jusqu'à récemment, votre animal avait un dossier vierge, mais depuis peu, il semble avoir tout oublié de son apprentissage de la propreté. Il peut s'agir d'un simple mal à l'estomac, mais une absence de contrôle récurrente peut également révéler un problème plus sérieux.

Plusieurs maladies graves peuvent être à l'origine de ce genre d'accident, notamment la colite, une infection des voies intestinales ou urinaires; une tumeur peut également être en cause. Si votre animal fait des dégâts et qu'il est léthargique ou fiévreux, si ses selles contiennent du sang ou qu'il déploie des efforts en vain, rendez-vous sans tarder chez un vétérinaire.

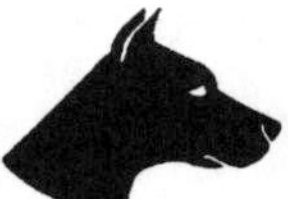

Pour chiens seulement

Il existe deux méthodes afin d'apprendre la propreté à un chiot: la cage ou le papier journal. Nombre d'experts estiment que la méthode de la cage est la plus efficace, bien qu'elle soit plus laborieuse, car vous devez vous trouver auprès de l'animal chaque fois qu'il a envie de faire ses besoins. Voici les préceptes de chacune des méthodes.

Lorsque vous l'amenez chez vous pour la première fois, installez-le d'abord dans une cage ou une niche. Tapissez-en l'intérieur d'une couverture pour faire en sorte qu'il y soit confortable et déposez-y un jouet pour rendre l'endroit attrayant. Le chiot doit avoir envie de s'y reposer, d'y dormir et de s'y trouver lorsqu'il n'est pas sous votre surveillance. Mais avant de le mettre dans une cage, retirez-lui son collier et les étiquettes (s'il en porte) pour éviter qu'il ne s'accroche aux parois à claire-voie.

Ne vous éloignez pas de lui. Le principe consiste à le sortir souvent de la cage, de sorte qu'il n'y fasse pas ses besoins. Étant donné que les animaux préfèrent ne pas souiller l'endroit où ils dorment, cette méthode apporte d'excellents résultats. En général, les chiots ont besoin de se soulager aux deux heures, quand ils sont actifs durant la journée, et aux quatre heures le soir venu. Après l'âge de cinq mois, la plupart des chiens sont en mesure de passer la nuit sans s'échapper.

La méthode du papier journal peut être une solution de rechange ou un complément à celle de la cage. Elle convient idéalement aux personnes qui ne sont pas à la maison pour faire sortir leur chiot. Dans ce cas, vous le confinez à un petite pièce dont le sol est couvert de papier journal. La méthode consiste à le sortir le plus souvent possible et à faire son éloge lorsqu'il s'accomplit à l'extérieur. Si l'animal s'échappe en votre absence, il vous suffit de ramasser le papier journal.

A mesure que le chiot grandit, réduisez la surface couverte de papier journal, jusqu'à ce qu'elle n'occupe qu'un coin de la pièce. Alors, il se contrôlera mieux et le papier journal ne sera bientôt plus nécessaire.

Prévoyez ses besoins. Que vous employez l'une ou l'autre des méthodes de dressage, il est préférable de sortir le chiot avant qu'il ne soit trop tard. Parmi les signes avertisseurs, le chiot vous prévient en se tapissant dans un coin, en grattant le sol ou en marchant en rond tout en reniflant par terre. Conduisez-le rapidement à l'extérieur au moindre signe précurseur.

Lorsque vous vous trouvez à l'extérieur, parlez-lui d'un ton enjoué; prononcez quelques mots-clés du genre: «pipi», «caca», «vite», etc. Un chiot cherche à plaire à son maître. Lorsqu'il aura compris que vous voulez qu'il s'exécute, il agira sans tarder.

Montrez-vous enthousiaste. Vous ne devez pas tarir d'éloges s'il s'exécute là où il doit. Pressez-le contre vous, embrassez-le, dites-lui qu'il a bien agi, de sorte qu'il récidivera quand le temps sera venu.

Pendant les premières semaines de dressage, réglez le réveil pour qu'il sonne au milieu de la nuit afin de conduire le chiot à l'extérieur. Sinon, il aura beau tenter de se retenir, il en sera incapable.

Une cage procure au chiot un abri confortable, tout en l'empêchant d'aller (et de faire des dégâts) là où il ne doit pas.

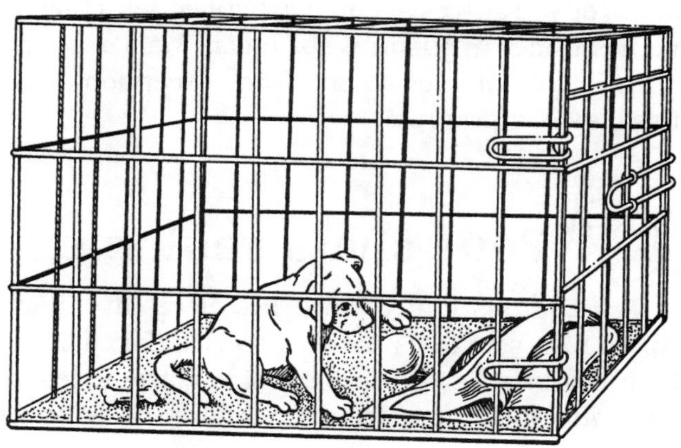

Les dégâts du chat

Rien n'est aussi désagréable que de se laisser choir sur le canapé après une dure journée de travail pour s'apercevoir aussitôt que le chat y est passé avant nous et qu'il y a laissé un souvenir.

Si certaines maladies peuvent expliquer la raison de ce genre d'accident, il y a fort à parier que quelque chose dans la maison lui cause du déplaisir ou de l'insatisfaction et c'est alors sa manière à lui de vous le signifier.

Votre chat fera ses besoins ailleurs si sa litière est malpropre. De même, si elle se trouve près de sa nourriture ou en un endroit achalandé, p. ex. le vestibule, ou encore si vous avez changé de marque de granules.

S'il s'échappe souvent près de la porte d'entrée, c'est peut-être qu'un nouveau chat vient d'arriver dans le voisinage et que le vôtre fait sentinelle. Chez certains chats, presque tous les types de changement peuvent provoquer de tels accidents. Aussi, le lieu où l'accident survient peut vous en dire beaucoup sur sa cause. Par exemple, une chatte urinait sans cesse sur la commode de sa maîtresse, jusqu'à ce que cette dernière découvre pourquoi: elle n'appréciait pas son nouveau parfum. La femme s'en est défait et tout est rentré dans l'ordre.

Conformez-vous à un horaire fixe. Un chien bien dressé devrait tout de même sortir au moins aux dix heures, au maximum douze, et c'est beaucoup exiger de lui. Rentrez directement chez vous après le travail si personne d'autre ne peut faire sortir votre chien ou si vous n'avez pas de porte à battant prévue pour lui.

Soyez indulgent! Quelle que soit la méthode employée, un jeune chiot (un vieux également!) fera des erreurs de temps en temps. Certains apprennent les règles de la propreté en quelques semaines, alors que d'autres — en particulier les chiens de petite taille — peuvent mettre jusqu'à six mois. Mais rassurez-vous, un expert affirme que tous les chiens, sans exception, peuvent faire l'apprentissage de la propreté.

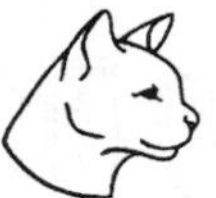

Pour chats seulement

Les chatons font d'excellents élèves au chapitre de la propreté. Après huit semaines passées sur les flancs de leur mère, ils en ont bien compris les règles. Mais si le vôtre ne les maîtrise pas encore, voici quelques conseils pour parfaire son éducation.

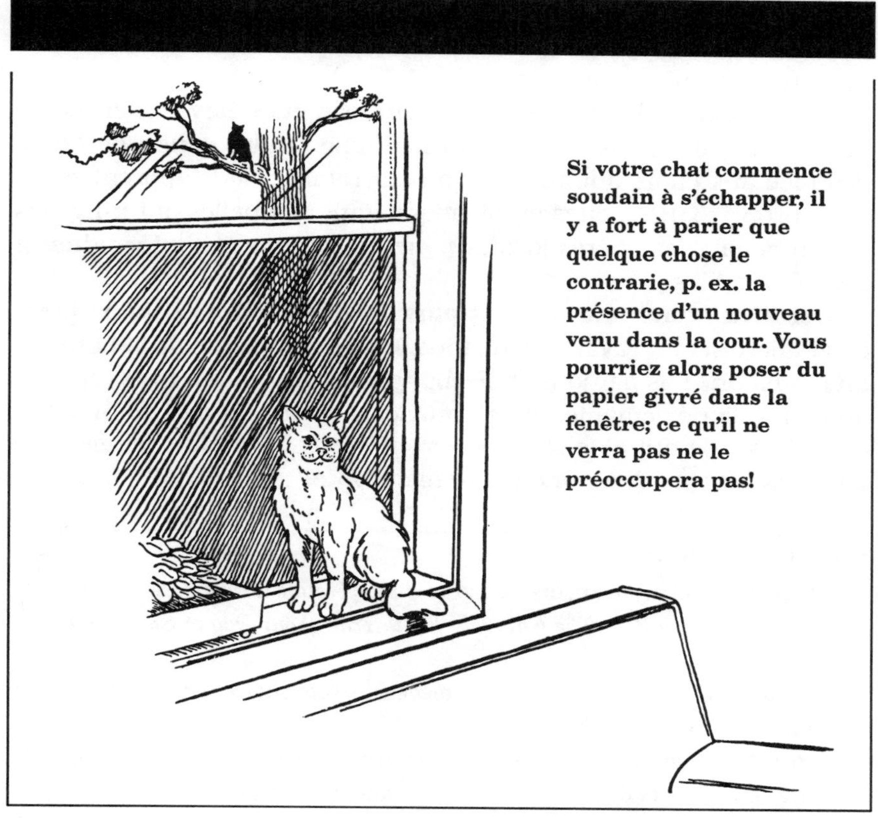

Si votre chat commence soudain à s'échapper, il y a fort à parier que quelque chose le contrarie, p. ex. la présence d'un nouveau venu dans la cour. Vous pourriez alors poser du papier givré dans la fenêtre; ce qu'il ne verra pas ne le préoccupera pas!

Enseignez-lui les rudiments de l'affaire. Saisissez-le et conduisez-le à sa litière. Il suffit parfois de lui indiquer où elle se trouve et il sait d'instinct ce qu'il doit y faire.

Pour faire en sorte que votre chaton ne confonde pas votre couette et sa litière, enfermez-le dans la salle de bains peu après son repas. Lorsqu'il aura fait ses besoins, complimentez-le et laissez-le sortir. Les chats sont méticuleux de nature et comprennent vite ce qu'on attend d'eux au chapitre de la propreté. Toutefois, dans le but d'éviter tout malentendu, enlevez le tapis de bain avant d'enfermer chaton dans la pièce. Incidemment, certains chats préfèrent la baignoire à leur litière. Emplissez-la de quelques cm d'eau et le problème sera résolu.

Mettez plusieurs litières à sa disposition; cela vous évitera les mauvaises surprises. Lorsque chaton a soudain l'envie de faire ses besoins naturels, il n'a pas toujours le temps de traverser la maison ou de descendre à l'étage inférieur. On conseille de prévoir au moins une litière par étage, à raison d'une litière par chat et d'en installer une supplémentaire, au cas où.

Les parois de la litière ne doivent pas être élevées, en particulier pour un chaton. Ils ont du mal à se rendre dans une litière destinée aux chats adultes et cela peut retarder leur apprentissage de la propreté. Les boîtes en plastique dans lesquelles ont range les sweaters font des litières idéales pour les chatons et sont vendues à prix abordables.

Certains chats ont l'odorat plus fin que d'autres et la propreté de la litière sera à l'avantage de tous. On recommande de la nettoyer au moins une fois par jour et de changer les granules à trois reprises au cours d'une semaine. Vous pourriez y verser un peu de bicarbonate de soude qui aide à absorber les odeurs. Un chat refusera de faire ses besoins dans une litière malpropre.

EXPERTS CONSULTÉS

Carol Lea Benjamin, dresseuse de chiens établie à New York et auteur de *Mother Knows Best: The Natural Way to Train Your Dog* et *Surviving Your Dog's Adolescence.*

Katherine Brown, docteur en médecine vétérinaire, pratiquant à Salt Lake City dans l'Utah.

Bob Gutierrez, coordinateur en comportement animalier à la Société de prévention de la cruauté envers les animaux de San Francisco.

Myrna Milani, docteur en médecine vétérinaire, pratiquant à Charlestown dans le New Hampshire, auteur de *The Body Language and Emotions of Cats* et de *The Body Language and Emotions of Dogs.*

Micky Niego, experte-conseil en comportement animalier, pratiquant à Airmont dans l'État de New York.

Cara Paasch, docteur en médecine vétérinaire, pratiquant à San Francisco.

Liz Palika, dresseuse de chiens, établie à Ocean Drive en Californie, chroniqueuse au magazine *Dog Fancy* et auteur de *Fido, Come: Training Your Dog with Love and Understanding* et *Love on a Leash.*

Femelle en rut

Douze trucs pour refroidir ses ardeurs

Lorsque votre femelle sera en rut, rien ne l'empêchera de partir à la recherche d'un grand ténébreux romantique. La saison des amours revient aux six mois chez les chiennes, tandis que chez les chattes, elle revient aux trois semaines entre les mois de février et octobre. Chaque période varie entre six et sept jours.

Les chattes en chaleur hurlent et miaulent, et se frôlent affectueusement à tout ce qu'elles voient. Quant aux chiennes, elles sont agitées. Même les soupirants potentiels se montrent insupportables, en particulier lorsqu'une belle à fourrure leur fait des propositions. Quand les hormones se bousculent, Roméo doit impérieusement se trouver en compagnie de Juliette.

L'ablation des ovaires est le seul moyen de mettre un terme définitif à ce chahut. Nombre de vétérinaires y sont favorables, non seulement pour éviter les grossesses non désirées, mais également les malaises afférents aux cycles de fertilité. Toutefois, si vous avez l'intention d'accoupler votre animal, voici quelques conseils afin de refréner ses ardeurs jusqu'au moment propice.

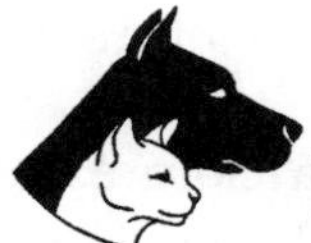

Pour chiennes et chattes

Le comportement amoureux et les sérénades qui s'ensuivent sont en fait des moyens détournés d'obtenir de l'attention. Donnez-lui quelques caresses, peut-être une gâterie, et la bête se calmera.

Présentez-lui un divertissement. Même si elle ne semble songer qu'à une chose, elle appréciera les autres formes d'attention dont elle sera l'objet. Amusez-la à l'aide de ses jouets préférés ou agenouillez-vous et flattez son ventre. Une séance de jeu la distraira de son désir.

Faites-lui écouter de la musique douce. Les chattes en chaleur se calment parfois en entendant de la musique classique, particulièrement en écoutant du Mozart. Prenez cependant garde aux musiques stridentes ou aux rythmes assourdissants qui peuvent être similaires aux cris d'autres animaux. Certaines hauteurs tonales évoquent l'excitation sexuelle.

Fermez les fenêtres de la maison, car les chiens et les chats mâles peuvent débusquer des femelles en rut simplement en flairant la brise. En fait, un chat peut repérer une femelle à 1,6 km à la ronde, tandis que le flair d'un chien s'étend trois fois plus loin. Fermez les fenêtres pendant la saison des chaleurs pour éviter qu'une bande de matous ne se présente à votre porte.

Découragez les mâles à l'aide d'un onguent camphré. La forte odeur de l'onguent Vicks éloignera la foule de prétendants. Il s'agit d'en appliquer un peu sur le derrière de la chatte et, si vous possédez un mâle, mettez-en un peu sur son nez.

Donnez quelques comprimés de chlorophylle à votre chatte afin de masquer l'odeur qu'elle dégage pendant cette période. On en trouve facilement dans les boutiques d'aliments naturels.

Délimitez son territoire. Les chiennes en rut ont des écoulements sanguins qui peuvent tacher la moquette et les meubles. Les chattes n'en ont pas, mais elles peuvent pulvériser de l'urine ça et là afin d'annoncer leur état à des soupirants potentiels. Essayez de la retenir dans la salle de bains ou dans une cage qui se nettoie facilement.

Une chienne ou une chatte en chaleur déploiera beaucoup d'efforts pour sortir de la maison. Prenez garde à ce qu'elle ne file pas alors que vous-même sortez, p. ex. pour prendre le journal du matin ou pour aller travailler. S'il s'agit d'une bête qui vit à l'extérieur, confinez-la à l'intérieur d'une niche ou d'un terrain clôturé, là où aucun mâle ne pourra s'en approcher.

Prenez aussi garde à ce qu'aucun mâle ne saute la clôture et, tandis que vous y serez, surveillez le chien du voisin. On a déjà vu des chiens s'accoupler en dépit de la clôture métallique qui les séparait. Ils font preuve d'imagination lorsque vient la saison des amours!

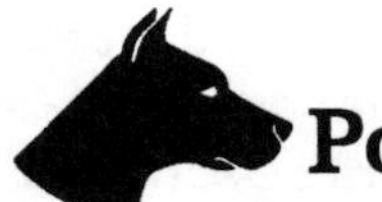

Pour chiennes seulement

Nettoyez régulièrement les sécrétions qui s'écoulent pendant la période des chaleurs, de manière à atténuer l'odeur qui attire les mâles, en particulier au mitan de la saison. Il faut alors lui laver les fesses et les pattes de derrière une ou deux fois par jour.

Masquez son odeur. Il existe un produit du nom de «Lust Buster» (offert dans les animaleries) qui trompe les mâles; en effet, on le pulvérise sur le derrière et les pattes de la femelle en chaleur et elle dégage ensuite l'odeur d'une chienne qui s'est accouplée. Les mâles en mal d'amour se désintéressent alors d'elle.

Pour éviter que les écoulements et les pertes de votre femelle ne gâtent la moquette et les canapés, mettez-lui une couche. Les couches pour animaux sont vendues dans les animaleries et les cliniques vétérinaires. Elles sont disponibles en plusieurs tailles, du modèle chihuahua au saint-bernard. Ces couches comportent des tampons absorbants jetables, ainsi qu'un orifice à l'arrière prévu pour y faire passer la queue.

Aiguisez son appétit, qui souvent dépérit pendant la période de rut. C'est vrai qu'elle a autre chose en tête, mais présentez-lui tout de même des gâteries spéciales, p. ex. de la nourriture pour bébé ou un peu de foie cuit, afin de maintenir sa vitalité.

EXPERTS CONSULTÉS

Michael W. Fox, B.V.M., Ph.D., vice-président, Bioéthique et protection des animaux de ferme, Humane Society of the United States, à Washington, D.C., auteur de *The New Animal Doctor's Answer Book.*

Elaine Wenner Gilbertson, éleveuse de chats à Vista en Californie, auteur de *A Feline Affair: Guide to Raising and Breeding Purebred Cats.*

Marion Hunt, éleveuse d'épagneuls cockers à Howe dans le Texas.

Pam Johnson, spécialiste de comportement félin, établie à Nashville, auteur de *Twisted Whiskers: Solving Your Cat's Behavior Problems.*

Mary Jo Mersol-Barg, éleveuse de chats dans le Michigan.

Chris Walkowicz, éleveur de colleys à barbe à Sherrard dans l'Illinois, co-auteur de *The Atlas of Dog Breeds of the World* et *Successful Dog Breeding.*

H. Ellen Whiteley, docteur en médecine vétérinaire, pratiquant à Guadalupita au Nouveau-Mexique, auteur de *Understanding and Training Your Cat or Kitten.*

Morsures et piqûres d'insectes

Dix moyens de les faire piquer du nez

Aux yeux des moustiques et des autres insectes à aiguillons, votre animal favori n'est rien d'autre qu'un buffet roulant. Abeilles, frelons et guêpes ne resteront peut-être pas à dîner; ils se contenteront d'enfoncer leurs dards. Ce type de fréquentations est rarement dangereux, mais il comporte une part de souffrance. Voici quelques conseils afin de soulager votre compagnon.

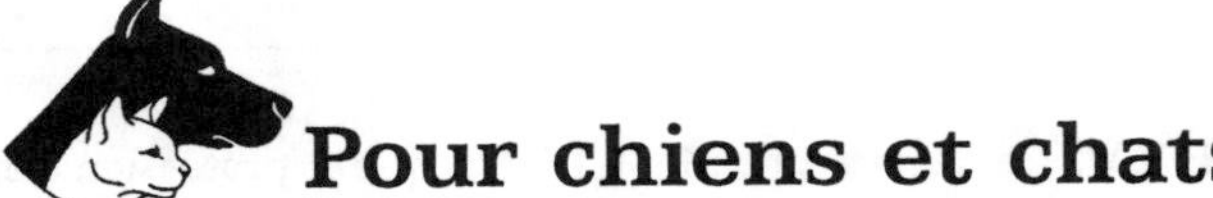

Pour chiens et chats

Si une abeille a pris votre animal pour cible, elle lui a probablement laissé un cadeau: son dard. Il vous faudra le dégager. Examinez attentivement la peau de votre animal, puis retirez le dard à l'aide des doigts ou d'une pince à épiler. Mieux encore, si le dard est facilement accessible, raclez-le à l'aide d'un ongle ou d'une carte de crédit, de manière à éviter que davantage de venin ne s'infiltre dans la plaie.

Vous soulagerez l'animal en appliquant sur sa plaie, plusieurs fois par jour, une pâte faite de bicarbonate de soude à laquelle vous ajouterez un peu d'eau. L'alcalinité du bicarbonate apaisera la démangeaison; un peu de calamine fera également l'affaire.

Le lait de magnésie, un médicament en vente libre, contient de l'hydroxyde de magnésium qui atténue la démangeaison et l'irritation cutanée. Comme il en est du bicarbonate de soude, vous pouvez appliquer le lait de magnésie sur la piqûre plusieurs fois par jour.

Concoctez un remède maison. Les épices pour attendrir la viande contiennent des enzymes qui contribuent à la dégradation du poison injecté lors de la piqûre et réduisent ainsi l'irritation cutanée. Ajoutez un peu d'eau à ces épices afin d'en faire une pâte que vous appliquerez à l'endroit en question. Répétez ce traitement aussi souvent qu'il le faudra.

Les experts s'expliquent mal pourquoi, mais il appert que l'ammoniac soulage la douleur causée par les piqûres et les morsures d'insectes. Appliquez-en à l'aide d'un tampon d'ouate.

De même, vous soulagerez les démangeaisons en appliquant sur les morsures une fine couche de gel à l'aloès, qui activera également la cicatrisation. L'aloès est une plante miraculeuse. Si vous n'en possédez pas, vous pouvez vous procurer du gel dans les pharmacies et les boutiques d'aliments naturels.

Si la peau de l'animal est sensible et irritée, vous pourriez y appliquer une fine couche d'onguent à base d'hydrocortisone vendu sans ordonnance. L'onguent devrait contenir environ 0,5 p. cent d'hydrocortisone.

L'application d'une compresse froide à l'endroit endolori fera désenfler la peau et engourdira la douleur. Mettez des glaçons dans un linge à vaisselle et maintenez-le tout à l'endroit irrité durant au moins cinq minutes, voire davantage si l'animal ne résiste pas. L'action du froid le calmera peut-être.

Si l'animal semble fortement incommodé, vous pourriez le faire tremper dans un bain d'eau fraîche à laquelle vous ajouterez des flocons d'avoine colloïdale (de marque «Aveeno»). Si vous n'en avez pas sous la main, remplacez-la par des flocons d'avoine ordinaires. Emplissez une chaussette de flocons d'avoine, attachez-la au robinet et faites couler l'eau.

Chassez le problème. Frottez la peau de l'animal avec une lotion chasse-moustiques; non seulement aura-t-il une odeur agréable,

Quand consulter un vétérinaire?

Si les morsures et les piqûres d'insectes n'occasionnent en général rien de plus que de simples démangeaisons, il arrive qu'elles puissent être mortelles.

Par nature, les chiens et les chats affrontent le monde extérieur d'abord avec leur nez. En conséquence, ils se font souvent piquer au visage, sur le nez et la gueule. S'il s'ensuit une enflure du nez ou de la gorge, l'animal peut devenir incapable de respirer.

Surveillez bien la situation pour vous assurer que l'enflure est bénigne et que, p. ex, la boursouflure d'une lèvre ne prend pas des proportions dangereuses. Si vous constatez une légère enflure et une irritation au cours de la demi-heure suivant la piqûre, ne vous inquiétez pas; par contre, s'il y a boursouflure cinq minutes après une piqûre d'insecte, il est préférable de consulter un vétérinaire sur-le-champ.

mais les puces, les mouches, les moustiques et leurs congénères s'en tiendront éloignés. Pour ce faire, il suffit de diluer le quart d'un capuchon de lotion dans un litre d'eau et d'en pulvériser l'animal à raison d'une fois par semaine. Si vous l'enduisez plus souvent de cette lotion, son pelage deviendra huileux.

EXPERTS CONSULTÉS

Lowell Ackerman, docteur en médecine vétérinaire, Ph.D., dermatologue pratiquant à Scottsdale en Arizona, auteur de *Skin and Haircoat Problems in Dogs.*

E. Murl Bailey, fils, docteur en médecine vétérinaire, Ph.D., professeur de toxicologie au département de pharmacologie et de physiologie vétérinaires au Texas A&M University College of Veterinary Medicine à College Station.

Tam Garland, docteur en médecine vétérinaire, Ph.D., toxicologue pratiquant au Texas A&M University College of Veterinary Medicine à College Station.

Larry Thompson, docteur en médecine vétérinaire, toxicologue au laboratoire de diagnostique du Cornell University College of Veterinary Medicine à Ithaca dans l'État de New York.

Les démangeaisons

Sept solutions pour sauver sa peau

Le tissu de recouvrement du canapé est-il élimé là où votre chat se frotte sans cesse? Votre chien vous empêche-t-il de fermer l'oeil tant il se gratte la nuit? Chez un animal, les puces, le rhume des foins et différentes allergies sont généralement la cause de ces démangeaisons incessantes. Elles peuvent être provoquées par un simple dessèchement de la peau. En soi, la démangeaison n'a rien d'inquiétant. Par contre, le grattement continuel peut entraîner la chute du poil, des lésions cutanées et de graves infections. Voici ce que recommandent les vétérinaires afin que votre animal soit bien dans sa peau.

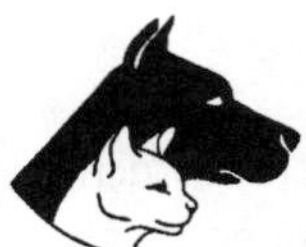

Pour chiens et chats

Le meilleur moyen de soulager rapidement un animal souffrant de démangeaisons consiste à le faire tremper dans l'eau fraîche. Le soulagement temporaire qu'il en retirera s'étalera sur plusieurs heures, voire plusieurs jours. Essayez de le laisser tremper pendant une dizaine de minutes; s'il résiste, un bain de quelques minutes lui apportera un peu de soulagement. Inutile de préciser que la plupart des chats préfèrent combattre que de prendre un bain. Afin d'en savoir plus à propos de la baignade du chat, lisez «Comment donner son bain à un chat» en p. 202.)

Une infusion de flocons d'avoine dans l'eau du bain sera aussi profitable à un animal qu'à un humain. Ainsi, une toxicologue consultée recommande de donner le bain en employant un shampooing à base d'avoine ou d'infuser de l'avoine colloïdale (les produits de marque «Aveeno») dans l'eau du bain. A défaut d'avoir de l'avoine colloïdale sous la main, employez des flocons d'avoine ordinaires. Emplissez-en une vieille chaussette et fixez-la au robinet du bain, de sorte que l'eau puisse y filtrer.

Si l'animal lèche ou mordille ses coussinets plantaires, il fait peut-être une forme de pied d'athlète. Pour l'en soulager, il suffit de lui faire tremper les pattes dans une solution de sel d'Epsom.

Identifiez la causes

Votre chien bat l'air de sa patte de derrière ou se mordille entre les doigts? Votre chat se frotte sans cesse la tête ou se mord la queue? L'endroit qui le démange peut nous en apprendre beaucoup sur la nature du problème. Ainsi, un animal qui a des puces se gratte habituellement la partie arrière du corps, en particulier au-dessus de la queue et l'arrière des pattes.

Si votre chien a le rhume des foins, les démangeaisons seront plutôt localisées sur le devant de son corps. Elles l'amèneront à se frotter le visage, à se mordiller les pattes, à se gratter sous les aisselles, autour du cou et sur le poitrail.

Contrairement aux chiens, les chats souffrant du rhume des foins ressentent des démangeaisons sur l'ensemble du corps. De petites bosses croûteuses peuvent également apparaître sur leur pelage.

Si un chien se gratte partout, il peut souffrir d'une allergie alimentaire. Par contre, les chats atteints de ce type d'allergie auront des démangeaisons au visage et au cou.

Un animal qui se gratte partout et dont la peau est grasse ou desséchée peut faire de la séborrhée. Mais si les squames se mettent à bouger, méfiez-vous! Il pourrait s'agir d'un parasite de la peau dont le nom latin est Cheyletiella.

Emplissez la baignoire de quelques cm d'eau fraîche, versez-y 500 ml de sel d'Epsom et faites tremper les pattes de votre animal pendant cinq à dix minutes.

Étant donné que la peau de l'animal qui souffre de démangeaisons est souvent desséchée, un hydratant suffit parfois à enrayer les désagréments. Diluez une cuillerée à soupe d'hydratant dans quatre litres d'eau et employez cette solution comme eau de rinçage après le bain. Vous pourriez en pulvériser le pelage de l'animal à raison d'une fois par semaine.

Les démangeaisons sont souvent causées par une allergie aux puces et il n'est pas nécessaire qu'elles soient nombreuses. Une seule morsure peut causer des démangeaisons qui persisteront des jours durant. Shampouiner l'animal à l'aide d'un savon contre les puces résoudra le problème à sa source. De plus, vous devriez employer un insecticide en poudre ou liquide contenant du D-limonène et de la poudre de pyrèthre. Il faudra peut-être répandre un insecticide dans le jardin et veiller à ce que la pelouse soit tondue et les buissons bien entretenus.

Offrez-lui une protection additionnelle en lui administrant des suppléments d'acides gras essentiels qui calmeront les démangeaisons et ajouteront au lustre de son pelage. Les suppléments conseillés à cette fin contiennent de l'acide linoléique, de l'acide gamma-linoléique, de l'acide eicosapentaenoique et de l'acide docosahexaenoique; ils sont vendus dans les animaleries. Les acides gras agissent lentement; les résultats devraient apparaître en l'espace de deux mois.

Étant donné que le rhume des foins est souvent responsable des démangeaisons, l'animal trouvera le soulagement grâce à un antihistaminique tel que le diphenhydramine (marque «Benadryl»). La dose généralement conseillée varie entre un et trois mg par tranche de 500 g, mais consultez votre vétérinaire pour plus de sûreté. Afin de maximiser les résultats, ne lui en donnez pas seulement lorsque les démangeaisons surviennent, mais plutôt tout au long de la saison des allergies.

EXPERTS CONSULTÉS

Lowell Ackerman, docteur en médecine vétérinaire, Ph.D., dermatologue vétérinaire pratiquant à Scottsdale en Arizona, auteur de *Skin and Haircoat Problems in Dogs.*

Dan Carey, docteur en médecine vétérinaire, directeur du Service des communications techniques chez IAMS à Dayton dans l'Ohio.

Michael Dryden, docteur en médecine vétérinaire, Ph.D., professeur associé de parasitologie vétérinaire au Kansas State University College of Veterinary Medicine à Manhattan dans le Kansas.

Tam Garland, docteur en médecine vétérinaire, Ph.D., toxicologue pratiquant au Texas A&M University College of Veterinary Medicine à College Station.

Philip Kass, docteur en médecine vétérinaire, Ph.D., professeur associé d'épidémiologie à la School of Veterinary Medicine de l'University of California à Davis.

John MacDonald, docteur en médecine vétérinaire, professeur associé de dermatologie à l'Auburn University College of Veterinary Medicine dans l'Alabama.

Steven A. Melman, docteur en médecine vétérinaire, pratiquant à Palm Springs en Californie et à Potomac dans le Maryland, auteur de *Skin Diseases of Dogs and Cats.*

Lloyd Reedy, docteur en médecine vétérinaire, dermatologue, professeur associé de médecine comparative au Health Science Center de l'University of Texas Southwestern Medical School à Dallas, auteur de *Allergic Skin Diseases of Dogs and Cats.*

Alexander Werner, docteur en médecine vétérinaire, pratiquant à Studio City en Californie, spécialisé en dermatologie.

La jalousie

Dix-huit moyens d'éviter de faire des jaloux

Jusqu'à récemment, votre animal et vous viviez en parfaite symbiose. Puis, quelque chose a perturbé votre quotidien: la venue d'un soupirant, d'un bébé ou d'un autre animal.

Si les animaux n'éprouvent pas la jalousie exactement comme nous, il ne faut pas croire qu'ils en sont exempts. Ils sont capables de rivalité car, enfin, vous êtes leur os préféré et ils n'ont pas l'intention de le partager. Ils démontrent alors leur déplaisir de plusieurs manières. Un chat peut se cacher tout le jour, uriner là où il ne faut pas ou déchirer le tissu de recouvrement des fauteuils. Un chien peut être agressif, exubérant à outrance ou maussade. Il peut également tout ravager dans la maison ou faire abstraction de la propreté. Les animaux domestiques ont besoin de se sentir aimés. Voici les conseils des experts consultés lorsque la jalousie montre son vilain visage.

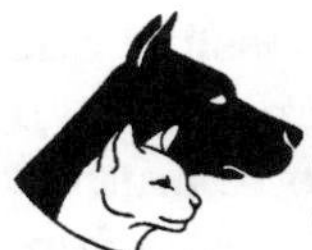

Pour chiens et chats

Ne le repoussez pas. Un animal n'apprécie guère de jouer les seconds violons, alors faites en sorte qu'il se croit aimé autant qu'avant l'apparition de la cause de son stress. Le temps que vous consacrez à partager ses jeux contribuera grandement à alléger la situation.

Tenez-vous-en à la routine habituelle. Malgré l'arrivée d'un nouveau venu dans votre vie, essayez, autant que faire se peut, de ne rien changer à vos habitudes. Nourrissez l'animal aux mêmes heures, sortez-le comme vous le faisiez auparavant, flattez-lui le ventre en regardant la télé comme vous en aviez l'habitude. Un animal est sécurisé par la routine et le moindre changement à ses habitudes le déstabilisera.

Nourrissez-le en premier. Si l'arrivée d'un autre animal suscite la jalousie, accordez la priorité au premier venu. L'animal nouvellement arrivé est certes irrésistible, mais vous devez nourrir l'autre en premier. Il en va de même de l'attention et des caresses.

Quand consulter un vétérinaire?

Votre animal était auparavant un modèle de propreté et voilà que depuis peu, il fait ses besoins en terrain interdit. Vous êtes convaincu que le problème est lié à la venue récente d'une nouvelle personne dans votre vie. Vous attendez que le temps passe, convaincu que les choses finiront par s'arranger.

Vous pourriez avoir tort. Même si la jalousie et le stress peuvent lui faire oublier les bonnes manières, un problème physique pourrait être à l'origine de ce nouveau comportement, p. ex. une infection ou un blocage des voies urinaires. Ne courez donc aucun risque et consultez un vétérinaire. De même, une agression soudaine commise à l'endroit d'un individu ou d'un animal exige que l'on mène l'agresseur chez le vétérinaire. Ne tardez pas en espérant que cela lui passera. Un professionnel saura vous venir en aide.

Empêchez-le de s'empiffrer. Les animaux jaloux ou stressés ont tendance à trop manger. Contrôlez sa consommation quotidienne; ne lui servez que la ration qu'il doit manger et assurez-vous qu'il ne pige pas dans la gamelle de son voisin.

Vous croyez peut-être que la nouvelle personne dans votre vie suscite la jalousie de votre ami à fourrure, mais il est possible que ce dernier éprouve de la crainte à son endroit. Demandez au nouveau venu de parler avec douceur en présence de votre animal. Si vous possédez un chat, armez-vous de patience et laissez-le faire les premiers pas. L'inconnu ne doit pas s'en approcher et lui imposer son amitié. Cette méthode ne fonctionne jamais.

La nouvelle personne dans votre vie devrait être une source de joie et de divertissement pour votre animal. Mis en sa présence, l'animal doit pressentir qu'un bon moment l'attend. Le nouveau venu devrait nourrir, amuser et promener l'animal le plus souvent possible, de manière à ce qu'ils deviennent amis. Ainsi, la jalousie disparaîtra. Ne les brusquez toutefois pas; au fil du temps, l'amitié prendra forme.

Préparez-le à la venue du bébé. Un animal domestique a besoin de temps pour s'accoutumer à la présence, à l'odeur et aux sons d'un nouveau-né, de son berceau, de sa balançoire et de toute la panoplie nécessaire à ses jeux et à ses soins. N'attendez pas à la dernière minute afin de l'y habituer, alors que l'arrivée du bébé imposera un stress supplémentaire à l'animal. Préparez-le plutôt à l'avance à la venue de l'enfant. Plus vite vous installerez la nursery, mieux cela vaudra.

Si l'animal dort jusqu'à présent dans votre lit et que vous prévoyez mettre un terme à cette pratique lorsque l'enfant sera parmi vous, préparez-le plusieurs semaines à l'avance. Ainsi, l'animal ne se croira pas rejeté en raison de l'arrivée du nouveau-né.

Les pleurs d'un nourrisson peuvent effrayer un animal qui les entendrait pour la première fois. Afin de l'y préparer, invitez vos amis en compagnie de leurs bébés, de sorte que l'animal se fasse à leur présence. Il s'adaptera plus vite à la situation lorsque vous aurez vous-même un enfant à la maison.

Si aucun de vos amis n'a de bébé, procurez-vous une bande-son sur laquelle sont enregistrés des pleurs d'enfant et faites-la jouer selon le volume normal. Si l'animal s'agite, baissez le volume afin qu'il se calme, mais pas trop, de sorte qu'il continue d'entendre la bande qui défile. Ainsi, il apprendra à se calmer au son d'un enfant qui pleure.

Avant d'amener le bébé à la maison, donnez-lui à renifler quelques vêtements portés par l'enfant. L'animal s'habituera ainsi aux nouvelles odeurs. Toutes les mesures que vous prendrez afin d'assurer en douceur la période de transition vous éviteront des ennuis par la suite.

On commet souvent l'erreur d'accorder plus d'attention à l'animal pendant le sommeil de l'enfant. On chasse l'animal lorsque l'enfant est éveillé, ce qui l'incite à le considérer comme un rival. Tentez d'accorder un peu d'attention à l'animal même lorsque l'enfant est éveillé. Donnez une gâterie à votre compagnon à fourrure pendant que vous nourrissez l'enfant; jouez avec l'animal lorsque le petit est sur sa balançoire. Faites en sorte que l'animal associe le poupon à une partie de plaisir. Ne les laissez cependant pas seuls; un accident est si vite arrivé.

Si votre animal est sans malice, vous pourriez laisser le bébé lui filer quelques biscuits. L'animal verra en lui quelqu'un de gentil qui distribue des récompenses. Cela contribuera à forger une bonne relation entre le bébé et l'animal.

Un chien ou un chat n'apprécie pas nécessairement les manières d'un bambin. Il pousse des vagissements, lui tire la queue et trouble la tranquillité. Mettez un placard ou une petite pièce calme à la disposition de votre animal afin qu'il puisse s'y réfugier quand bon lui semble. Il doit s'agir d'un endroit où l'enfant n'entre jamais, où l'animal peut dormir et se détendre sans crainte d'être dérangé.

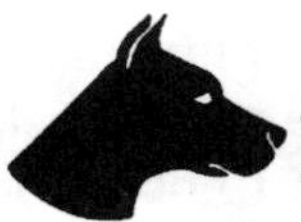

Pour chiens seulement

Si vous habituez très tôt votre chien à rencontrer un tas de gens et de chiens, il sera probablement moins jaloux à l'arrivée d'un nouveau-né. Vous pourriez l'inscrire à un cours de dressage afin qu'il fasse la connaissance d'autres chiens dans un cadre bien structuré. Emmenez-le au jardin public où il rencontrera également d'autres chiens et leur maître.

Lorsque vous devez présenter un adulte à votre chien, faites les présentations ailleurs qu'à la maison. Les chiens entretiennent une relation particulière avec leur territoire. Faites en sorte que les premières rencontres aient lieu dans un parc, où les différentes parties pourront se connaître en s'amusant, sans être sur la défensive.

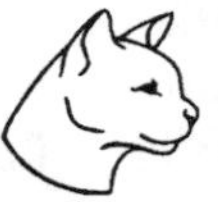

Pour chats seulement

Les chats sont sécurisés lorsqu'ils dominent le point de vue. Veillez donc à ce que le vôtre ait un endroit où grimper, du haut duquel il pourra jauger les gens et les situations.

Si votre chat peut difficilement accéder aux hauteurs, donnez-lui un poteau doté de plate-formes moquettées sur lesquelles il peut prendre place, observer et relaxer. Elles sont en vente dans la plupart des animaleries.

Si vous venez d'adopter un chat, ne lui donnez pas accès à toutes les pièces de la maison à la fois. Votre autre chat ne le supporterait pas. Confinez-les dans des pièces différentes pendant un jour ou deux; puis intervertissez-les de sorte que chacun s'habitue à l'odeur de l'autre. S'ils semblent calmes, mettez-les en présence. Si leur fourrure se dresse et si des sifflements se font entendre, séparez-les pendant un certain temps encore.

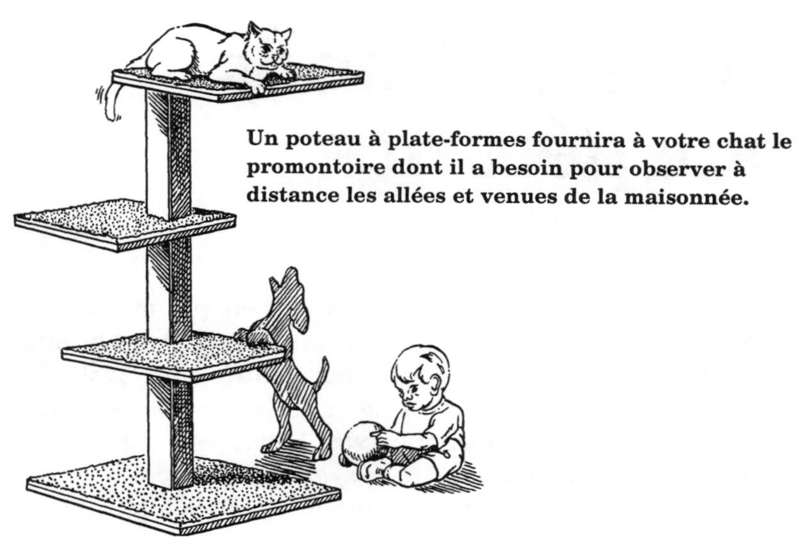

Un poteau à plate-formes fournira à votre chat le promontoire dont il a besoin pour observer à distance les allées et venues de la maisonnée.

Experts consultés

Michael W. Fox, B.V.M., Ph.D., vice-président, Bioéthique et protection des animaux de ferme, Humane Society of the United States, à Washington, D.C., auteur de *The New Animal Doctor's Answer Book.*

Patricia McConnell, Ph.D., spécialiste du comportement animalier et professeur adjoint au département de zoologie à l'University of Wisconsin à Madison.

Patricia O'Handley, docteur en médecine vétérinaire, professeur associé de médecine animale au Michigan State University College of Veterinary Medicine à East Lansing.

Jeanne Saddler, propriétaire d'une école de dressage à Manhattan dans le Kansas.

Sandy Sawchuk, docteur en médecine vétérinaire, instructrice clinique de médecine animale à l'University of Wisconsin School of Veterinary Medicine à Madison.

Barbara Simpson, docteur en médecine vétérinaire, Ph.D., spécialiste du comportement animalier et professeur adjoint au North Carolina State University College of Veterinary Medicine à Raleigh.

Al Stinson, docteur en médecine vétérinaire, professeur émérite de comportement animalier au Michigan State University College of Veterinary Medicine à East Lansing.

Sauts et bonds exaspérants

Onze conseils terre-à-terre

Vous pourriez dire que votre chien est en pleine ascension. Il saute sur vous au réveil pour vous dire bonjour en remuant la queue. Il bondit sur vous dès que vous rentrez du travail. Il saute sur les enfants et les personnes âgées lorsque vous l'emmenez au parc. Vous trouviez cela mignon lorsqu'il était petit mais, à présent, cela comporte des risques.

Cette conduite fait l'objet des récriminations les plus courantes parmi les propriétaires de chiens. Entre eux, les chiens bondissent afin d'établir lequel domine les autres ou simplement pour se saluer. Mais cela cadre mal avec le comportement humain et peut constituer une pratique détestable, voire dangereuse. Les chats peuvent également bondir sur les gens, mais ils préfèrent sauter sur leurs genoux ou sur un comptoir, plutôt que de se précipiter sur quelqu'un. En conséquence, cela s'avère moins problématique chez les chats que chez les chiens.

Voici ce que recommandent les experts consultés afin que vos compagnons à fourrure gardent les pattes sur terre.

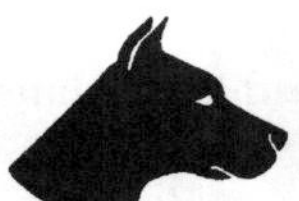

Pour chiens seulement

Ne l'encouragez jamais à sauter sur quelqu'un, y compris vous-même, malgré le fait qu'il soit le chiot le plus adorable. Sinon, il croira qu'agir ainsi est permis et vous aurez beaucoup de mal à lui désapprendre ce comportement. Lorsque votre chiot se mettra à bondir dans votre direction, vous devrez l'écarter gentiment en lui lançant un: «Non!» bien ferme.

Récompensez-le selon son mérite. Il importe non seulement de critiquer son inconduite, mais également de récompenser un bon comportement. Chaque fois que votre chien se retient de sauter sur vous, donnez-lui des caresses et complimentez-le. S'il reste assis à votre approche ou s'il vient vers vous sans bondir, récompensez-le avec un biscuit, des caresses ou ce qui lui plaît le plus. Le meilleur moyen de dresser un chien consiste à souligner de façon positive le comportement souhaité.

Votre chien sera beaucoup plus calme si vous ne faites pas tout un plat lorsque vous rentrez à la maison. Si vous vous adressez à lui d'un ton très enthousiaste alors qu'il a passé la journée seul, il sera porté à bondir vers vous afin de manifester sa joie. Dorénavant, lorsque vous rentrerez à la maison, franchissez calmement le seuil. S'il ne saute pas sur vous, donnez-lui des caresses affectueuses. Lorsqu'il se sera fait à votre présence, alors vous pourrez lui témoigner beaucoup d'attention.

Lorsque vous revenez à la maison, plutôt que de vous adresser à lui du haut de votre hauteur, penchez-vous vers lui avant qu'il n'ait le temps de bondir dans votre direction. Votre chien souhaite renifler votre visage et plonger les yeux dans votre regard. Aussi, avant qu'il n'ait le temps de bondir, penchez-vous ou agenouillez-vous et manifestez votre joie.

Les chiens les mieux dressés parviennent mal à cacher leur joie lorsqu'ils ont de la compagnie. Pour éviter qu'il ne bondisse sur les visiteurs, tenez-le simplement à l'écart du vestibule ou de la porte d'entrée. Il s'agit d'un truc tout bête, mais efficace. Enfermez-le dans une autre pièce jusqu'à ce que votre invité se soit installé. Alors vous ferez entrer le chien.

La prochaine fois qu'il s'apprêtera à bondir dans votre direction, reculez de deux pas afin qu'il rate sa cible et dites-lui fermement: «Non!» Il atterrira par terre et sera quelque peu déconcerté; après quelques ratés comme celui-ci, il finira par comprendre qu'il ne doit pas sauter sur les gens.

Vous pourriez également le déjouer. Attendez qu'il s'approche à environ un mètre de vous, puis faites un ou deux pas dans sa direction en lui lançant: «Non!», ce qui le découragera d'aller plus avant. Un chien n'aime pas que l'on s'avance vers lui alors qu'il s'apprête à bondir.

Si vous vous trouvez sur un sol dur, martelez bruyamment le plancher à l'aide du pied. Il regardera en direction de votre pied et cela le déconcertera. Profitez-en pour le caresser. Il apprendra rapidement grâce à ce truc.

La prochaine fois qu'il s'apprêtera à bondir vers vous, écartez les doigts et avancez la paume de votre main vers lui en lui intimant fermement: «Non!». Votre main doit s'approcher de son visage sans

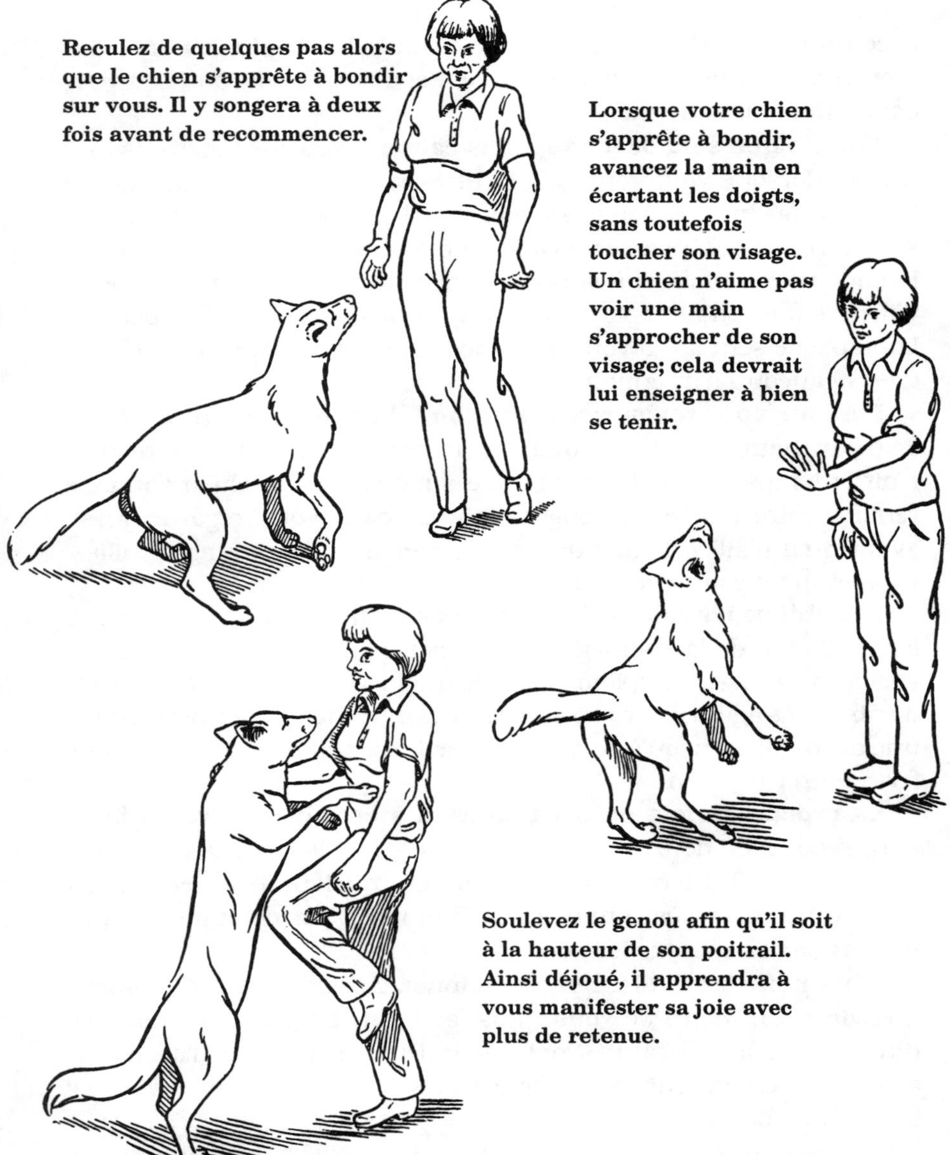

toutefois le toucher. Un chien n'aime pas voir une main à proximité de son visage et cela devrait lui enseigner à bien se tenir.

Vous pourriez réagir à un bond projeté en activant une alarme bruyante qui dissuaderait les chiens les plus expressifs. De petit format, elle se glisse dans un sac à main ou dans la poche d'une veste et elle émet un sifflement ou un bip dont la puissance sonore est de plusieurs décibels. On se la procure chez les fournisseurs de matériel électronique. Les chiens détestent le bruit et cette solution, malgré son manque d'élégance, fonctionne à coup sûr.

S'il se heurte à votre genou, votre chien comprendra que son élan n'est pas apprécié. N'y mettez pas de force, mais faites en sorte que votre genou gêne ses mouvements. Quand il aura frappé votre genou, demandez-lui de s'asseoir et, le cas échéant, récompensez-le s'il reste calme. Les vétérinaires nous prient cependant de n'avoir recours à cette méthode qu'en dernier ressort, étant donné que l'animal risque de se faire mal ou de nous craindre par la suite.

Inscrivez-le à un cours de dressage. Lui enseigner à s'asseoir et à ne pas bouger est évidemment le meilleur moyen d'éviter qu'il ne bondisse sur les gens. Lorsqu'il aura compris la signification de ces ordres, il restera sans bouger jusqu'à ce que vous lui donniez la permission de venir à vous. Vous apprécierez qu'il vous obéisse ainsi au parc ou au jardin public, là où se trouvent des inconnus vers qui il pourrait s'élancer. Vous apprendrez les ordres élémentaires à une école de dressage. Renseignez-vous auprès de votre vétérinaire pour en connaître l'adresse.

EXPERTS CONSULTÉS

Dennis Fetko, Ph.D., spécialiste du comportement animalier, chroniqueur radio à San Francisco.

Gary Landsberg, docteur en médecine vétérinaire, pratiquant à Thornhill en Ontario, spécialiste du comportement animalier.

Dennis O'Brien, docteur en médecine vétérinaire, Ph.D., professeur associé de neurologie à l'University of Missouri College of Veterinary Medicine à Columbia.

Jeanne Saddler, propriétaire d'une école de dressage à Manhattan dans le Kansas.

Barbara Simpson, docteur en médecine vétérinaire, Ph.D., spécialiste du comportement animalier et professeur adjoint au North Carolina State University College of Veterinary Medicine à Raleigh.

Al Stinson, docteur en médecine vétérinaire, professeur émérite de comportement animalier au Michigan State University College of Veterinary Medicine à East Lansing.

La bronchite du chenil

Six moyens de combattre l'infection

Vous croyiez avoir laissé votre chien entre de bonnes mains en le confiant à la garde d'une pension pendant le week-end, mais vous n'en êtes plus si sûr. Depuis son retour, il se livre à des quintes de toux sèche semblable à celle des fumeurs. Il souffre probablement de la bronchite du chenil, un type de bronchite causée par un virus très contagieux qui se transmet facilement parmi la population canine. (Les chats ne contractent pas cette maladie.)

La bronchite du chenil doit son appellation au fait que (du moins, dans le passé), les chiens pensionnaires d'un chenil étaient souvent exposés aux germes de leurs congénères atteints du virus. De nos jours, la plupart des propriétaires de chenils exigent que les chiens soient immunisés contre le virus avant de les prendre en pension. Il n'en demeure pas moins qu'un chien peut contracter cette bronchite lorsqu'il est mis en présence d'une bête infectée, que la rencontre ait lieu ou non dans un chenil.

On prévient la bronchite du chenil en faisant vacciner l'animal. Mais, dans l'éventualité où votre chien l'aurait contractée, voici ce que recommandent les experts afin de soulager l'animal.

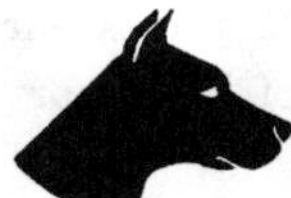

Pour chiens seulement

La propreté de l'air ambiant est primordiale lorsque les conduits aériens d'un animal sont irritées. Il faut donc le protéger contre la fumée de toute sorte, cigarettes, cheminée, de même que les émanations des nettoyants domestiques.

Il faut également maintenir un degré d'humidité élevé, de sorte que la gorge et les voies aérifères de l'animal ne se dessèchent pas. Pour ce faire, il s'agit de mettre en fonction un humidificateur ou un vaporisateur pendant la durée de la maladie. Afin de lui procurer un soulagement temporaire, prenez-le avec vous dans la salle de bains pendant que vous êtes dans la baignoire ou sous la douche.

Si votre chien se livre à plus d'une quinte de toux à l'heure, il faudra lui donner un antitussif. On recommande un décongestionnant formulé pour les humains qui contient du dextrométorphane, tel que «Vicks 44D» ou l'expectorant antitussif «Robitussin». (Assurez-vous cependant que le remède ne contient pas d'acétaminophène, dangereux pour les chiens.) La dose recommandée est de deux cuillerées à thé pour un chien de 20 kg et plus, d'une cuillerée à thé pour un chien de 10 kg et d'une demi-cuillerée à thé ou moins pour un chien miniature. Consultez un vétérinaire afin de connaître la dose indiquée.

Lorsque l'animal est congestionné et qu'il tousse, emmenez-le en promenade, lentement, sans presser le pas; cela favorisera la désobstruction de ses conduits aériens. Mais il ne doit ni se surexciter ni se fatiguer, ce qui provoquerait une quinte de toux. De même, il faut éviter de lui mettre un collier étrangleur ou un qui soit trop ajusté, ce qui l'empêcherait de respirer.

Étant donné que la bronchite du chenil est contagieuse, votre bête ne doit entrer en contact avec aucun autre chien aussi longtemps qu'il n'est pas rétabli.

Afin d'empêcher votre chien de contracter à nouveau cette maladie, ne le laissez jamais en pension dans un chenil dont la direction n'exige pas une preuve d'immunisation. Faites en sorte qu'il ait reçu son vaccin avant de le mettre en pension.

Quand consulter un vétérinaire?

En général, la bronchite du chenil disparaît comme elle est venue, en l'espace de sept à dix jours, mais il arrive parfois que la maladie empire. En certains cas, elle peut mener à la pneumonie, dont l'un des symptômes est l'apparition d'une écume blanchâtre crachée par l'animal.

Il faut alors prescrire un antibiotique et un anti-inflammatoire, en plus d'un antitussif. Afin de décider s'il y a lieu de consulter un vétérinaire, prenez la température de l'animal. Enduisez un thermomètre rectal de gelée de pétrole, insérez-le doucement dans son rectum et maintenez-le en place pendant deux ou trois minutes. La température normale d'un chien varie entre 37,5°C et 39°C. Si elle est plus élevée, l'animal pourrait être gravement malade et il vaut mieux consulter un vétérinaire.

De plus, si sa toux s'accompagne d'une perte de l'appétit, vous devriez téléphoner sur-le-champ au vétérinaire.

L'établissement du diagnostic

A l'instar des humains, les chiens peuvent tousser de temps en temps, pour la simple et seule raison qu'ils veulent s'éclaircir la gorge. Les vétérinaires possèdent un truc simple afin de distinguer un toussotement inoffensif d'une infection potentiellement grave telle que la bronchite du chenil.

Un chien atteint d'une bronchite se livrera à une quinte de toux effrénée lorsqu'on appuiera avec douceur deux doigts sur sa gorge. Le virus de la bronchite irrite en particulier les parois de la trachée. Cette simple pression des doigts ne déclenchera aucun accès de toux chez un chien qui n'a pas la bronchite du chenil.

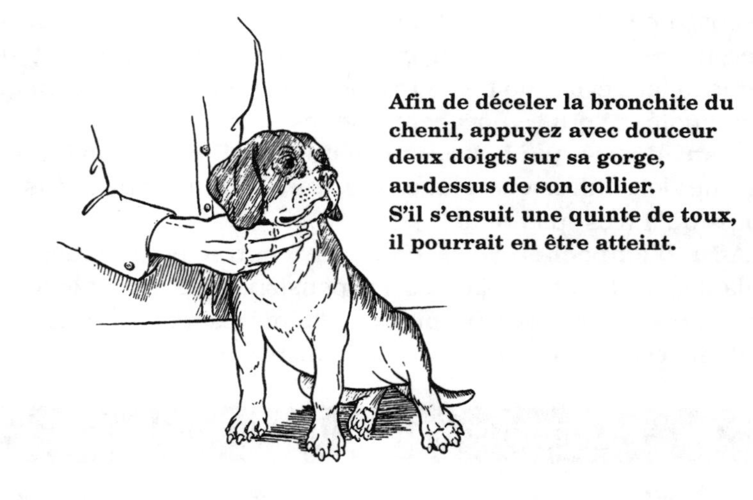

Afin de déceler la bronchite du chenil, appuyez avec douceur deux doigts sur sa gorge, au-dessus de son collier. S'il s'ensuit une quinte de toux, il pourrait en être atteint.

EXPERTS CONSULTÉS

Jeffrey Feinman, docteur en médecine vétérinaire, pratiquant à Weston dans le Connecticut.

Lee R. Harris, docteur en médecine vétérinaire, pratiquant à Federal Way dans l'État de Washington.

Carol Macherey, docteur en médecine vétérinaire, pratiquant à Nashville.

Michael Richards, docteur en médecine vétérinaire, pratiquant à Cobbs Creek en Virginie.

La claudication

Sept trucs pour marcher droit

Vous ignorez s'il s'est cogné le genou, s'il a posé la patte sur un objet tranchant ou s'il s'est froissé un muscle. Quoi qu'il en soit, votre animal avance en claudiquant à la manière d'un vieux pirate. La claudication est souvent causée par une lésion sous une patte ou une distension musculaire; habituellement, l'animal se rétablit en quelques jours. Voici ce qu'il convient de faire entre-temps pour assurer le bien-être de l'animal.

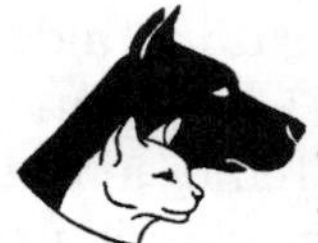

Pour chiens et chats

Un animal qui claudique est peut-être blessé à une patte. Examinez attentivement ses pattes en étant à la recherche d'une coupure à l'un des coussinets plantaires, d'une griffe brisée, d'une épine ou d'un morceau de verre qui se serait logé entre les coussinets. Un morceau de gomme à mâcher pourrait également être coincé entre ses orteils.

Si votre animal rentre à la maison avec une épine, un clou ou un morceau de verre incrusté dans un coussinet plantaire, vous pouvez le retirer tout doucement. Mais si l'objet est enfoncé en profondeur, il peut avoir perforé une artère, auquel cas un saignement abondant se déclenchera si vous le retirez.

Si vous craignez qu'il se soit fracturé une patte, vous devriez l'immobiliser avant de vous rendre chez le vétérinaire. Afin de fabriquer une attelle de fortune, roulez du papier journal dans un tube et découpez-le en fonction de la longueur de la patte. Passez-le autour de la patte fracturée et assujettissez-le avec des bandes d'adhésif.

Vous pouvez également lui confectionner un pansement à l'aide de bandes de coton hydrophile que vous enroulerez plusieurs fois autour de la patte. Entourez ensuite le coton hydrophile d'un pansement élastique.

Une attelle bien posée préviendra toute aggravation de la fracture, mais si vous ne disposez pas des matériaux nécessaires à sa réalisation ou si vous ne savez pas comment en fabriquer une, ne perdez pas de temps. L'important, à ce moment, consiste à trouver un secours d'urgence. Saisissez l'animal délicatement, tenez sa patte pour éviter qu'elle bouge et conduisez-le sans tarder chez un vétérinaire.

Si vous ne parvenez pas à déterminer la cause de sa claudication, laissez-le prendre quelques jours de repos sans l'emmener en promenade. Un peu de repos pendant deux ou trois jours est souvent tout ce qu'il faut pour soulager la douleur et accélérer la cicatrisation.

Si vous croyez qu'il claudique par suite d'une élongation musculaire, appliquez une compresse glacée sur la région en question. Cela atténuera la douleur et réduira l'enflure. Pour ce faire, vous pouvez employer un sachet de glace ou en fabriquer un à l'aide d'un sac de plastique que vous emplirez de glaçons. Entourez-le d'un linge et posez-le sur la région enflée pendant cinq à dix minutes, à raison de quatre fois par jour. Si l'animal claudique encore au bout de deux jours ou s'il a mal lorsqu'on lui touche, vous devrez le conduire chez le vétérinaire pour un examen.

Un peu de chaleur peut être indiquée sur un muscle endolori. N'employez pas un coussin chauffant car il pourrait brûler l'animal. Plutôt, faites chauffer au micro-ondes un sachet de gel comme on en trouve dans les pharmacies. Entourez-le d'un linge et appliquez-le sur la patte endolorie. Lisez attentivement le mode d'emploi afin de vous assurer que le sachet n'est pas trop chaud.

Vous pourriez également emplir un gant de caoutchouc d'eau chaude, qui se moulera aisément à la région endolorie. Afin d'éviter

Quand consulter un vétérinaire?

L'exubérance est innée chez les chiens et les chats mais elle est parfois source de problèmes. En effet, la majorité des blessures aux pattes sont causées par l'enthousiasme que manifestent les animaux en bondissant de joie.

Si un problème touchant une patte perdure au-delà de deux ou trois jours ou s'il y a fracture ou blessure évidente, il faut mener l'animal chez un vétérinaire.

De plus, s'il n'est pas rare de voir un chien claudiquer à l'occasion, ce problème est beaucoup moins répandu chez les chats et peut s'avérer alors nettement plus grave. Si votre chat se met soudain à claudiquer, vous devriez téléphoner rapidement à un vétérinaire.

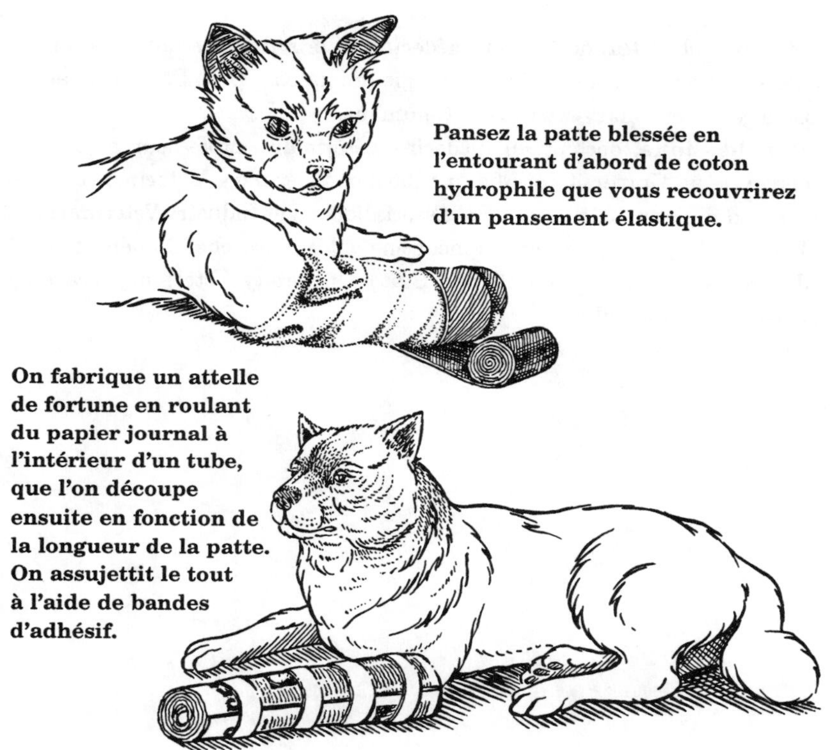
Pansez la patte blessée en l'entourant d'abord de coton hydrophile que vous recouvrirez d'un pansement élastique.

On fabrique un attelle de fortune en roulant du papier journal à l'intérieur d'un tube, que l'on découpe ensuite en fonction de la longueur de la patte. On assujettit le tout à l'aide de bandes d'adhésif.

une brûlure, assurez-vous que l'eau ne soit pas trop chaude et entourez le gant d'un linge.

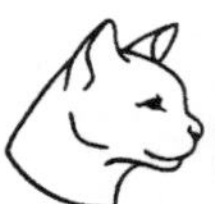

Pour chats seulement

Un chat défend davantage son territoire qu'un chien. En conséquence, nul ne s'étonne de le voir revenir en boitant à la suite d'une escarmouche avec un rival du voisinage. Les morsures peuvent être profondes et infectées; examinez soigneusement l'animal afin de les déceler. Il suffit de les désinfecter en les lavant avec de l'eau tiède et du savon.

EXPERTS CONSULTÉS

Robert J. Murtaugh, docteur en médecine vétérinaire, professeur associé au département de médecine à la Tufts University School of Veterinary Medicine à North Grafton dans le Massachusetts.

Steven Schrader, docteur en médecine vétérinaire, spécialiste en orthopédie et professeur associé de chirurgie animale à l'Ohio State University College of Veterinary Medicine à Columbus.
Ronald Stone, docteur en médecine vétérinaire, professeur adjoint de chirurgie à l'University of Miami School of Veterinary Medicine, et secrétaire administratif de l'American Association of Pet Industry Veterinarians.
Wayne Wingfield, docteur en médecine vétérinaire, chef du département des soins d'urgence au Colorado State University Veterinary Teaching Hospital à Fort Collins.

Les poux

Huit solutions apaisantes

Vous avez depuis peu l'impression que votre animal tente de se gratter partout à la fois. Lorsque vous lui faites une raie, vous apercevez des lentes attachées à la tige des poils. Dès lors vous savez que l'animal a des poux, ces minuscules insectes qui se nourrissent de sang, provoquant ainsi d'intenses démangeaisons. Bien qu'en Amérique du Nord les animaux domestiques en soient rarement infestés — il s'agit plutôt d'un problème qui touche la population humaine —, ils n'en sont pas nécessairement immunisés. Voici ce qu'il convient de faire si votre animal est infesté.

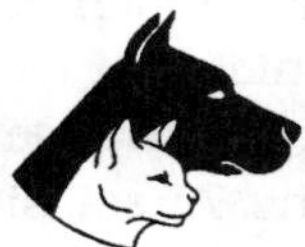

Pour chiens et chats

D'abord, un bon bain. On trouve dans les animaleries une pléthore de shampooings contenant de la poudre de pyrèthre, un insecticide qui détruit les poux et les puces. Choisissez-en un qui contient 0,05 p. cent de cet insecticide. Si l'infestation est plus abondante, il faudrait opter pour un shampooing dont la teneur en poudre de pyrèthre est de 0,15 p. cent.

Il est relativement facile de se débarrasser des poux. Shampouinez l'animal une fois par semaine pendant trois semaines consécutives. Afin d'améliorer le traitement, laissez agir la mousse pendant trois à cinq minutes avant de rincer. Le shampooing d'un chat n'est cependant pas une mince tâche. Voyez comment procéder sous la rubrique «Comment donner un bain à votre chat» à la p. 202.

Protégez ses yeux. Un shampooing médicamenteux peut brûler les yeux et il faut donc prendre garde à ce que la mousse ne les touche pas lorsque vous le shampouiner. Certains vétérinaires conseillent d'appliquer au préalable une fine couche de gelée de pétrole sur les paupières de l'animal, mais cela n'est pas nécessaire et peut occasionner d'autres ennuis. Il vaut mieux user de précaution et rincer les yeux à l'eau courante dès qu'un peu de mousse s'y retrouve.

Étant donné que les poux sont facilement transmissibles entre animaux, il serait inutile de traiter seulement un animal de la

Quand consulter un vétérinaire?

Si un chiot ou un chaton a des poux, il y a fort à parier que l'animal soit également infesté de tiques et de puces. S'il s'agit d'une infestation grave, il peut perdre le quart de son volume sanguin en l'espace de plusieurs semaines, ce qui peut entraîner l'anémie ou un état de choc.

La faiblesse et la somnolence comptent parmi les symptômes de l'anémie. De plus, l'intérieur de la gueule devient d'une teinte blanchâtre. Il est impératif de consulter un vétérinaire dès l'apparition du moindre symptôme de l'anémie. En général, elle disparaît aussitôt que l'infestation est maîtrisée, mais certains sujets doivent recevoir une transfusion sanguine pour se rétablir.

maisonnée. Si vous possédez plusieurs animaux, traitez-les tous contre les poux, même s'ils n'en sont pas infestés. Toutefois, si c'est le chat qui a des poux, il n'est pas nécessaire de traiter le chien et vice versa. Les poux ont des hôtes spécifiques, ce qui signifie que les puces de chien ne se transmettent pas aux chats et inversement. De la même manière, ils ne se transmettent pas aux humains. Aussi, si vous vous grattez, c'est uniquement le fruit de votre imagination!

En plus du shampooing, procurez-vous un insecticide contre les poux ou les puces que vous pulvériserez sur l'animal à raison de deux fois la semaine. L'insecticide éliminera les lentes qui auront éclos entre les shampooings.

Les poudres contre les poux ne sont pas aussi efficaces que les aérosols, mais elles peuvent contribuer à leur éradication. Saupoudrez-en généreusement le pelage de l'animal, du cou à la queue, jusqu'au bas des pattes. En ce qui concerne le visage, poudrez-vous le bout des doigts et massez doucement son cuir chevelu en prenant soin d'éviter le contour des yeux et le nez.

Éliminez le problème à la source. Après un traitement efficace, l'animal pourrait s'infester de nouveau s'il se trouve des poux sur le sol, la moquette ou dans sa niche. Afin de prévenir une nouvelle infestation, lavez son coussin et tout ce qui compose sa literie, et nettoyez bien son peigne, sa brosse, sa niche et le porte-animal à l'aide d'un javellisant doux ou avec de l'eau et du savon.

Apaisez ses démangeaisons en lui administrant un antihistaminique, p. ex. de la diphenhydramine (marque déposée «Benadryl») telle que vous en prenez pour soulager le rhume des foins. On conseille une dose variant entre un et trois mg par tranche de 5 kg, mais il vaut mieux consulter votre vétérinaire à cet effet.

Il vous recommandera peut-être de lui donner des suppléments alimentaires à base d'acides gras, seuls ou associés à de la vitamine E et de la bêta-carotène. Ces deux dernières accentuent l'action des acides gras au niveau du derme et favorisent une peau saine. Vous pouvez également vous procurer ce genre de suppléments dans une animalerie. Il suffit d'en administrer un demi comprimé par jour à un chat, un chiot ou un chien de moins de cinq kg, et un comprimé aux chiens pesant davantage.

EXPERTS CONSULTÉS

Steven R. Hansen, docteur en médecine vétérinaire, toxicologue pratiquant chez Sandoz Animal Health à Des Moines dans l'Illinois.

Dawn Logas, docteur en médecine vétérinaire, professeur adjoint de dermatologie à l'University of Florida College of Veterinary Medicine à Gainesville.

Pedro Rivera, docteur en médecine vétérinaire, pratiquant à Sturtevant dans le Wisconsin.

Paul Ruden, docteur en médecine vétérinaire, pratiquant à Indianapolis.

Le lèchement excessif

Six manières de surveiller sa langue

Votre chat fait sa toilette comme s'il s'agissait de son passe-temps préféré. Votre chien est sans cesse en train de se lécher les pattes, la queue et l'arrière-train. Plus humide que cela, vous pourriez cultiver des fougères.

S'il est normal qu'un animal se lèche pour faire sa toilette, un excès en ce sens peut provoquer la perte des poils, une infection ou une lésion cutanée. De l'avis d'une spécialiste consultée, la situation peut vite devenir cauchemardesque.

Les animaux se lèchent à outrance pour plusieurs raisons. Parfois, ils souffrent d'une allergie ou alors ils peuvent être mécontents, p. ex. par suite d'un déménagement ou de l'adoption d'un autre animal. Quoi qu'il en soit, voici quelques trucs pour mettre fin à de tels excès.

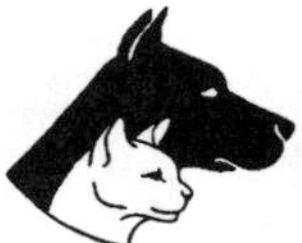

Pour chiens et chats

Le vétérinaire a généralement du mal à établir la cause précise d'une allergie. Afin de l'aider à mettre en lumière l'origine du problème, tenez un journal du comportement de votre animal en matière de lèchement; p. ex. quand cela s'est d'abord manifesté, l'événement marquant de ce moment, la durée des séances, le fait que d'autres animaux en soient ou non affectés. Plus vous lui ferez part d'un nombre important d'informations, mieux il sera en mesurer d'identifier une solution.

Dans cette veine, vous pourriez filmer l'animal sur vidéocassette pendant qu'il s'adonne à ce passe-temps. Ainsi, le vétérinaire constatera de visu ce qu'il en est et pourra mieux déceler l'origine du problème.

Les animaux allergiques à certains aliments peuvent souffrir d'une irritation cutanée, ce qui expliquerait que votre animal se lèche avec ardeur. Servez-lui alors un autre type de nourriture qui ne contient aucun des ingrédients de sa pâtée habituelle et voyez s'il met fin à cette vilaine habitude.

Quand consulter un vétérinaire?

Il est normal qu'un animal se lèche, mais parfois il exagère à tel point qu'il endommage son tissu sous-cutané. Il en résulte des plaies dites «granulomes» qui peuvent causer de graves infections. Si votre animal se lèche trop et que sa peau devient rougie et irritée, téléphonez sans tarder à un vétérinaire.

Vous ne parviendrez jamais à déceler une allergie alimentaire si votre animal vagabonde dans le quartier et s'il mange chez les voisins. Il se peut que l'un de vos voisins lui donne à manger ou qu'il pique la bouffe d'un chat. Vous devez exercer une surveillance étroite afin de déceler la cause d'une allergie alimentaire.

On trouve dans les animaleries des pommades pour combattre le lèchement dont le goût est si mauvais que les animaux répugnent à récidiver. A cet égard, une pommade ou un onguent aromatisé à la pomme sure s'avère parfaitement efficace.

Certains animaux s'ennuient et se lèchent pour passer le temps. Donnez-lui régulièrement de l'exercice afin de canaliser son énergie dans une meilleure direction. On recommande deux promenades de 20 minutes chaque jour.

EXPERTS CONSULTÉS

Richard Anderson, docteur en médecine vétérinaire, spécialisé en dermatologie, pratiquant à Boston.

Wayne Hunthausen, docteur en médecine vétérinaire, expert-conseil en comportement animalier pratiquant à Westwood dans le Kansas, président de la American Veterinary Society of Animal Behaviour et co-auteur de *Practitioner's Guide to Pet Behavior Problems.*

Karen Overall, docteur en médecine vétérinaire, conférencière spécialiste de la médecine comportementale au département d'études cliniques de l'University of Pennsylvania School of Veterinary Medicine à Philadelphie.

Bosses et grosseurs

Six moyens palpables de les contourner

Votre animal a toujours été mince, mais depuis quelque temps, sa silhouette a épaissi à tel point qu'il a l'air d'un gros patapouf. Que lui arrive-t-il?

Il n'est pas inhabituel de voir apparaître des bosses et des grosseurs chez les animaux d'âge moyen, en particulier les chiens. Dans la plupart des cas, elles sont inoffensives et ne sont rien d'autre que des lipomes ou des kystes constitués par une accumulation de gras. La majorité des bosses et des grosseurs que l'on trouve chez un chien sont bénignes. Par contre, chez un chat (de même que chez certains chiens) elles peuvent être le signe d'un problème grave. Voici ce qu'en disent les experts.

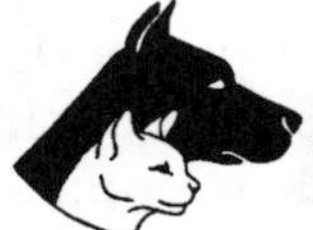

Pour chiens et chats

Ne paniquez pas si le vétérinaire décèle un kyste au cours d'un examen routinier. Ces petits sacs emplis de fluide sont presque toujours sans danger; ne vous inquiétez donc pas outre mesure.

Il arrive parfois qu'un kyste se forme en un endroit sur lequel s'exerce une force de friction, p. ex. sous le collier ou sur le pourtour de l'anus; cela peut occasionner une irritation. Dans ce cas, un vétérinaire vous recommandera peut-être de procéder à son ablation.

A l'occasion, les kystes se rompent d'eux-mêmes et il y a alors risque d'infection cutanée. Assurez l'hygiène de la région en la nettoyant régulièrement avec de l'eau et du savon. Vous pouvez également y badigeonner de l'alcool à friction plusieurs fois par jour. Vous préviendrez ainsi l'infection et vous atténuerez la démangeaison.

Le meilleur moyen de déceler précocement les grosseurs est encore de caresser souvent et abondamment votre animal. De plus, il sera fou de joie. Au même titre que les femmes se palpent les seins à titre préventif, faites un examen tactile de l'animal au moins une fois par mois. En le caressant de façon régulière, vous vous rendrez compte, le cas échéant, de la présence d'une grosseur.

Les humains ne sont pas les seuls qui doivent craindre le cancer de la peau. Les animaux qui passent beaucoup de temps sous le soleil, en particulier ceux dont le pelage est pâle et fin, courent davantage le risque de développer des bosses ou des grosseurs malignes. Certains chiens, comme les bull-terriers, adorent prendre un bain de soleil. Il faut leur interdire de s'y exposer trop longtemps.

Si vous vivez sous des cieux ensoleillés ou si votre animal passe la majeure partie de son temps au soleil, il lui faut un filtre solaire. Vous devriez lui appliquer le filtre que vous utilisez, un dont le FPS se situe à 15 de préférence.

Appliquez le filtre solaire sur ses oreilles, son nez et son visage, les trois endroits les plus susceptibles de brûler. Protégez-le avant chacune de ses sorties. Ne vous inquiétez pas s'il se lèche. A l'exception des produits contenant du zinc, les filtres solaires ne sont pas nocifs pour un chien ou un chat. S'il se lèche, vous n'aurez qu'à en remettre.

Examinez l'intérieur de sa gueule car les bosses et les excroissances qui s'y développent sont plus dangereuses que celles qui apparaissent ailleurs. Vous devriez procéder à cet examen périodiquement, à titre préventif.

Examinez la langue, les lèvres et l'intérieur de la gueule de votre animal. Montrez-vous attentif car les bosses peuvent être petites,

Liste de vérification

Seul un vétérinaire peut affirmer qu'une grosseur ne présente aucun danger, mais voici quelques caractéristiques qui devraient retenir votre attention.

- L'uniformité — Les bosses et les grosseurs bénignes ont une forme régulière, lisse, sans aspérités.
- La malléabilité — Une grosseur qui se trouve sous la peau doit se déplacer librement lorsqu'on y exerce une pression. Ainsi, un lipome sous-cutané offre la sensation d'une boule de gras.
- L'emplacement — Une grosseur doit sembler solide et être confinée en un endroit. Si elle semble s'étendre et couvrir une région plus large, consultez un vétérinaire.
- Le rythme de croissance — Une grosseur dont il y a lieu de s'inquiéter prolifère à un rythme rapide et saigne parfois. Il faut alors accourir chez un vétérinaire sans plus tarder.

Quand consulter un vétérinaire?

Pour la plupart, les bosses et les grosseurs sont sans danger, mais on doit s'en assurer en consultant un expert. Les plus grosses tumeurs ont d'abord été petites; aussi, il ne faut rien négliger.

Il y a davantage lieu de se préoccuper d'une grosseur chez un chat, car elles sont parfois le signe d'un cancer. Si vous palpez une bosse inhabituelle, téléphonez sans tarder à un vétérinaire.

souvent pas plus grosses qu'un point. Si vous découvrez une bosse qui vous laisse songeur, demandez au vétérinaire de l'examiner.

Experts consultés

Richard Anderson, docteur en médecine vétérinaire, spécialisé en dermatologie, pratiquant à Boston.

William Crane, docteur en médecine vétérinaire, pratiquant à Colmar en Pennsylvanie.

Craig E. Griffin, docteur en médecine vétérinaire, dermatologue pratiquant à San Diego et porte-parole de l'American Academy of Veterinary Dermatology.

La gale

Onze moyens de l'en soulager

On peut croire qu'il s'agit d'une maladie provoquée par la malpropreté, mais les animaux les mieux entretenus peuvent en être atteints et c'est un triste spectacle que de voir un chien ou un chat galeux: il perd des poils à différents endroits, sa peau est épaisse et rougie, de gros boutons surgissent.

Cette maladie contagieuse est causée par la présence d'un parasite qui creuse des sillons sous l'épiderme. Sous l'une de ses formes, dite démodectique, on assiste à la prolifération excessive des parasites qui vivent normalement dans la peau de l'animal. La gale démodectique est plus répandue chez les chiens que chez les chats et se constate d'ordinaire par la chute des poils et la desquamation du pourtour des paupières, des commissures des lèvres et des pattes de devant.

La seconde forme de cette maladie, dite gale commune, est transmise par d'autres animaux contagieux et elle cause des démangeaisons douloureuses.

Seul un vétérinaire peut faire la distinction entre les deux types de gale; il faut donc faire examiner l'animal au premier signe. Lorsque le diagnostic est établi, voici ce que vous pouvez faire pour soulager l'animal.

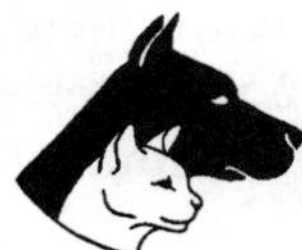

Pour chiens et chats

Laissez le temps agir. Si un jeune chien a contracté la gale démodectique, il se rétablira probablement de lui-même. Dans 90 p. cent des cas, un jeune chien souffrant de gale démodectique au visage ou sur le devant du corps se remet sans aucun traitement. Cependant, s'il ne guérit pas en l'espace d'un mois ou si son état empire, téléphonez à un vétérinaire pour lui demander conseil.

Un animal atteint de la gale souffre de démangeaisons douloureuses, comme si des moustiques le piquaient sur des piqûres existantes. Vous pourriez le faire tremper dans une solution à base de chaux et de soufre, telle que «Lymdyp», diluée dans de l'eau; cela contribuera à l'élimination des parasites et soulagera la démangeaison.

Quand consulter un vétérinaire?

Si votre animal commence soudain à perdre son poil à cause de la gale, cela pourrait signifier que le problème est grave. S'il est possible de soigner soi-même la gale commune, la gale démodectique exige toujours les soins d'un vétérinaire. Seul un professionnel peut les différencier.

Si un chien âgé souffre de gale démodectique, elle est probablement causée par quelque chose de plus grave encore. Rarement constatée chez les chats, ce type de gale apparaît habituellement lorsque le système immunitaire du chien est trop faible pour éliminer l'acarien parasite qui en est la cause. Au nombre des maladies qui peuvent entraîner la gale démodectique, on trouve le cancer et l'hypothyroïdie, une carence hormonale qui affaiblit le système immunitaire.

Ne courez aucun risque et consultez immédiatement un vétérinaire si votre chien se met à perdre son poil.

Mettez l'animal dans la baignoire et laissez-le tremper dans cette solution pendant 10 à 15 minutes. Après quoi, ne le rincez pas et ne l'asséchez pas à l'aide d'une serviette; pour agir, la solution doit sécher naturellement sur son poil. Dans la plupart des cas, le vétérinaire conseille de faire ainsi trempette une fois par semaine jusqu'à ce que l'état de l'animal se soit amélioré.

Il importe de se rappeler qu'un produit convenant à un chien peut s'avérer très dangereux pour un chat. Lisez donc attentivement le mode d'emploi du produit utilisé et demandez conseil à un vétérinaire. (Voyez les trucs destinés au chat sous la rubrique «Comment donner un bain à votre chat» à la p. 202.)

Si l'un de vos animaux a la gale, il risque fort d'avoir contaminé ses compères. Il faut alors agir comme s'ils étaient tous infectés et leur donner le même traitement.

Certains types d'acariens qui propagent la gale peuvent se transmettre par suite d'un échange direct avec un animal contagieux ou un endroit infesté. Si vous apercevez un chien qui perd son poil et qui se gratte beaucoup, empêchez le vôtre de s'en approcher.

Malgré le fait que les acariens passent toute leur vie sur l'animal hôte, il n'est pas impossible que certains s'échappent et aillent causer des ravages ailleurs. Si votre animal est infecté depuis peu, vous devriez laver sa literie et ses coussins, de même que les endroits où il a l'habitude de se coucher.

Les suppléments d'acides gras sont généralement utilisés afin de combattre les affections cutanées. On les trouve dans les animaleries. Consultez un vétérinaire pour savoir s'il y a lieu d'en donner à votre animal.

Le vétérinaire pourrait vous recommander un antihistaminique afin d'apaiser la démangeaison causée par la gale. Il faut pour cela un produit contenant de la diphenhydramine (la marque «Benadryl» est indiquée). La dose généralement prescrite varie de un à trois mg par tranche de 500 g. Votre vétérinaire vous conseillera la dose précise.

Une séance de brossage régulière délogera les squames et les croûtes causées par le parasite de la gale. Si vous brossez votre animal avec régularité, vous pourriez même lui éviter de contracter la maladie, en particulier s'il a des compagnons qui en sont atteints. Si vous lui assurez un toilettage régulier, il devrait s'en sortir indemne.

Surveillez son alimentation. La gale affecte souvent les animaux mal nourris; une nourriture de qualité le rendra plus résistant. Une alimentation plus saine est garante d'un animal en meilleure santé.

Les parasites qui sillonnent la peau de votre animal peuvent très bien emménager chez vous. Si votre animal est infecté, ne le prenez pas contre vous avant qu'il ait reçu son premier traitement. Même alors, vous devrez vous laver les mains après l'avoir touché.

Autrefois, on versait de l'huile à moteur sur le pelage d'un animal galeux dans l'espoir de tuer les parasites. Ce truc ne fonctionne pas et peut s'avérer dangereux si l'animal se lèche par la suite. Inutile de vous y risquer.

EXPERTS CONSULTÉS

Steven R. Hansen, docteur en médecine vétérinaire, toxicologue pratiquant chez Sandoz Animal Health à Des Moines dans l'Illinois.

Dawn Logas, docteur en médecine vétérinaire, professeur adjoint de dermatologie à l'University of Florida College of Veterinary Medicine à Gainesville.

Sandra Merchant, docteur en médecine vétérinaire, professeur associé de dermatologie à la Louisiana State University School of Veterinary Medicine à Bâton Rouge.

Pedro Rivera, docteur en médecine vétérinaire, pratiquant à Sturtevant dans le Wisconsin.

Paul Ruden, docteur en médecine vétérinaire, pratiquant à Indianapolis.

L'accouplement

Dix-sept trucs afin de raviver la flamme

On ne peut guère se fier à Cupidon pour garantir le succès d'une union entre animaux domestiques. Si les chiens et les chats d'expérience éprouvent rarement des problèmes de libido, les nouveaux venus aux jeux de l'amour ont parfois besoin d'un coup de pouce.

Souvent, un animal inexpérimenté ignore tout de ce que l'on attend de lui. De plus, l'angoisse née du souci de la performance peut provoquer un blocage, en particulier chez les mâles, qui doivent également faire face à un problème d'équilibre ou plutôt de manque d'équilibre. Parfois, la symbiose n'a pas lieu. Mais avec un peu de planification et beaucoup de patience, vous pourrez aider votre animal à trouver le compagnon ou la compagne qu'il lui faut. Voici les recommandations des experts lorsque vient le temps d'arranger les mariages.

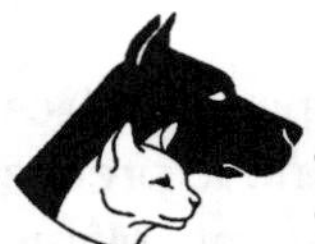

Pour chiens et chats

Initiez-le dès son jeune âge. Favoriser le dépucelage d'un animal âgé de cinq ans comporte souvent des difficultés. La diminution du désir sexuel ou la numération des spermatozoïdes peut constituer un problème ou encore l'animal peut simplement ignorer comment procéder. Si vous souhaitez employer votre mâle aux fins de reproduction, mettez-le en situation avant qu'il n'atteigne l'âge de 18 mois.

Vous devriez d'abord faire examiner l'animal par un vétérinaire pour vous assurer qu'il est exempt de maladie transmissible sexuellement ou de tare génétique (p. ex. la dysplasie de la hanche et certaines autres maladies) dont pourraient hériter les petits. Un vétérinaire pourrait vous conseiller le moment opportun pour passer à l'action.

Appariez votre animal à un partenaire d'expérience. Les chiennes et les chattes éprouvent moins de difficultés que les mâles au chapitre de l'accouplement; aussi, le fait de mettre votre mâle en présence d'une femelle expérimentée lui facilitera la tâche.

Les chiens et les chats mâles sont souvent nerveux lorsqu'ils se trouvent en territoire étranger. Il vaut mieux conduire la femelle chez le mâle, car il s'acquittera mieux de sa tâche en terrain connu.

Si votre femelle en est à sa première expérience, elle sera peut-être craintive en raison du dépaysement. Prenez donc son jouet ou son coussin préféré avec vous, de sorte qu'un objet familier puisse se trouver à ses côtés.

Faites les présentations en bonne et due forme. Très souvent, les chiens et les chats sont pris de désir dès le premier regard. Mais il arrive parfois que les rendez-vous entre inconnus n'apportent pas les résultats escomptés. Une femelle n'accepte pas toujours un mâle qui lui est étranger. Ne cherchez pas à précipiter les choses. Laissez le temps faire son oeuvre; accordez-leur quelques heures, voire une journée, afin qu'ils puissent lier connaissance. Si vous les laissez agir à leur rythme plutôt qu'au vôtre, ils finiront par accomplir ce que vous attendez d'eux.

Dans l'éventualité où un long entretien face à face soit impossible, échangez à l'avance un «message» personnel, p. ex. une couverture ou un objet imprégné de l'odeur de l'autre animal. Les chiens et les chats perçoivent le monde extérieur en majeure partie par leur odorat et le fait de connaître par anticipation l'odeur de leur partenaire facilitera leurs accordailles lorsque le temps sera venu.

Préparez avec soin le lieu de leurs amours, en particulier s'il s'agit d'une première fois. L'atmosphère doit être calme et le lieu sans objet distrayant. De même, certains animaux n'apprécient pas

Quand consulter un vétérinaire?

Si les amours canines ou félines ont été couronnées de succès, il faudra compter entre 63 et 65 jours pour que les rejetons voient le jour.

Il arrive parfois que la gestation n'ait pas lieu, en général du fait d'un manque de synchronisme par rapport au cycle menstruel. En certains cas, il faut y voir un signe d'infertilité chez l'un des animaux.

Il existe plusieurs maladies à l'origine de l'infertilité, telles que la brucellose chez les chiens et la Chlamydia chez les chats. Ces infections bactériennes peuvent être soignées avec des antibiotiques à condition qu'on les décèle aux premiers stades; il arrive parfois que leurs conséquences soient permanentes.

Si vous avez tenté d'accoupler votre animal à plusieurs reprises et sans succès, consultez un vétérinaire. Il existe à présent plusieurs moyens de résoudre les problèmes liés à l'accouplement.

qu'on les observe alors qu'ils font leur cour. On conseille de les réunir en un lieu où vous pourrez les observer à leur insu, p. ex. un garage doté d'une fenêtre par laquelle vous pourrez regarder, de manière à vous assurer que tout se passe bien.

Les animaux sans expérience ont besoin de beaucoup d'incitation et d'encouragement. Si le vôtre semble incertain quant à la façon de faire, rassurez-le d'une voix calme et enthousiaste, et répétez-lui que tout ira bien.

Un parquet glissant comporte des risques, car les partenaires amoureux peuvent y trébucher et se blesser. Assurez-vous de poser un tapis ou une carpette sur lequel ils pourront prendre appui.

La plupart des animaux s'accouplent avec les partenaires qu'on leur destine, mais quelques-uns peuvent être très capricieux à cet égard. Si l'un ou l'autre semble se désintéresser de son partenaire ou s'il devient méchant et agressif, il faudrait renoncer à leur union et trouver un(e) autre candidat(e).

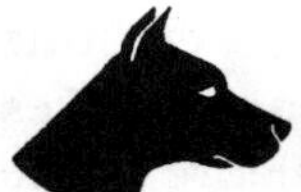

Pour chiens seulement

Manipulez la femelle afin d'aider le mâle. Un mâle qui ne s'est jamais accouplé ne sait pas toujours comment agir. En fait, les néophytes approchent souvent la mauvaise extrémité ou ne réussissent pas à établir le contact. N'essayez pas de diriger le mâle, car cela risque de ralentir son ardeur. Il vaut mieux manipuler la femelle afin de la mettre en position.

Si le mâle a du mal à pénétrer la femelle, vous pourriez faciliter les choses à l'aide d'un lubrifiant en vente libre. On recommande un lubrifiant hydrosoluble de marque «K-Y».

Prévoyez des pauses-pipi. Pendant la période qui entoure l'acte sexuel, les animaux en présence ont souvent envie de se soulager.

Après l'acte sexuel, les muscles de la femelle se contractent et le pénis enfle. Les partenaires sont donc liés pendant une période variant entre 30 minutes et une heure; durant ce temps, vous devez les surveiller pour vous assurer qu'ils ne se blessent pas. Un mâle inexpérimenté ne sait pas nécessairement qu'il doit se retirer et faire quelques pas en arrière.

Si, en l'espace d'une heure, les partenaires ne se sont pas déliés d'eux-mêmes, voyez à ce que le mâle soit en position de départ et appuyez sur sa croupe, de manière à les libérer. Vous pourriez appliquer une vessie de glace sur ses testicules afin d'accélérer les choses.

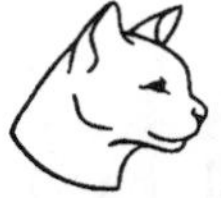

Pour chats seulement

Les chattes déclenchent elles-mêmes l'ovulation: elles attendent que l'acte sexuel soit accompli avant de libérer leurs ovules. Cela se produit rarement à la première occasion. Plus d'une séance d'accouplement est donc nécessaire pour provoquer une gestation.

En général, les éleveurs mettent les parties en présence à plusieurs reprises au cours de deux ou trois jours afin de s'assurer que l'accouplement s'est bel et bien produit. Heureusement, cela requiert peu de temps. Les chats s'accouplent en l'espace de 30 secondes ou moins!

On ne peut expliquer pourquoi, mais d'ordinaire la femelle ruera son partenaire de coups immédiatement après l'accouplement. Afin de lui épargner des blessures, prévoyez un refuge où il pourra accourir pour se protéger des griffes de la femelle. Les éleveurs professionnels font en sorte que le chat puisse bondir sur un rebord de fenêtre ou une tablette, où il attendra que la femelle retrouve son calme, soit l'espace de quelques minutes.

Vous pouvez également protéger le mâle des griffes de la chatte en les lui coupant avant la rencontre. Dans cette situation, certaines femelles deviennent carrément hostiles. Avant de les mettre en présence, voyez à lui couper les griffes.

EXPERTS CONSULTÉS

Elaine Wenner Gilbertson, éleveuse de chats à Vista en Californie, auteur de: *A Feline Affair: Guide to Raising and Breeding Purebred Cats.*

Marion Hunt, éleveuse d'épagneuls cockers à Howe au Texas.

Mary Jo Mersol-Barg, éleveuse de chats dans le Michigan.

Chris Walkowicz, éleveur de colleys à barbe à Sherrard dans l'Illinois, coauteur de: *The Atlas of Dogs Breeds of the World* et *Successful Dog Breeding.*

H. Ellen Whiteley, docteur en médecine vétérinaire, pratiquant à Guadalupita au Nouveau-Mexique, auteur de: *Understanding and Training Your Cat or Kitten.*

Le pelage emmêlé

Onze manières de dénouer la situation

Les poils emmêlés n'apportent que du déplaisir à l'animal et à son maître. Nul n'apprécie devoir démêler les noeuds et les boules qui se sont formés par suite de négligence, d'autant que parfois la chose s'avère impossible. A moins que votre animal ne porte les poils en brosse, vous devrez un jour ou l'autre démêler ses poils. Voici quelques trucs que vous conseillent les experts pour y parvenir sans trop de mal.

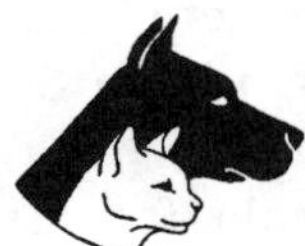

Pour chiens et chats

Dès lors que les poils emmêlés sont mouillés, les noeuds se mettent à rétrécir et il est alors impossible de les démêler. Empêchez donc l'animal de jouer dans l'eau, voire même sur un gazon trempé, avant que ses poils ne soient démêlés.

Il faut de la patience pour démêler les noeuds et les boules de poils, mais cela est réalisable. Commencez par l'extrémité du noeud et détachez les poils un à un, divisez la boule en deux ou trois parties et ainsi de suite, jusqu'à ce que les poils soient libérés. Il suffit alors de passer un coup de peigne pour que le pelage redevienne bien lisse.

Vous pouvez également utiliser la brosse pour débarrasser le pelage des noeuds. Brossez-en d'abord l'extrémité en effectuant de petits mouvements rapides et rapprochez-vous de la racine des poils à mesure que les noeuds se défont. Allez-y graduellement pour ne pas arracher les poils. Lorsque vous aurez remonté jusqu'à la racine, brossez les poils tout du long, puis finissez le travail à l'aide d'un peigne. Si celui-ci s'accroche à un noeud, reprenez la brosse et recommencez le démêlage.

Afin de démêler les noeuds plus rebelles, saupoudrez-y un peu de fécule de maïs; elle permettra de défaire plus facilement les noeuds. Ajoutez de la fécule au fil de votre progression.

On trouve dans les animaleries des aérosols contenant de la lanoline qui facilite le démêlage des poils. Assurez-vous toutefois que le produit soit sans danger pour les chats, le cas échéant.

Si les poils font plusieurs noeuds ou s'il s'en trouve un qui soit particulièrement volumineux, procédez lentement, par étapes. Une spécialiste du toilettage conseille de ne pas consacrer plus de dix minutes par séance de démêlage. Ensuite, témoignez à l'animal beaucoup d'affection et donnez-lui une petite gâterie. Reprenez la tâche quelques heures plus tard. Il s'agit de faire en sorte que l'expérience ne le traumatise pas.

S'il vous faut démêler une boule de poils particulièrement emmêlés, vous pourriez la tailler en deux en son centre, avant de déloger les poils avec vos doigts. Parfois, il est préférable de tailler la boule en entier. Pour ce faire, insérez délicatement les pointes des ciseaux entre la boule de poils et la peau, puis ouvrez lentement les pointes afin de desserrer les noeuds. Procédez ainsi selon différents angles, puis taillez délicatement le poil entre la peau et le noeud. Si l'animal se débat, soyez très prudent. Vous pourriez facilement lui entailler la peau.

On trouve dans les animaleries toute une gamme d'instruments servant au toilettage, dont un couteau pour entailler les noeuds de poils. En général, il vaut mieux laisser les couteaux aux professionnels car déjà, de simples ciseaux ne sont pas sans danger. On voit souvent des animaux recevoir des points de suture après que leur maître, bourré de bonnes intentions, aient employé de tels instruments.

Les spécialistes du toilettage professionnel possèdent les instruments nécessaires au démêlage des noeuds. Il faut cependant

Quand consulter un vétérinaire?

Un animal aux poils emmêlés offre un triste spectacle, mais ce qui se produit sous la surface peut être pis encore.

Si les noeuds et les boules de poils emmêlés ne font pas l'objet d'un brossage fréquent, ils peuvent servir de terreau fertile à la prolifération des bactéries, des levures et autres parasites. Avec le temps, des lésions cutanées peuvent se former sous les noeuds, qui peuvent à leur tour causer de graves infections.

Si le spécialiste du toilettage ou vous-même découvrez une lésion infectée sous une boule de poils emmêlés, si l'animal a la fièvre ou s'il a perdu l'appétit, conduisez-le sans tarder chez le vétérinaire. Ces signes sont révélateurs d'un problème qui n'est pas d'ordre esthétique. L'animal devrait peut-être recevoir des soins médicaux sans plus tarder.

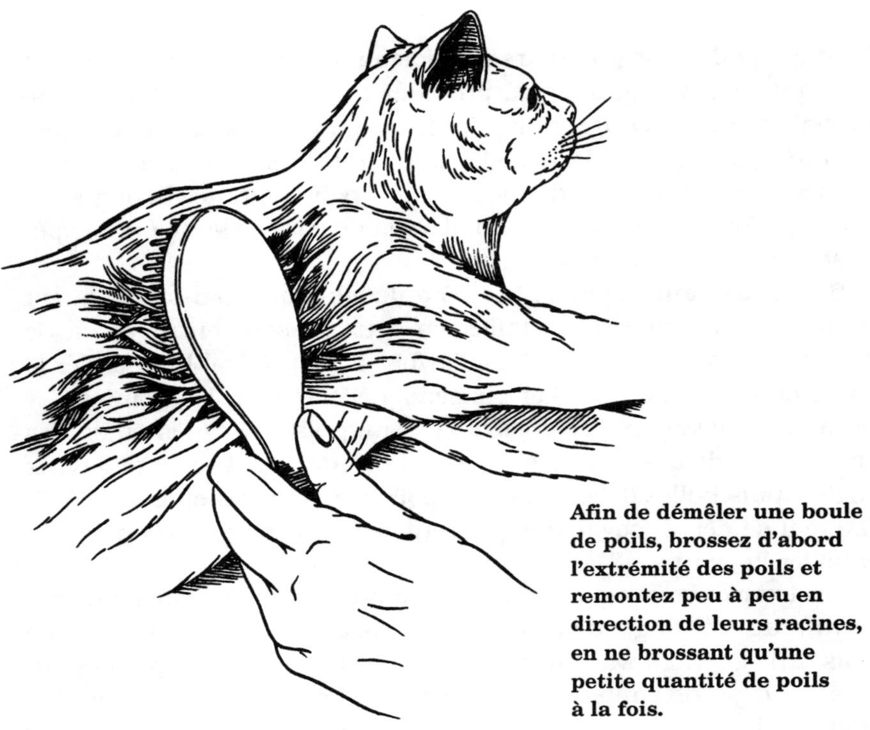

Afin de démêler une boule de poils, brossez d'abord l'extrémité des poils et remontez peu à peu en direction de leurs racines, en ne brossant qu'une petite quantité de poils à la fois.

savoir que même les professionnels renoncent parfois et se résolvent à couper les poils très court.

Lorsque le pelage de votre animal sera libre de tout noeud, vous devrez le brosser chaque jour pour faire en sorte qu'il reste lisse. Trop souvent, les gens ne brossent qu'en surface et s'étonnent que des noeuds se forment au fil du temps. Étant donné que tous les pelages sont différents, consultez un spécialiste du toilettage pour connaître le type de brosse qui convient le mieux à votre animal.

L'emploi régulier d'un revitalisant assurera lustre et santé au pelage de l'animal. Il devrait recevoir ce traitement à raison d'une fois par semaine. Comme toujours, lisez attentivement le mode d'emploi pour vous assurer que le revitalisant est sans danger pour votre animal.

Le moyen infaillible de prévenir la formation de noeuds consiste à faire tondre régulièrement l'animal. Il est préférable, à long terme, de prévenir la formation de boules de poils que de chercher à s'en débarrasser. A cet égard, rien ne vaut un pelage court.

EXPERTS CONSULTÉS

Kathe Barsotti, spécialiste du toilettage et propriétaire des salons Featherle Pet Care à Herndon et à Sterling, en Virginie.

Hazel Christiansen, spécialiste du toilettage et propriétaire du salon Blue Ribbon Pet Grooming à Lewiston dans l'Idaho, présidente de l'American Grooming Shop Association.

Linda A. Law, spécialiste du toilettage et directrice de la Canine Clippers School of Pet Grooming à Dumfries en Virginie.

David T. Roen, docteur en médecine vétérinaire, pratiquant à Clarkston dans l'État de Washington.

Les miaulements

Huit trucs pour calmer les miaous

La plupart des chats adorent bavarder, mais certains sont si loquaces qu'on souhaiterait parfois qu'ils se taisent un peu! Ils miaulent le matin, feulent en après-midi et hurlent le soir venu. Une personne qui vit en compagnie d'un chat doit agir selon ses règles et celles-ci sont dictées par les miaulements. De plus, certains chats apprécient le son de leur propre voix. Mais si ces appels incessants vous portent sur les nerfs ou agacent vos voisins, voici comment faire pour y remédier.

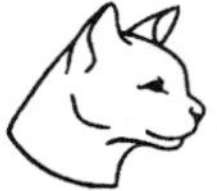

Pour chats seulement

Certains chats, comme certaines gens, semblent incapables de se faire une idée. Quand ils sont à l'intérieur, ils veulent sortir; quand ils sont à l'extérieur, ils demandent à entrer. Voici une solution simple: installez une petite porte à battant réservée à l'usage exclusif du chat. On en trouve dans la plupart des animaleries et elles sont faciles à installer.

Nourrissez-le régulièrement. Ne lui donnez pas à manger dès qu'il le réclame, offrez-lui plutôt sa pitance aux mêmes heures chaque jour. Lorsqu'il se sera fait à l'horaire des repas, il aura moins tendance à réclamer sa bouffe en miaulant.

Si votre félin n'est pas glouton, vous pourriez faire en sorte que sa gamelle de nourriture soit toujours pleine; ainsi, il aura un prétexte de moins pour se plaindre. Par contre, si son tour de taille s'arrondit, il faudra adopter une stratégie différente.

Un chat qui miaule souvent en est un qui réclame de l'attention et de l'affection. Consacrez-lui davantage de temps: caressez-le, jouer en sa compagnie et emmenez-le en promenade, il sera probablement plus calme.

Si certains chats mettent fin à leurs jérémiades une fois qu'ils ont obtenu ce qu'ils voulaient, d'autres ne se taisent pas pour autant. Quoi que vous fassiez, ne l'encouragez pas. Même si vous vous retenez longtemps avant de lui répondre, il aura gagné car il aura attiré votre attention. Montrez-vous inflexible et ignorez-le.

Récompensez-le de sa bonne conduite. Vous devez l'ignorer quand il miaule de manière incessante pour attirer votre attention, mais vous devez, au même titre, le féliciter quand il est calme. Attendez qu'il se taise puis complimentez-le en disant: «Gentil minet!» Donnez-lui ensuite un peu de thon, beaucoup de caresses et jouez avec lui.

La prochaine fois que votre chat se lancera dans une tirade sans fin, arrosez-le à l'aide d'une poire à eau. Il se rendra vite compte que ses miaulements lui attirent des ennuis et il finira par se taire.

Un chat qui miaule sans cesse peut être un chat qui s'ennuie ou qui est stressé. Afin de le distraire, présentez-lui de nouveaux jouets, de préférence du type qui lui occupera l'esprit; p. ex. une piste sur laquelle roule une balle. Le principe consiste à l'intéresser à quelque chose afin de chasser son ennui.

Quand consulter un vétérinaire?

Si la plupart des miaulements visent essentiellement à susciter l'attention du maître, ils peuvent parfois signaler une douleur ou une maladie et nécessiter une visite chez le vétérinaire.

Remarquez à quoi s'occupe le chat lorsqu'il miaule ainsi; cela vous fournira de bons indices sur la nature du problème. Ainsi, s'il miaule pendant qu'il mange, il peut avoir mal aux dents ou de la difficulté à avaler. De même, s'il miaule pendant qu'il se trouve dans sa litière, il peut être constipé ou avoir du mal à uriner.

Un changement d'octave dans les miaulements trahit souvent un problème respiratoire ou pulmonaire. Des miaulements excessifs peuvent être les symptômes d'un déséquilibre hormonal que l'on appelle «hyperthyroïdie». Si votre chat, d'ordinaire calme, se met soudain à chanter l'opéra, ne courez aucun risque et emmenez-le sans tarder chez un vétérinaire.

EXPERTS CONSULTÉS

Deborah Edwards, docteur en médecine vétérinaire, pratiquant à Largo en Floride.

Jim Humphries, docteur en médecine vétérinaire, pratiquant à Dallas et auteur de: *Dr. Jim's Animal Clinic for Cats* et *Dr. Jim's Animal Clinic for Dogs.*

Alan Parker, Ph.D., neurologue et directeur du personnel à la Small Animal Clinic de l'University of Illinois College of Veterinary Medicine à Urbana-Champaign.

Carin Smith, docteur en médecine vétérinaire, pratiquant à Leavenworth dans l'État de Washington, auteur de: *101 Training Tips for Your Cat.*
H. Ellen Whiteley, docteur en médecine vétérinaire, pratiquant à Guadalupita dans le Nouveau-Mexique, auteur de *Understanding and Training Your Cat or Kitten.*

L'angoisse née d'un déménagement

Douze mesures pour une vie stable

Votre nouvelle résidence est superbe. Vous et les vôtres y trouvez un bonheur sans ombre. Alors pourquoi le chat semble-t-il mécontent? Pourquoi égratigne-t-il les meubles et urine-t-il sur la moquette? Pourquoi se met-il à la recherche de nouvelles cachettes et tente-t-il de filer à l'anglaise?

Emménager dans un nouveau lieu peut s'avérer une expérience traumatisante pour un chat. Les propriétaires de félins ne veulent pas toujours entendre cette vérité à savoir que les chats, très souvent, sont davantage attachés à leur territoire qu'à ceux qui les nourrissent. Par contre, les chiens sont en général beaucoup plus attachés aux êtres qu'aux lieux et sont moins susceptibles de souffrir des suites d'un déménagement. Voici quelques conseils afin d'atténuer l'angoisse que ressentent certains animaux à la suite d'un déménagement.

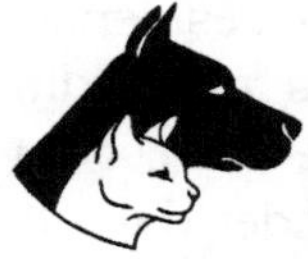

Pour chiens et chats

Si votre animal est particulièrement attaché à un meuble, emportez-le avec vous sans même considérer s'il s'intégrera ou non à votre nouvel intérieur. Ainsi, l'animal se sentira sécurisé et s'adaptera mieux au changement. Son odeur imprègne le meuble en question, il lui est familier; cela lui apportera quelque réconfort au milieu du bouleversement.

Vous pourriez faciliter la transition sur le plan affectif en fournissant à l'animal un vêtement imprégné de votre odeur, sur lequel il pourrait dormir. L'univers olfactif importe au plus haut point à un animal. Il se détendra davantage s'il peut humer une présence familière. Entourez le coussin sur lequel il a l'habitude de dormir d'un t-shirt que vous avez déjà porté (et que vous n'avez pas encore lavé). Celui que vous avez porté lors du déménagement fera parfaitement l'affaire!

Maints bouleversements surviennent le jour du déménagement et l'animal aura peut-être du mal à trouver un refuge une fois arrivé dans la nouvelle résidence. Prévoyez le coup! Réservez-lui un endroit calme où il pourra se mettre à l'abri pendant le brouhaha afférent à votre installation. Rendez-lui de brèves visites afin de le flatter, de le réconforter et de lui offrir une gâterie. Cela l'incitera à retourner en ce lieu lorsqu'il souhaitera échapper au bruit et à la frénésie.

Après avoir emménagé dans une nouvelle maison, il faut vous en tenir le plus fidèlement possible à votre train-train quotidien. Les animaux ont besoin de routine et de prévisibilité, en particulier à la suite d'un déménagement. Sortez le chien selon le même horaire qu'avant, laissez le chat dormir dans votre lit, nourrissez votre animal aux heures habituelles. Toutes ces mesures ajouteront à son sentiment de sécurité.

L'exercice que vous lui donnerez contribuera également à dissiper son angoisse. Faites des jeux avec le chat, emmenez le chien en promenade. Ainsi, ils apprécieront davantage leur nouvelle vie et seront en meilleure condition physique.

Dans les jours qui suivent le déménagement, vous devez absolument avoir votre animal à l'oeil de manière à éviter qu'il prenne la poudre d'escampette. Un animal peut facilement s'enfuir alors que tout un chacun s'affaire à emménager dans une nouvelle résidence. Assurez-vous que le chien se trouve en lieu sûr, dans un jardin clôturé, au bout d'une laisse ou dans sa niche. Pour ce qui est du chat, attendez quelques mois avant de le laisser vagabonder dans le voisinage; promenez-le d'abord en laisse afin qu'il se familiarise avec son nouvel environnement. De plus, n'oubliez pas de changer les coordonnées paraissant sur la plaque d'identification de votre animal.

Assurez-vous que la nouvelle habitation est sécuritaire et ce à tous les points de vue. Passez en revue chacune des pièces à la recherche d'endroits où l'animal pourrait chuter, de matériaux et de mousses isolantes qu'il pourrait avaler ou de câbles électriques qu'il pourrait mâchonner à ses risques et périls. Cela est particulièrement important si vous avez un chat qui excelle à s'infiltrer entre les cloisons et sous les parquets.

Lorsque vous emménagez dans une nouvelle résidence, faites en sorte que quelqu'un reste en compagnie de l'animal lorsque vous devez quitter la maison pour aller au travail, du moins pendant les premiers jours. Vous ne devriez pas emménager et laisser l'animal

Les préparatifs entourant le déménagement

Au chapitre de la sécurité et du réconfort, les mesures que vous mettez en oeuvre avant un déménagement importent autant que celles que vous prendrez par la suite. Assurez-vous d'abord que l'animal porte une plaque d'identification comportant l'ancienne et la nouvelle adresses, de même que vos ancien et nouveau numéros de téléphone. Vous aurez beau user de précaution, l'animal pourrait réussir à s'enfuir. Une plaque d'identification peut lui sauver la vie.

seul dans la maison dès le lendemain; cela l'angoisserait terriblement.

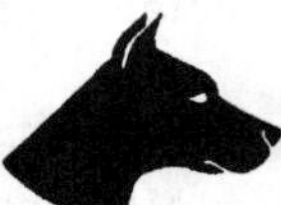

Pour chiens seulement

Partez à la découverte de votre nouveau quartier en tenant l'animal en laisse. Il importe qu'un chien flaire et explore son nouveau territoire le plus rapidement possible.

Si vous consacrez de longues heures à votre travail, si vous êtes peu présent à la maison et que votre chien s'y trouve souvent seul, vous devriez demander à quelqu'un de lui rendre visite et de l'emmener en promenade. Sinon, il s'ennuiera dans sa nouvelle demeure et ne parviendra peut-être pas à se retenir aussi longtemps.

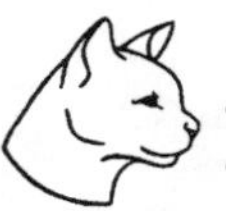

Pour chats seulement

Il n'est pas rare qu'un chat dise «adieu!» à sa nouvelle demeure et qu'il retourne à son ancienne adresse. Afin d'empêcher cela, confinez-le à l'intérieur et sortez-le en laisse pendant les quelques mois qui suivent le déménagement. Lorsque vous le laisserez sortir librement, faites en sorte que ce soit pendant de brèves périodes.

Afin de sécuriser un chat, laissez-lui découvrir la maison à raison d'une pièce à la fois. Ainsi, au cours de la première semaine, confinez-le dans une pièce (votre chambre serait le lieu indiqué) et ouvrez-lui graduellement les portes des autres pièces. Posez sa litière dans la pièce que vous choisirez et donnez-lui sa nourriture et ses jouets préférés. Rendez-lui souvent visite. Lorsqu'il se sera familiarisé avec cette pièce, agrandissez son territoire, et ainsi de suite. Un chat explore lentement, avec prudence, jusqu'à tout connaître de son nouvel environnement.

EXPERTS CONSULTÉS

Michael W. Fox, B.V.M., Ph.D., vice-président, bioéthique et protection des animaux de ferme à la Société de prévention de la cruauté animale à Washington et auteur de *The New Animal Doctor's Answer Book.*

Patricia O'Handley, docteur en médecine vétérinaire, professeur associé de médecine animale au Michigan State University College of Veterinary Medicine à East Lansing.

Jeanne Saddler, propriétaire d'une école de dressage à Manhattan dans le Kansas.

Sandy Sawchuk, docteur en médecine vétérinaire, instructeur clinique de médecine animale à l'University of Wisconsin School of Veterinary Medicine à Madison.

Al Stinson, docteur en médecine vétérinaire, professeur émérite de comportement animalier au Michigan State University College of Veterinary Medicine à East Lansing.

Coups de dents et morsures

Onze trucs pour éviter les accrocs

Rien ne plaît davantage à un chaton que de traquer une proie en bondissant sur sa victime et en la mordillant au cours de l'attaque subite. Les chiots mordillent et mâchonnent ce qu'ils trouvent à leur portée: les meubles, les chaussures, leur maître. Autrement dit, il faut compter avec les coups de dents et les morsures lorsqu'on possède un jeune animal.

Par contre, ce qui semble mignon chez un chiot ou un chaton peut devenir vilain, voire dangereux, lorsqu'il atteint l'âge adulte. Une morsure dite «amicale» provenant d'un animal adulte peut causer une blessure grave. Pis encore, un comportement enjoué à l'origine peut éventuellement faire place à une véritable agression. Voilà pourquoi il importe, dès le départ, de bien maîtriser votre animal.

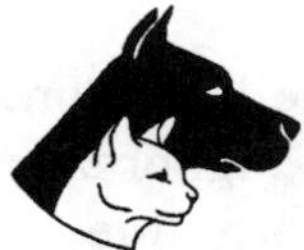

Pour chiens et chats

Donnez-lui quantité de jouets. D'instinct, chiens et chats cherchent à employer leurs dents. Félicitez votre animal lorsqu'il en fait usage à bon escient. Les chiens adorent mâchonner des jouets en caoutchouc ou en cuir vert, alors que les chats préfèrent les souris en étoffe ou en caoutchouc. Le propriétaire d'un animal doit lui fournir une solution de rechange acceptable, moyennant quoi il ne mordra pas.

Un animal mordillera ce que vous lui présenterez et, si votre main s'avère être son jouet, il acquerra une vilaine habitude. Ne lui permettez jamais de vous mordiller. Fournissez-lui plutôt un jouet réservé à cette fin.

S'il arrivait que votre animal vous donne un coup de dents, laissez échapper un cri aigu ainsi que le ferait une autre bête. Il se rendra compte qu'il est allé trop loin. Il vous manifestera combien il est désolé en léchant votre «plaie»; ce sera sa manière de vous

Comment identifier un animal «à problèmes»?

Il est normal qu'un chiot ou un chaton enjoué morde ou griffe à l'occasion. Il apprendra à maîtriser son exubérance au fil du temps. Il s'assagira et apprendra à se comporter selon notre code.

Par contre, chez certains animaux, les écarts de conduite ne font qu'empirer. Plus agressifs, ils éprouvent le besoin inné d'établir leur domination sociale. Ainsi, un chat agressif siffle et crache dès qu'on l'approche trop ou il sort les griffes afin d'attaquer la chair humaine, tendre et vulnérable. Un chien agressif grogne aussitôt qu'on approche de sa gamelle ou mord celui qui tend la main pour le caresser.

La défiance exacerbée d'un animal constitue une situation potentiellement dangereuse, non seulement pour vous et les vôtres, mais également pour l'animal lui-même. Il est rare de voir un tel comportement s'améliorer; généralement, la situation va plutôt en se détériorant. Ne courez aucun risque: si vous constatez qu'un animal devient méchant, consultez un vétérinaire ou un dresseur sans tarder.

adresser des excuses. Dès qu'il cesse, félicitez-le et caressez-le afin qu'il comprenne qu'il est possible de s'amuser sans se montrer agressif.

La prochaine fois qu'il montrera les dents à votre intention, fixez-le droit dans les yeux et dites-lui fermement: «Non!". Ignorez-le pendant les minutes qui suivront. Lorsqu'il aura compris que sa conduite provoque votre mécontentement, il cherchera à vous plaire. De façon générale, il est préférable de ne pas frapper l'animal après qu'il ait mordu. Cela lui ferait craindre votre main, auquel cas il serait incité à la mordre de nouveau.

Lorsque votre compagnon vous donnera un coup de dents, sortez la poire à eau et envoyez-lui une giclée. Après quelques douches impromptues, il aura compris et ne sortira plus les dents.

Il se peut que votre animal n'apprécie pas la présence d'un inconnu et qu'il donne un coup de gueule lorsqu'un étranger lui présente la main. Pour faire en sorte qu'il s'habitue au toucher, brossez-le plusieurs fois par jour. Incitez vos amis à le flatter et à le caresser. Plus il recevra de caresses, moins il aura envie de mordre une main inconnue.

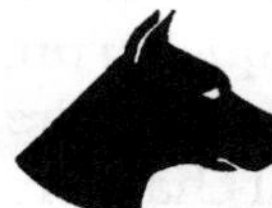

Pour chiens seulement

Il est relativement aisé d'enseigner les bonnes manières à un chien. Lorsqu'il se conduira de façon répréhensible, faites résonner à ses oreilles une canette emplie de pièces de monnaie. Les chiens détestent le bruit et il fera en sorte d'éviter, à l'avenir, une telle cacophonie.

Si votre chien donne un coup de dents, saisissez-le en passant vos mains sous son collier et en mettant vos paumes en cornet contre ses joues. Regardez-le droit dans les yeux, secouez-le et dites-lui: «Suffit!". Ainsi, il comprendra qui est le maître. Après chaque leçon, présentez-lui le dessus de votre main. S'il vous donne à nouveau un coup de dents, secouez-le encore. S'il continue de mordre, ne courez plus de risque: demandez conseil auprès d'un vétérinaire ou d'un dresseur.

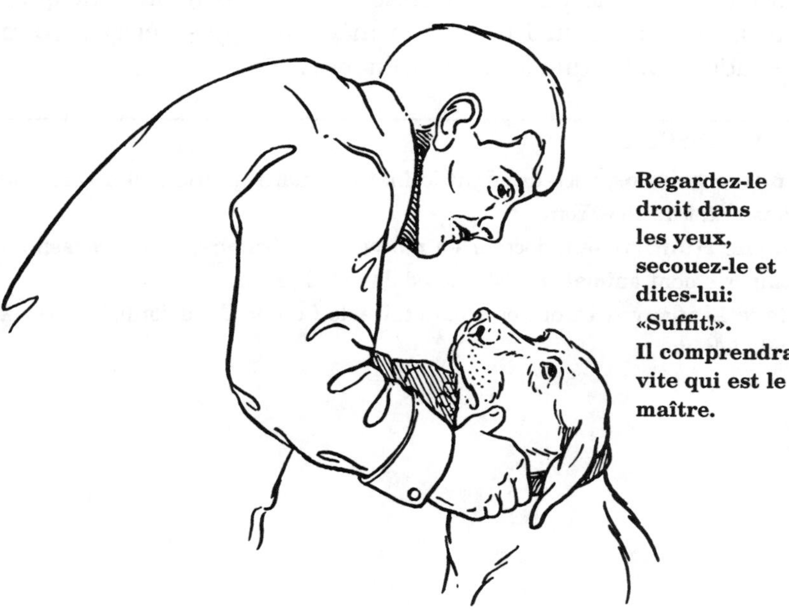

Regardez-le droit dans les yeux, secouez-le et dites-lui: «Suffit!». Il comprendra vite qui est le maître.

Les chiens aiment la compagnie et détestent être condamnés à la réclusion. La prochaine fois que le vôtre mordra quelqu'un, enfermez-le seul dans une pièce pendant cinq minutes. Il apprendra peu à peu qu'une telle conduite le prive de compagnie et il changera d'attitude.

Les chiens qui obéissent au commandement «Assis!», par comparaison à ceux qui n'y obéissent pas, sont nettement plus susceptibles de conserver leur calme lors d'imprévus; en conséquence, ils risquent moins de mordre. En lui intimant l'ordre de s'asseoir, vous lui signifiez qui est le maître et ce que vous attendez de lui.

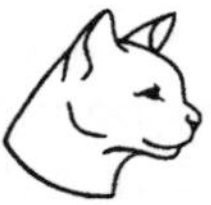

Pour chats seulement

C'est un réflexe normal qui nous pousse à vite retirer la main lorsque notre chat, réagissant à la crainte, la colère ou voulant jouer, nous pince la peau de ses dents. Malheureusement, cela l'incite instinctivement à mordre davantage. La prochaine fois qu'il vous donnera un coup de dents, encaissez le coup pendant quelques secondes, jusqu'à ce qu'il relâche la mâchoire, puis dégagez votre main et adressez-lui une ferme réprimande.

EXPERTS CONSULTÉS

Andrea Fochios, docteur en médecine vétérinaire, pratiquant à Ferndale dans l'État de New York.

Wayne Hunthausen, docteur en médecine vétérinaire, expert-conseil en comportement animalier à Westwood dans le Kansas.

Steve Lindsay, dresseur et propriétaire de Canine Behavioral Services à Philadelphie.

L'angoisse née du bruit

Treize moyens de la faire taire

Votre chien se réfugie sous le lit lorsque pétaradent les feux de la fête nationale et que tous les regards sont portés vers le ciel? Il est secoué de spasmes durant les orages électriques ou alors il tremble comme une feuille après avoir entendu la détonation d'un bouchon de champagne?

Les chiens ont l'ouïe très fine et le bruit peut les angoisser au plus haut point. On a vu des chiens défoncer une fenêtre panoramique et faire une chute de plusieurs étages après avoir entendu un seul coup de tonnerre. La peur que leur inspire le bruit doit être considérée sérieusement. Si le bruit fait tressauter les chats, ils cèdent rarement à la panique comme le font les chiens. Aussi, les experts consultés se sont surtout intéressés à ces derniers.

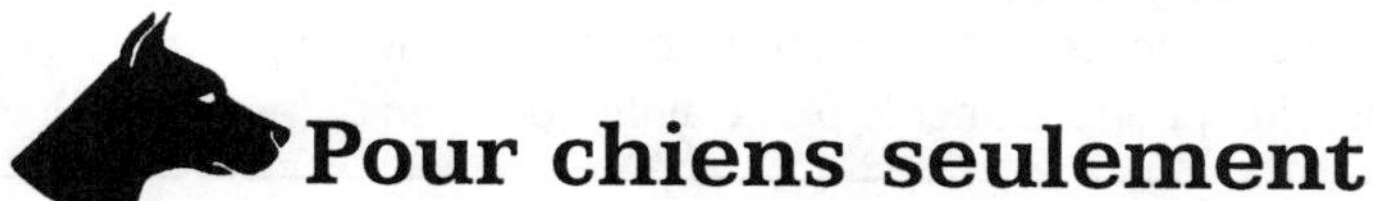

Pour chiens seulement

Il est normal qu'un chien effrayé se terre sous un lit ou se réfugie dans la baignoire. Si votre animal court se mettre à l'abri là où il retrouve son calme, laissez-le faire. Certains filent se cacher dans une armoire de cuisine, parmi les casseroles et les chaudrons.

Vous pourriez prévoir une cachette où il n'aurait qu'à accourir afin de se sécuriser. S'il aime bien se retrouver sous le lit, faites en sorte qu'il dispose d'assez d'espace pour s'y réfugier.

Les chiens sont moins effrayés quand ils peuvent se mettre à l'abri dans un endroit qui leur est propre. Une cage ou une boîte convient tout à fait. L'animal s'y sentira protégé, en sécurité. Vous pourriez même couvrir la cage d'une couverture afin de l'isoler. Laissez cependant la porte ouverte pour qu'il ne s'y sente pas prisonnier. Tapissez-en l'intérieur d'une couverture douillette et mettez-y son jouet préféré. Mais ne le contraignez pas d'y entrer s'il ne le veut pas, cela l'effraierait davantage.

Jeter une couverture sur un animal qui a peur aura pour effet de le calmer. Assurez-vous seulement qu'elle ne couvre pas son nez.

La tranquillité au bout des doigts

Le remède à la phobie des bruits se trouve peut-être au bout de vos doigts. Linda Tellington-Jones, spécialiste du comportement animalier, a mis au point une technique de caresses thérapeutiques, dont l'usage est aujourd'hui largement répandu chez les particuliers, dans les jardins zoologiques et les cliniques vétérinaires.

Sa technique emprunte à la massothérapie et à l'acupressure; la plupart du temps, les résultats sont probants. Il existe plusieurs types de caresse que l'on peut administrer à un chien anxieux. Touchez-lui d'abord les oreilles; pour ce faire, tenez-lui la tête d'une main et, de l'autre, saisissez délicatement son oreille entre le pouce et l'index. Le mouvement consiste à caresser lentement l'oreille à sa base en remontant vers la pointe. Refaites le même mouvement plusieurs fois en couvrant chaque fois une partie différente de l'oreille. Vous pourriez aussi employer vos doigts pour effectuer des mouvements circulaires à la base de l'oreille.

Il est préférable d'administrer pour la première fois ces touchers lorsque l'animal n'est pas effrayé. Ainsi, il ne les associera pas à quelque chose qui l'effraie. Caressez-le ainsi pendant cinq à dix minutes. Si l'animal semble ravi et que rien ne vous presse, vous pouvez continuer plus longtemps. Ce massage, par la suite, pourra calmer le plus craintif des chiens.

Si l'animal tremble lors d'un feu d'artifice ou quand le tonnerre se déchaîne, rassurez-le et apaisez-le en lui prêtant toute votre attention. Réconfortez-le durant un orage comme vous le feriez pour un enfant qui a peur. N'en faites cependant pas trop. Le surprotéger pourrait l'inciter à trembloter davantage encore lors du prochain orage afin de recevoir les mêmes attentions. Quelques paroles rassurantes et deux ou trois caresses suffiront à le réconforter.

Il suffit parfois de couvrir le son responsable de sa frayeur pour favoriser sa relaxation. Ainsi, le vrombissement de l'aspirateur ou du climatiseur suffit souvent à détourner son attention du bruit qui l'effraie.

De même, une musique agréable au rythme régulier aidera l'animal à se calmer. On conseille par exemple de lui faire alors entendre les «Concerts brandebourgeois» de Bach. Si vous prévoyez vous absenter durant un orage annoncé ou pendant une séance de tir aux pigeons d'argile chez votre voisin, programmez le lecteur de disques pour qu'il se mette en marche au moment opportun.

Conservez votre calme. Vous ne parviendrez pas à rassurer votre animal si vous perdez vous-même votre sang-froid. Si vous êtes tendu et crispé pendant un orage, vous n'exercerez aucune influence apaisante sur votre chien.

Un excellent moyen de prévenir l'angoisse est assurément de jouer avec votre chien, non seulement pendant la saison des orages mais en tout temps. Un animal détendu aura moins tendance à se crisper. Il saura qu'il n'a rien à craindre.

Les experts ont recours à la désensibilisation pour aider les animaux à surmonter leur peur du bruit. Cette méthode complexe exige un engagement de longue durée mais elle apporte des résultats probants. Environ trois chiens sur quatre deviennent moins anxieux par suite d'une désensibilisation réussie. Consultez votre vétérinaire ou la société de protection animale de votre localité pour connaître le nom d'un expert en la matière.

Si rien d'autre n'apporte de résultat, il se peut que le vétérinaire prescrive un médicament à base d'acépromazine ou de buspirone afin de calmer l'animal.

Mais avant d'en venir à un relaxant vendu sur ordonnance, vous pourriez vous en procurer un en vente libre, p. ex. «Pet Calm», qui s'avère très efficace.

Si votre chien craint les feux d'artifice plus que tout au monde, emmenez-le loin du bruit pendant le congé de la fête nationale. Il suffisait d'y penser!

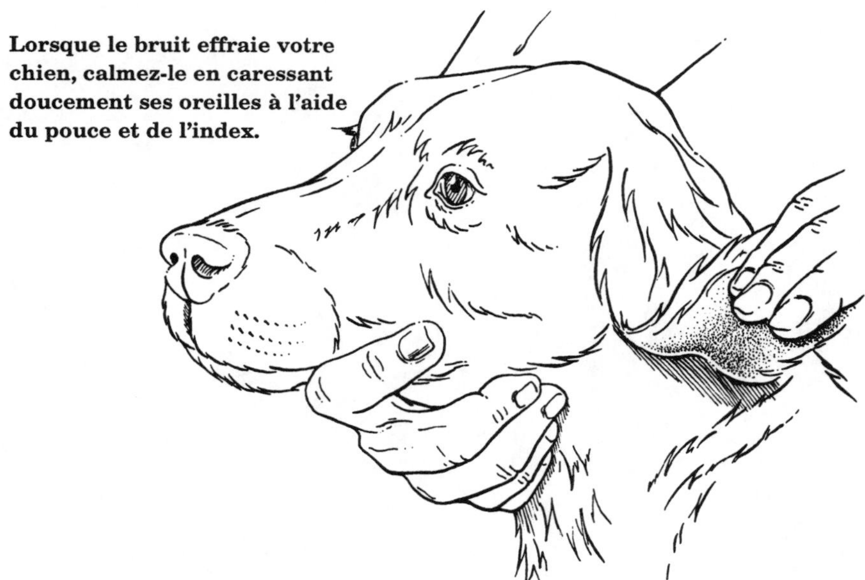

Lorsque le bruit effraie votre chien, calmez-le en caressant doucement ses oreilles à l'aide du pouce et de l'index.

Experts consultés

Robert K. Anderson, docteur en médecine vétérinaire, professeur et directeur émérite de l'Animal Behavior Clinic de l'University of Minnesota College of Veterinary Medicine à Minneapolis-St.Paul.

Peter Borchelt, Ph.D., expert en comportement animalier, propriétaire de l'Animal Behavior Consultants à New York.

Mary Lee Nitschke, Ph.D., thérapeute du comportement animalier, professeur adjoint de psychologie au Linfield College à Portland dans l'Oregon.

Elizabeth A. Shull, docteur en médecine vétérinaire, professeur adjoint de neurologie, neurochirurgie et comportement animalier au département des sciences cliniques animales de l'University of Tennessee College of Veterinary Medicine à Knoxville.

Linda Tellington-Jones, experte en comportement animalier, pratiquant à Santa Fe au Nouveau-Mexique, auteur de: *The Tellington Touch.*

John C. Wright, Ph.D., spécialiste du comportement animalier, professeur de psychologie à la Mercer University à Macon en Géorgie, et membre de la faculté à l'University of Georgia School of Veterinary Medicine à Atlanta.

L'obésité

Douze manières de faire pencher la balance

Votre animal est rondouillard? Il n'est pas seul de son espèce. En Amérique du Nord, on estime qu'environ un animal domestique sur trois est obèse. Si un gain de poids peut à l'occasion révéler un problème de santé, il est généralement plutôt lié à la gloutonnerie de l'animal ou à la négligence de son maître. En effet, nous leur témoignons souvent notre affection en leur filant des gâteries et des restes de table pour ensuite nous étonner de ce qu'ils prennent du poids.

A l'instar des humains, les animaux obèses peuvent souffrir d'hypertension artérielle, de diabète ou d'arthrite. Pour éviter ces désagréments à votre animal, voici les recommandations des experts.

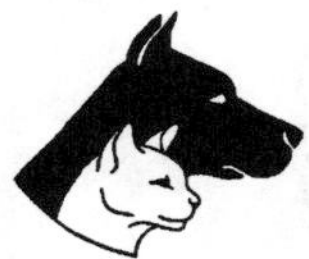

Pour chiens et chats

Afin de déceler si votre animal est obèse ou s'il a seulement pris un peu de poids, caressez ses flancs. Si vous ne sentez pas ses côtes, il est temps de le mettre du régime.

Pour faciliter la perte de poids chez l'animal, le meilleur moyen consiste à le faire prendre régulièrement de l'exercice. L'emmener en promenade lui fera autant de bien qu'à vous-même et raffermira le lien qui vous unit. Si votre animal n'a pas l'habitude de l'exercice physique, vous pourriez d'abord faire de courtes promenades, p. ex. le tour du pâté de maisons, et augmenter peu à peu la distance que vous parcourrez ensemble.

Les chats apprécient souvent les promenades et certains acceptent même d'être tenus en laisse. Mais si votre félin et vous-même êtes peu enclins aux longues balades, des séances de jeux vigoureux pourraient suffire à lui faire prendre l'exercice dont il a besoin.

Afin d'aider l'animal à perdre du poids, les vétérinaires recommandent de modifier son alimentation en faveur d'une nourriture à teneur élevée en fibres et faible en matières grasses. (Vous pourriez aussi incorporer une bonne source de fibres à sa nourriture habituelle.) Il pourra ainsi manger autant que d'ordinaire et se maintenir à un poids santé.

Au début d'un régime amaigrissant, réduisez d'environ du quart la quantité de nourriture donnée à l'animal. Laissez deux semaines passer et voyez si vous parvenez à sentir ses côtes. S'il vous semble encore grassouillet, réduisez sa consommation d'un autre quart. Si cela n'apporte pas de résultat concret au bout de deux autres semaines, il vaudra mieux l'emmener chez un vétérinaire.

Afin de l'aider à combattre la faim pendant qu'il est au régime, vous pourriez répartir sa ration quotidienne en quatre ou six portions que vous lui servirez aux deux heures. Cela l'occupera et calmera son estomac. Il ne se rendra pas compte qu'il mange moins qu'avant.

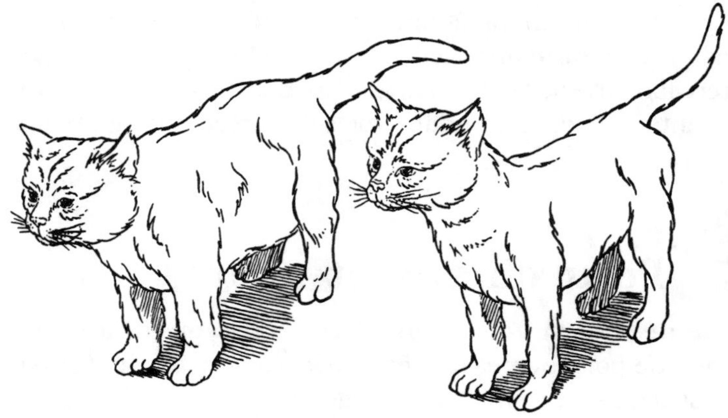

Si l'abdomen dépasse la cage thoracique et si la tête est trop ronde, l'animal est probablement obèse. Un chat doit être mince et l'on doit sentir ses côtes sous son pelage.

Si vous ne sentez pas les côtes de votre chien et si son ventre s'arrondit, il est probablement temps de le mettre au régime. Son abdomen doit être nettement défini par une ligne qui monte au-delà de la cage thoracique.

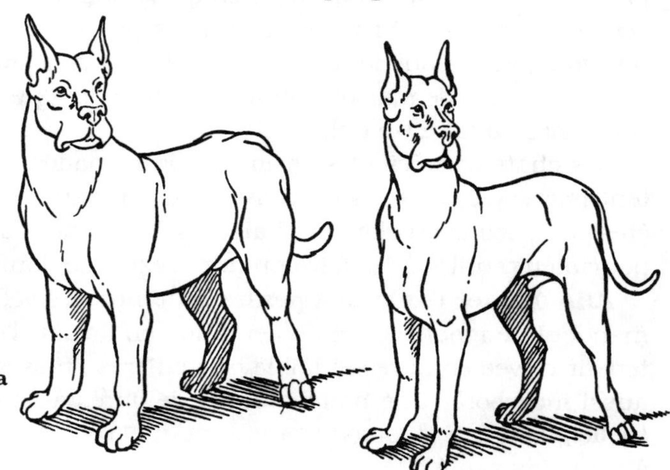

Quand consulter un vétérinaire?

Votre animal ne mange pourtant pas plus que d'habitude, mais voilà qu'il devient rond comme un porcelet. Il se peut que vous constatiez seulement l'oeuvre du temps qui passe, mais un gain de poids sans raison apparente peut également traduire un problème sérieux.

Nombre de maladies graves peuvent se révéler par un gain de poids, notamment le diabète et l'insuffisance cardiaque. Voilà pourquoi il faut toujours consulter un vétérinaire avant d'imposer un régime amincissant à l'animal. La diète pourrait, en certains cas, contribuer à aggraver les choses.

Vous pourriez également faire en sorte qu'il mange moins rapidement. Pour ce faire, répartissez la ration du chien entre plusieurs gamelles que vous disposerez en des endroits différents. S'il s'agit d'un chat, vous pourriez déposer plusieurs gamelles dans autant de sacs de papier posés sur le côté. Il devra se déplacer d'un sac à l'autre entre deux bouchées, trouver l'ouverture et s'infiltrer à l'intérieur. Cela l'amusera et l'occupera longtemps; il n'en faut pas plus pour qu'il mange moins!

En dépit de votre envie de filer une gâterie à l'animal entre les repas, souvenez-vous qu'il s'agit de calories additionnelles.

Si vous tenez à lui faire plaisir sans le faire grossir, donnez-lui des gâteries contenant beaucoup de fibres et peu de matières grasses. Les animaux aiment beaucoup les haricots verts cuits, les carottes crues et le maïs éclaté servi sans beurre.

Afin d'éviter les collations qui le feraient engraisser, vous pourriez réserver une part de sa nourriture habituelle et la lui présenter au cours de la journée en guise de gâterie.

Aussi gênant qu'il soit pour l'haleine, l'ail est une plante extrêmement efficace pour perdre du poids. Une de ses propriétés consiste à réguler le foie et la vésicule biliaire, ce qui favorise le bon fonctionnement du système digestif. Si votre animal est de petite taille, ajoutez à sa nourriture le quart ou la moitié d'une gousse d'ail écrasée; un animal de plus grande taille peut en consommer une ou deux gousses par jour.

Les chats et les chiens, mais surtout les chats, peuvent devenir très sournois quand ils ne mangent pas autant qu'ils en ont l'habitude. Rangez les ordures ménagères en lieu sûr, ayez votre table à

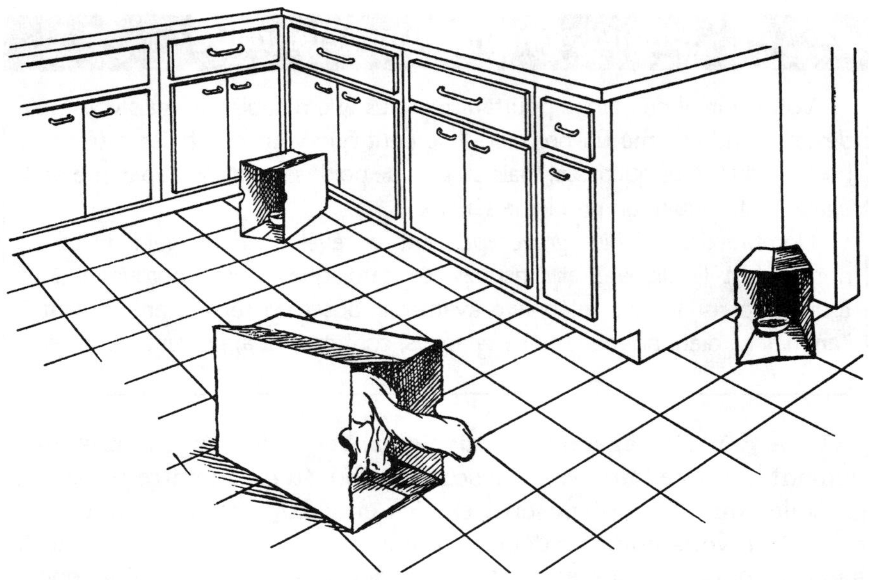

Répartissez la ration de l'animal entre plusieurs gamelles; cela prolongera son plaisir et il se sentira rassasié, même s'il mange moins qu'auparavant.

l'oeil et ne lui donnez jamais de pain. Un chat au régime ferait n'importe quoi pour un morceau de pain!

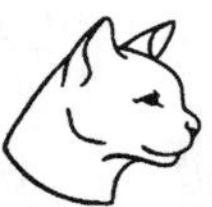

Pour chats seulement

Nul n'apprécie faire un régime amaigrissant et les chats encore moins que les autres. Ils se plaignent, feulent, miaulent et vous collent aux talons. Ils peuvent faire la vie dure à leurs maîtres. Souvent, ces derniers ont envie de renoncer mais ils se rendent compte que la santé de l'animal est en jeu, alors ils tiennent bon.

EXPERTS CONSULTÉS

Tony Buffington, docteur en médecine vétérinaire, Ph.D., expert en nutrition et professeur associé au département de sciences cliniques vétérinaires à l'Ohio State University College of Veterinary Medicine à Columbus.

Davis Dzanis, docteur en médecine vétérinaire, Ph.D., officier au service de la Food and Drug Administration à Bethesda dans le Maryland.

Soupeser les risques

La pesée est le meilleur moyen de déterminer les progrès (ou les reculs) d'un animal astreint à un régime minceur. Si l'animal est de petite taille, tout va bien: soulevez-le et montez sur le pèse-personne; puis posez-le et pesez-vous à votre tour. Soustrayez votre propre poids de vos deux poids combinés et vous saurez combien il pèse.

Les choses ne sont pas aussi simples si l'animal est énorme, s'il s'agit, disons, d'un labrador-retriever. Le pèse-personne convient mieux aux bipèdes qu'aux quatre-pattes.

Afin de résoudre ce problème de taille, il suffit d'emmener l'animal au cabinet du vétérinaire qui est doté d'une balance à plateau pour la pesée des animaux de grande taille. En général, on ne facture rien pour ce service, surtout si l'animal fait un régime par suite d'une recommandation du vétérinaire.

William D. Fortney, docteur en médecine vétérinaire, professeur adjoint de médecine animale au Department of Clinical Sciences au Kansas State University College of Veterinary Medicine à Manhattan dans le Kansas.

Lisa Freeman, docteur en médecine vétérinaire, instructeur clinique et membre de la société de nutrition clinique à la Tufts University School of Veterinary Medicine à North Grafton dans le Massachusetts.

Ann-si Li, docteur en médecine vétérinaire, experte en médecine vétérinaire orientale, pratiquant à Oakland en Californie.

Myrna Milani, docteur en médecine vétérinaire, pratiquant à Charlestown dans le New Hampshire, auteur de *The Body Language and Emotions of Cats* et de *The Body Language and Emotions of Dogs.*

Mark L. Morris, fils, docteur en médecine vétérinaire, Ph.D., expert-conseil en nutrition pratiquant à Topeka dans le Kansas, inventeur des nourritures pour animaux Science Diet et co-auteur de *Small Animal Clinical Nutrition.*

Alan E. Schwichtenberg, docteur en médecine vétérinaire, pratiquant à Indialantic en Floride.

L'hygiène des pattes

Treize conseils pour éviter les faux pas

Vous ne marcheriez pas pieds nus sur des ronces ou des pierres chauffées au soleil, ni sur les aspérités d'une surface glacée. C'est pourtant ce que font chaque jour les chiens et les chats, aidés en cela par leurs coussinets plantaires, naturellement conçus pour affronter les sols les plus hostiles.

En dépit de leur robustesse, leurs pattes ne sont pas exemptes d'entailles, d'égratignures et de brûlures. Les interstices entre les coussinets sont très sensibles et les coupures y sont extrêmement douloureuses. Voici ce qu'il faut faire lorsque votre animal ne sait plus sur quelle patte danser.

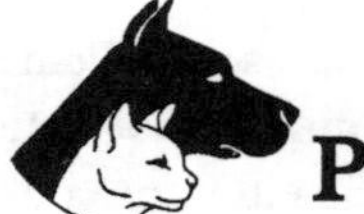

Pour chiens et chats

Si l'animal claudique ou s'il marche en favorisant une patte, il faut l'examiner attentivement afin de déceler la cause de son handicap. Agenouillez-vous devant l'animal et soulevez doucement la patte en question; voyez s'il s'y trouve des rougeurs, de l'enflure, des saignements ou tout autre signe d'irritation. Appuyez délicatement sur chacun des coussinets, sur le contour des griffes, entre les doigts. Si l'animal gémit ou s'il crie, examinez-le de plus près. Lorsque vous faites l'examen d'une patte, soyez toujours prêt à vous dégager en vitesse. L'animal le plus doux peut donner un coup de dents au moment où on le touche là où il a mal.

Si votre animal passe beaucoup de temps dehors à vagabonder dans le voisinage, il peut accumuler des chardons entre ses doigts ou ses coussinets, ce qui s'avère douloureux. Retirez-les en employant une pince à épiler dont vous userez avec délicatesse. Si les chardons sont agglutinés aux poils, il faudra probablement employer les ciseaux, en prenant soin de ne pas entailler la peau de l'animal. Vous pourriez d'abord enduire les chardons d'un peu d'huile végétale afin de les dégager plus facilement. (Pour obtenir d'autres conseils, voyez la rubrique portant sur les chardons, p. 100.)

Comment mettre fin au lèchement excessif?

Les enfants sucent leurs pouces et nombreux sont les adultes qui se rongent les ongles. Mais qui aurait cru que l'existence d'un animal domestique soit à ce point stressante qu'il n'a de cesse de se lécher une patte?

Un animal aux prises avec l'ennui, l'anxiété ou la dépression peut entreprendre de se lécher une patte pendant plusieurs heures d'affilée. L'humidité constante qui en résulte peut favoriser certaines infections fongiques, voire certaines tumeurs inflammatoires que l'on appelle «granulomes».

Pour mettre fin à cette habitude, on conseille de lui passer un collier élisabéthain, une espèce de collerette de plastique ou de carton entourant la tête, qui l'empêchera de se lécher. Ainsi, ses pattes pourront sécher. Ce type de collier est vendu dans les animaleries et les cliniques vétérinaires. Autrement, vous pourriez pulvériser un répulsif sur le dessous de la patte en question. La version aux pommes sures est extrêmement efficace.

Si les remèdes maison n'apportent pas les résultats escomptés, il faudra consulter un vétérinaire. Il existe de nombreuses techniques afin de mettre un terme à cette vilaine habitude.

Les animaux à poils longs accumulent parfois des boulettes de poils entre leurs coussinets plantaires, ce qui favorise la friction et l'irritation. Si votre animal est bel et bien confronté à ce problème, veillez à tailler les poils superflus.

De même que les boulettes de poils, la boue peut s'accumuler entre les coussinets et les doigts, causant ainsi des désagréments. Lorsque l'animal revient d'une randonnée en terrain boueux, lavez-lui les pattes à l'eau savonneuse et prenez soin de retirer toutes les saletés incrustées entre ses doigts.

Il importe de savoir que les pattes d'un animal peuvent s'irriter par suite d'une trop longue exposition à l'humidité. Aussitôt qu'il sort du bain ou dès qu'il rentre après avoir barboté dans l'eau, asséchez-lui les pattes à l'aide d'une serviette.

En dépit de leur robustesse, les coussinets plantaires d'un animal ne sont pas immunisés contre les brûlures, qu'elles soient nées de la friction ou du contact avec une surface excessivement chaude. Dans de tels cas, il faut d'abord laver les coussinets à l'eau et au savon afin de prévenir l'infection, puis les assécher à l'aide d'une serviette.

Après avoir lavé la brûlure, il faut y appliquer un onguent antibiotique, puis la couvrir d'une bande de gaze quelque peu lâche. Passez à l'animal une petite chaussette de coton afin de maintenir le pansement et d'éviter le moindre contact avec la saleté.

Pareillement à nous, les animaux ont des gerçures, des callosités et des craquelures sous les pattes; la déshydratation de la peau ne les épargne pas. Afin de les protéger, appliquez une crème hydratante telle que celle que vous employez pour vos mains. Vous pourriez également faire usage d'huile de vitamine E. Une fois que l'hydratant est appliqué, il faut s'assurer que l'animal ne le lèche pas. Faites le traitement juste avant le repas; l'animal sera plus intéressé à manger et la crème aura le temps de pénétrer la peau. Par contre, si une callosité s'est formée entre ses coussinets, un vétérinaire devra la retirer.

N'hydratez pas trop souvent les coussinets plantaires de l'animal. Si ce traitement est bénéfique sur une base occasionnelle, une hydratation exagérée entraînera l'amollissement des coussinets, qui seront dès lors vulnérables aux blessures. N'employez pas de crème hydratante pendant plus de quelques jours.

Le calcium répandu sur les trottoirs pendant l'hiver est irritant et peut provoquer des craquelures. On conseille de laver les pattes de l'animal à l'eau savonneuse au retour de chaque sortie. Asséchez-les à l'aide d'une serviette et appliquez-y un peu d'hydratant contenant de la lanoline.

Il existe un tas de produits chimiques employés dans une maison, p. ex. l'huile à moteur, l'antigel, les nettoyants corrosifs, qui peuvent causer du tort aux pattes d'un animal et s'avérer toxiques si celui-ci les lèche. Pour l'en débarrasser, il suffit de lui laver les pattes à l'aide d'un détergent pour la vaisselle.

Versez un peu de détergent sur un chiffon humide et frottez les coussinets jusqu'à ce qu'ils soient propres, en évitant cependant de causer des lésions. Si le produit ne se déloge pas facilement, n'insistez pas et communiquez aussitôt avec un vétérinaire.

Si du chewing-gum s'est incrusté entre ses coussinets, employez un peu de détergent pour la vaisselle pour le déloger. On trouve également du dissolvant à gomme dans les quincailleries.

Si le chewing-gum est amalgamé aux poils, il faudra les tailler à l'aide de petits ciseaux aux bouts arrondis, en prenant soin de ne pas entailler la peau.

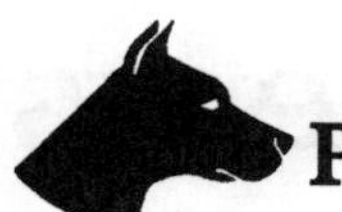

Pour chiens seulement

Faites fi des publicités vantant les mérites des bottes en caoutchouc destinées aux chiens, en particulier pour les retrievers qui pataugent dans les marais. La plupart du temps, elles sont inutiles car les bêtes refusent de les porter.

EXPERTS CONSULTÉS

Bernadine Cruz, docteur en médecine vétérinaire, établi à Laguna Hills en Californie.

Jan A. Hall, docteur en médecine vétérinaire, dermatologue pratiquant à Montréal au Québec.

Mollyann Holland, docteur en médecine vétérinaire, résidente au département de chirurgie et de médecine vétérinaire à l'University of Missouri College of Veterinary à Columbia.

M. Lynne Kesel, docteur en médecine vétérinaire, professeur adjoint de chirurgie élective au département de sciences cliniques du Colorado State University College of Veterinary Medicine and Biomedical Sciences à Fort Collins.

Nancy Scanlan, docteur en médecine vétérinaire, pratiquant à Sherman Oaks en Californie.

Scott Weldy, docteur en médecine vétérinaire, pratiquant à El Toro en Californie.

Les empoisonnements

Quatorze remèdes antidotes

Les animaux sont curieux et reniflent tous les coins et recoins pour satisfaire leur envie; les trouvailles qu'ils font parfois peuvent leur être préjudiciables. Chaque année, des milliers de chiens et de chats s'empoisonnent par mégarde sans même sortir de la maison. Ils ne lisent pas les mises en garde paraissant sur l'emballage des produits d'entretien domestique, sans compter qu'ils se délectent de substances qui nous répugnent naturellement, notamment l'antigel.

Si vous apercevez un animal en train d'absorber ou de s'enduire d'un produit toxique ou dangereux, conduisez-le sans tarder chez un vétérinaire. Il s'agit d'une urgence médicale. Chaque minute importe en cas d'intoxication. Si vous ne pouvez trouver du secours sur-le-champ, voici quelques conseils qui pourraient lui sauver la vie.

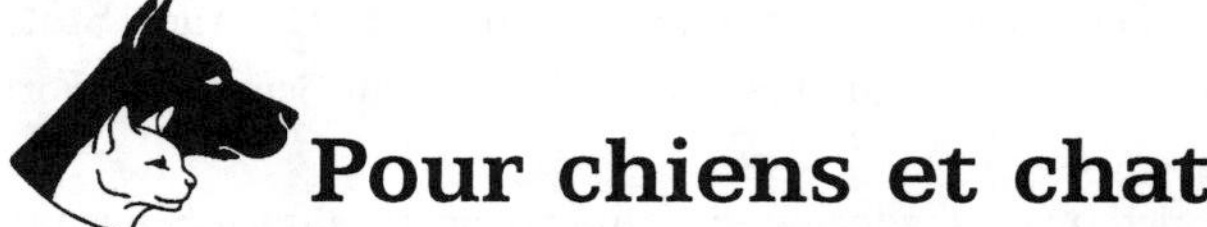

Pour chiens et chats

Identifiez la source exacte du problème avant de téléphoner au vétérinaire ou de vous rendre à la clinique. Il ne suffit pas de lui dire que le chaton a bu de l'insecticide, il doit en connaître les composants spécifiques, leur degré de concentration et tout autre renseignement que peut fournir l'emballage.

Vous pourriez également mesurer la quantité manquante, de sorte que le vétérinaire ait une idée de ce que l'animal a pu absorber. S'il régurgite, prenez une petite quantité de vomi dans un sac de plastique. L'analyse pourra fournir des renseignements précieux.

Purgez-le. Si l'animal a absorbé des pilules, de l'antigel ou une autre substance toxique (et non pas caustique comme la lessive de soude), vous éloignerez le danger en provoquant le vomissement. Pour ce faire, donnez-lui de l'eau oxygénée (une solution à 3 p. cent) à raison d'une cuillerée à soupe par tranche de cinq kg. Emplissez une seringue ou une poire à jus, inclinez la tête de l'animal vers l'arrière et faites gicler la solution au fond de sa gorge.

La plupart du temps, le vomissement se produira au cours des cinq minutes qui suivent (bien qu'il soit difficile de faire vomir un chat; même les vétérinaires n'y parviennent pas toujours). Si l'animal ne vomit pas, patientez dix minutes et recommencez le traitement. Ne lui donnez pas une troisième dose: en grande quantité, l'eau oxygénée peut être nocive. N'employez jamais de sirop d'ipéca; alors que ce produit en vente libre est sans danger pour les humains, il peut être toxique pour les petits animaux.

Si l'animal a absorbé un produit caustique, p. ex. un solvant servant à désobstruer un tuyau d'écoulement ou du kérosène, ne provoquez pas le vomissement car il se brûlerait doublement: une fois en l'absorbant, puis une autre fois en le rendant. Plutôt, donnez-lui quelque chose qui neutralise les produits chimiques.

Si l'animal a absorbé une substance alcaline, p. ex. un solvant pour désobstruer un tuyau d'écoulement, donnez-lui environ trois cuillerées à thé de vinaigre ou de jus de citron diluées dans une partie égale d'eau. Versez la solution dans une seringue ou une poire à jus et faites-la gicler au fond de sa gorge. Elle contribuera à neutraliser les effets nocifs des substances chimiques présentes dans l'estomac et apaisera la sensation de brûlure.

S'il absorbe une substance acide, p. ex. en mâchonnant une pile ou en avalant du javellisant, donnez-lui du lait de magnésie à raison d'une cuillerée à thé par tranche de 2,5 kg.

Vous pourriez également lui administrer du charbon activé, sous forme de comprimés ou de poudre délayée dans un peu d'eau, qui absorbera rapidement les toxines présentes dans l'estomac avant qu'elles ne soient acheminées dans tout l'organisme. Cela fait, il faudra quand même le conduire chez le vétérinaire sans tarder, car le poison se trouvera toujours dans l'estomac.

Si l'animal semble alerte, donnez-lui du lait; cela aura pour effet de diluer le poison et de tapisser les parois de sa gueule et de son estomac. Le lait apaisera le feu de l'irritation. Par contre, s'il semble tout chose, ne lui donnez rien à boire ou à manger, car il risquerait de suffoquer.

Conservez les médicaments là où l'animal ne peut les atteindre. Le meilleur emballage de sécurité, même ceux à l'épreuve des enfants, ne résiste pas longtemps à la curiosité d'un chat ou à l'obstination d'un chien. Les médicaments destinés à la consommation humaine viennent au deuxième rang, après les pesticides, des causes d'intoxication chez les animaux domestiques. Il faut savoir qu'un seul cachet de «Tylenol extra-fort» peut tuer un chat! Alors ne laissez pas les médicaments à la portée de l'animal. Cela vaut égale-

Quand consulter un vétérinaire?

Plus on traite rapidement l'animal intoxiqué, meilleures sont ses chances de rester en vie. Étant donné qu'un animal ne peut dire où il a mal, ni ce qu'il a mangé, il vous revient de reconnaître les signes d'un empoisonnement et d'en faire part au vétérinaire. En voici quelques-uns:

- Des changements au niveau du comportement. L'animal peut se mettre à frissonner ou devenir anxieux. Il peut vaciller ou chanceler, comme il peut faire une crise ou perdre connaissance. Parfois, il peut sécréter de la bave en quantité et se donner des coups de patte sur la gueule.
- Des saignements. Les produits employés pour la dératisation contiennent souvent de la warfarine, une substance chimique qui provoque des saignements aux différents orifices.
- Des difficultés respiratoires, des essoufflements, des halètements excessifs. Si l'animal a été exposé à certains oxydes de carbone, il aura les lèvres et les gencives d'un rouge vif.

ment pour les médicaments que vous tenez dans votre sac à main, votre mallette et le coffre à gants de votre voiture.

Peu de dispositifs de sécurité résistent à la curiosité d'un animal et nombre de produits que nous conservons à leur portée, p. ex. les nettoyants domestiques sous l'évier de la cuisine, sont des poisons en puissance. Si les portes de vos armoires et placards n'ont pas de loquet, un chat et un chien n'auront aucune difficulté à les ouvrir.

L'absorption d'antigel est l'une des causes d'empoisonnement les plus courantes chez les animaux. Son goût sucré leur plaît et il est extrêmement toxique: une cuillerée à soupe suffit à tuer un chat et moins de 250 ml peuvent tuer un chien de petite taille. Aussi, ne laissez pas vos contenants d'antigel à leur portée, surtout s'ils ont été ouverts, et réparez les fuites du radiateur ou des boyaux en caoutchouc avant qu'il ne soit trop tard.

Le chocolat est une gâterie toxique pour un animal. Il contient de la théobromine qui, lorsque consommée en grande quantité, peut s'avérer nocive pour un chien ou un chat. Le chocolat à pâtisserie, dont le degré de théobromine est neuf fois supérieur à celui du chocolat au lait, est plus dangereux encore, bien que toute sorte de chocolat soit contre-indiquée. Cependant, ne vous inquiétez pas outre mesure sous prétexte que votre animal a fauché une bouchée de votre tablette; la dose de théobromine toxique pour un chien de 10 kg se situe à environ 1 000 mg, soit la quantité présente dans 900 g de chocolat à pâtisserie. Si vous ignorez quelle quantité il a avalé, téléphonez au vétérinaire pour savoir quoi faire.

Il existe un grand nombre de plantes d'intérieur dont les feuilles peuvent provoquer des maux d'estomac, voire même un empoisonnement. Parmi ces plantes, on retrouve notamment le philodendron, le Dieffenbachia, le cerisier de Jérusalem et l'if. D'ordinaire, l'animal doit avaler les feuilles pour s'empoisonner mais, parfois, le seul fait de les mâchonner peut lui occasionner des ennuis. Parmi les autres plantes qui présentent un danger pour les animaux domestiques, notons le caladium, la chlorophyte araignée, le cyclamen, la digitale pourprée, le dragonnier, le houx, le gui, l'azalée, le poinsettia, le rhododendron et la sansevière (dite «langue de belle-mère»). Installez les plantes d'intérieur là où votre animal ne peut les atteindre. Afin de déterminer si vos plantes sont toxiques ou pas, interrogez votre vétérinaire.

Ne croyez pas que le fait d'augmenter la dose d'un médicament précipitera le rétablissement de l'animal, au contraire. Trop souvent, on voit des gens doubler ou tripler la dose prescrite et l'animal finit par trépasser devant tant de sollicitude. Ou alors, ils ne se souviennent plus s'ils ont administré le médicament et lui donnent une double dose afin de compenser. Lisez toujours attentivement le mode d'emploi et les mises en garde avant d'administrer un médicament. Si vous avez des doutes, consultez un vétérinaire avant de jouer au docteur.

Il existe des poisons qui causent des ravages sans avoir été ingérés. Souvent, un simple contact cutané suffit à rendre un animal malade ou à provoquer sa mort. Certains produits normalement sans danger peuvent s'avérer toxiques à défaut d'en respecter le mode d'emploi.

Si votre animal s'est frôlé là où il n'aurait pas dû, faites-lui immédiatement un shampooing afin de le débarrasser de la substance toxique; rincez-le de nouveau 12 heures plus tard pour plus de sûreté. Ici, les premiers soins sont les mêmes que pour un humain. Il s'agit en premier lieu de rincer la région affectée pendant une dizaine de minutes, avant de le conduire chez un vétérinaire. Après ce rinçage initial, vous pouvez lui faire un shampooing ou employer du détergent à vaisselle pour éliminer le plus possible le poison. Un simple bain à l'eau claire serait un pas dans la bonne direction.

Assurez-vous de ranger les insecticides et pesticides dans un endroit que l'animal ne peut atteindre. Lorsque vous en faites usage, employez des quantités minimales, suffisantes pour empoisonner une souris ou des blattes, mais pas votre chat.

Si votre animal vient d'être exposé à du monoxyde de carbone, du gaz naturel ou autre, conduisez-le au grand air le plus vite possible. Téléphonez ensuite au vétérinaire.

EXPERTS CONSULTÉS

E. Murl Bailey, fils, docteur en médecine vétérinaire, Ph.D., professeur de toxicologie au département de pharmacologie et de physiologie vétérinaires au Texas A&M University College of Veterinary Medicine à College Station.

Tam Garland, docteur en médecine vétérinaire, Ph.D., toxicologue pratiquant au Texas A&M University College of Veterinary Medicine à College Station.

Mary Labato, docteur en médecine vétérinaire, professeur adjoint à la Tufts University School of Veterinary Medicine à North Grafton dans le Massachusetts.

Larry Thompson, docteur en médecine vétérinaire, toxicologue au laboratoire de diagnostique du Cornell University College of Veterinary Medicine à Ithaca dans l'État de New York.

Les piquants de hérisson

Six manières de lui tirer l'épine

Un hérisson querelleur (et ses 30 000 piquants) n'a pas apprécié que votre animal le débusque et il s'est chargé de le lui signifier. Votre animal de compagnie rentre alors à la maison avec un épineux problème!

Soyez prévenu: le vétérinaire administrera un anesthésiant à votre animal avant de lui retirer les piquants de hérisson, pour la simple raison que cette délicate intervention est particulièrement douloureuse. Par contre, si votre animal est sorti de l'aventure en emportant seulement quelques épines, voici ce que vous devez faire pour les retirer.

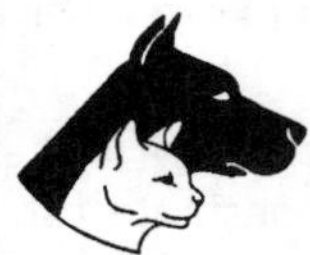

Pour chiens et chats

Enfilez des gants, de sorte que les piquants ne s'enfoncent pas dans votre chair. On conseille d'utiliser à cette fin des gants dont la paume est en cuir.

Calmez-le. Un animal dont la peau est transpercée de plusieurs piquants souffre beaucoup, est nerveux et peut tenter des efforts désespérés (p. ex. se lancer contre un mur ou rouler sur le tapis) afin de les dégager. Aussi, parlez-lui doucement, réconfortez-le, rassurez-le et faites en sorte qu'il n'aggrave pas les choses.

N'employez pas les ciseaux! Ne croyez surtout pas que tailler les piquants de hérisson permet à l'air de s'échapper et à l'épine de se dégonfler, la rendant ainsi plus facile à dégager! Il s'agit d'une croyance d'un autre âge. En fait, l'épine pourrait se fendre en éclats et s'enfoncer dans la peau. Vous ne feriez alors qu'aggraver la situation.

Le truc consiste plutôt à saisir un à un les piquants à la racine à l'aide de pinces à bec effilé ou bec-de-corbin et à les déloger délicatement mais sans discontinuer. L'animal aura mal; ne vous étonnez pas de ses cris. Toutefois, s'il semble souffrir atrocement, vous devriez laisser tomber et le conduire chez un vétérinaire.

Badigeonnez la blessure de désinfectant. La Nature a bien fait les choses, car les piquants sont enduits d'un acide gras qui contribue à atténuer les risques d'infection. Toutefois, il vaut mieux appliquer sur la plaie un antiseptique topique (de marque «Betadine») après avoir retiré un piquant. Ainsi, on évite tout risque d'infection.

On trouve des piquants de hérisson qui font jusqu'à 10 cm de long, alors que certains d'entre eux ne dépassent pas toujours un cm, de sorte qu'ils sont souvent imperceptibles. Lorsque vous aurez

Quand consulter un vétérinaire?

Les animaux domestiques approchent souvent un hérisson comme ils le font pour leur nourriture, c.-à-d. la gueule béante. Voilà pourquoi ils ont souvent la gueule, voire la gorge, tapissées d'épines. Lorsqu'un de ces piquants est coincé dans un endroit pratiquement inaccessible, il peut s'en trouver d'autres que l'on ne voit pas.

Si vous découvrez ne serait-ce qu'un seul piquant dans la gueule ou la gorge de votre animal, ou s'il en est couvert par endroits, il faut le conduire immédiatement chez un vétérinaire. En fait, un vétérinaire devrait l'examiner même si un seul piquant s'était rompu sous sa peau.

Les piquants de hérisson se déplacent facilement; ils sont conçus pour s'infiltrer toujours plus avant dans la peau. Leur progression constante est source d'inquiétude, car ils peuvent se loger partout dans l'organisme, ce qui risque de s'avérer dangereux.

Si la gueule de l'animal est transpercée de piquants de hérisson, conduisez-le sans tarder chez un vétérinaire.

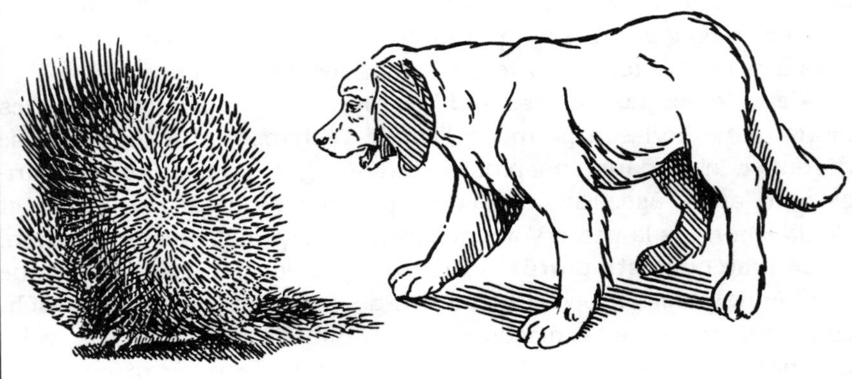

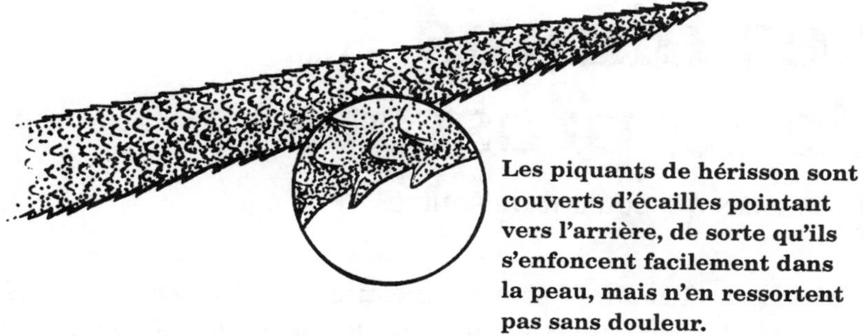

Les piquants de hérisson sont couverts d'écailles pointant vers l'arrière, de sorte qu'ils s'enfoncent facilement dans la peau, mais n'en ressortent pas sans douleur.

retiré tous les piquants bien en vue, palpez l'animal à l'aide de vos doigts. Vous découvririez ainsi les épines qui resteraient sous le poil, mais prenez garde de vous piquer!

EXPERTS CONSULTÉS

Lynda Bond, docteur en médecine vétérinaire, pratiquant à Cape Elizabeth dans le Maine.

William G. Brewer, docteur en médecine vétérinaire, assistant professeur de médecine interne au département de médecine et de chirurgie animale de l'Auburn University College of Veterinary Medicine en Alabama.

Susan Chadima, docteur en médecine vétérinaire, pratiquant à Topsham dans le Maine.

James B. Dalley, docteur en médecine vétérinaire, professeur de sciences animales cliniques au collège de médecine vétérinaire du Michigan State University à East Lansing.

Bernhard P. Pukay, docteur en médecine vétérinaire, pratiquant à Ottawa, animateur de l'émission télévisée *Pet Connection*.

Jan White, docteur en médecine vétérinaire, directeur administratif de l'International Wildlife Rehabilitation Council à Suisun en Californie, assistant de recherche pour le compte du Wildlife Health Center de l'University of California, Davis, School of Veterinary Medicine.

Les ennuis de la prostate

Six conseils qui coulent de source

Molosses et matous sont en mesure d'exhiber leur virile assurance grâce à l'action de la testostérone. Bien que les don Juans de ruelles l'apprécient, cette hormone n'est pas nécessairement bénéfique à leur prostate. La fonction de cette dernière consiste à produire le fluide nécessaire à l'émission du sperme. A mesure qu'un mâle vieillit, sa prostate — située autour de l'urètre et sous la vessie — enfle peu à peu. Elle en vient à comprimer l'urètre, ce qui peut occasionner des problèmes de miction et d'élimination des matières fécales.

Qui plus est, les chiens et les chats souffrent à l'occasion d'une inflammation de la prostate que l'on appelle «prostatite». Si la prostate de votre animal lui cause des ennuis, des douleurs ou des problèmes urinaires, un vétérinaire vous recommandera probablement des médicaments ou une intervention chirurgicale. Mais il y a des mesures à prendre soi-même afin d'apaiser la douleur de l'animal.

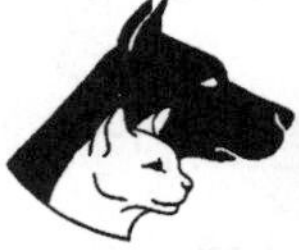

Pour chiens et chats

Un animal dont la prostate est enflée éprouve souvent de la difficulté à uriner ou à se soulager d'un coup; il faut alors le sortir plus souvent. Non seulement il sera plus à l'aise, mais les mictions fréquentes pourront prévenir les infections des voies urinaires.

Même si les sorties fréquentes peuvent contribuer au rétablissement d'une prostatite, il ne faut pas exagérer en ce sens. En certains cas, la prostate s'amollit et s'enfle, et le moindre effort physique peut s'avérer douloureux. Si votre animal n'avance que péniblement ou si son arrière-train est particulièrement sensible, limitez ses sorties à une visite dans le jardin.

A l'occasion, une prostate hypertrophiée exercera une pression sur le gros intestin et gênera la défécation. Un vétérinaire

Quand consulter un vétérinaire?

L'hypertrophie de la prostate ne cause pas toujours de la douleur, mais chez certains animaux, il s'agit d'un ennui constant qui leur occasionne des maux lombaires et gêne leur démarche ainsi que la miction. C'est alors qu'il faut consulter un vétérinaire.

La plupart du temps, il suffit d'un coup de bistouri pour résoudre le problème. La testostérone est responsable de l'hypertrophie de la prostate. En enrayant la testostérone à sa source, c.-à-d. au niveau des testicules, le processus s'inverse: après une castration, le volume de la prostate peut se comprimer de 70 p. cent. Évidemment, les chiens et les chats castrés à un jeune âge n'ont pas ce type d'ennui.

recommandera alors l'emploi d'un laxatif contenant du lactulose qui contribue au ramollissement des selles. La dose généralement prescrite est d'une cuillerée à thé de laxatif par tranche de 10 kg, à raison de deux à quatre fois par jour. Consultez un vétérinaire pour connaître la dose indiquée pour votre animal.

L'aspirine ne présente aucun danger pour un chien souffrant de douleurs à la prostate. Donnez-lui le quart d'un comprimé de 325 mg d'aspirine glacée par tranche de cinq kg, à une ou deux reprises au cours de la journée.

L'aspirine présente cependant un danger pour un chat; ne lui en administrez que sous la supervision du vétérinaire traitant. Les autres analgésiques, p. ex. l'ibuprofène et l'acétaminophène, présentent également un danger pour les animaux. Ne les employez pas.

Étant donné qu'un animal souffrant de la prostate peut avoir du mal à décharger sa vessie, l'urine y stagne et cela accroît les risques d'infection des voies urinaires. Dans ce cas, encouragez l'animal à boire davantage d'eau, afin de provoquer des mictions plus fréquentes. Les bactéries s'y accumuleront moins et l'infection pourra être évitée.

Si le vétérinaire a prescrit des antibiotiques pour soulager une infection à la prostate, faites preuve de vigilance et administrez-les aussitôt que l'animal a uriné. Ainsi, ils s'infiltrent plus profondément au niveau où ils seront utiles plutôt que d'être rapidement éliminés dans l'urine.

Experts consultés

W. Jeffrey Alfriend, docteur en médecine vétérinaire, pratiquant à Los Alamitos en Californie.

Frank L. Moore, docteur en médecine vétérinaire, pratiquant à Westminster en Californie.

David Polzin, docteur en médecine vétérinaire, Ph.D., professeur de médecine vétérinaire à l'University of Minnesota College of Veterinary Medicine à St. Paul.

Lauren Prause, docteur en médecine vétérinaire, interne au département des sciences cliniques au Colorado State University College of Veterinary Medicine and Biomedical Sciences à Fort Collins.

La dermatophytose

Dix solutions qui repoussent le problème

La calvitie récente de votre animal n'est pas nécessairement un signe de vieillissement. En réalité, les trous qui se forment sur son pelage peuvent résulter d'une infection fongique: la dermatophytose. Les chiens et les chats de tous âges peuvent souffrir à l'occasion de ce type de champignon responsable des plaques de calvitie qui dénudent la tête, les oreilles, les pattes et l'arrière-train, et qui peut également infecter les griffes.

La dermatophytose disparaît comme elle est venue en l'espace d'un à trois mois, non sans causer des démangeaisons et du déplaisir à l'animal. Pis encore, elle est contagieuse tant chez les animaux que chez les humains. Voici ce que recommandent les experts afin de l'éliminer sans tarder.

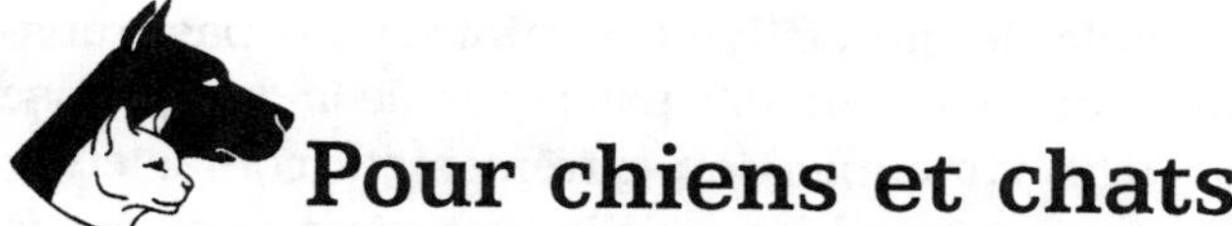

Pour chiens et chats

Taillez les poils entourant la plaque infectée; cela ralentira la propagation du champignon et facilitera le traitement de la région concernée. Vous pouvez employer des ciseaux, mais une tondeuse électrique est préférable afin d'éviter les coupures et les entailles. Vous devrez dégager la région infectée aux dix jours environ, en fonction de la vitesse à laquelle repousseront les poils.

Étant donné que ce champignon prolifère tant sur l'animal que sur les humains, prenez soin de tout nettoyer après l'avoir rasé.

Assurez la propreté des plaques et évitez tout risque d'infection en les lavant chaque jour à l'aide d'un savon antiseptique contenant de la polyvidone iodée (de marque «Betadine») ou de la chlorhexidine (de marque «Nolvasan»). Ainsi, vous éviterez qu'un léger ennui fongique se transforme en une infection bactérienne grave.

Il existe de nombreux onguents, lotions et crèmes antifongiques en vente libre qui s'avèrent très efficaces pour enrayer la dermatophytose. Afin d'assurer l'efficacité du traitement, appliquez directement le produit deux fois par jour. Demandez conseil à un vétérinaire à propos du produit qui convient le mieux à votre animal.

Afin d'éliminer ce champignon et de prévenir une autre infestation, lavez l'animal à l'aide d'un shampooing antifongique. Ce traitement supprimera les champignons présents et préviendra une infection ultérieure. Même si un seul de vos animaux est atteint, il vaudrait mieux les shampouiner tous. Mouillez bien le poil, soit dans la baignoire, soit à l'extérieur à l'aide du boyau d'arrosage; faites ensuite mousser le shampooing, laissez-le agir pendant 15 minutes et rincez le poil à l'eau courante.

Vous devriez brosser régulièrement votre animal afin de prévenir ce genre d'infection. Un coup de peigne ou de brosse quotidien délogera les spores fongiques avant qu'elles ne propagent davantage l'infection. Afin de prévenir une autre infection, faites tremper le peigne et la brosse que vous avez utilisés dans une solution composée d'une part de javellisant pour 32 parts d'eau. Mettez-y à tremper tous les instruments qui ont servi au toilettage et laissez-les sécher à l'air libre. Il faut compter plus de temps afin de désinfecter une brosse; laissez-la donc tremper pendant plusieurs minutes.

En général, une maladie qui afflige un animal n'est pas transmissible aux humains; ce n'est toutefois pas le cas de la dangereuse dermatophytose. Il s'agit d'une infection extrêmement contagieuse; aussi, évitez les caresses jusqu'à ce qu'elle soit sous contrôle et lavez-vous les mains après avoir touché à l'animal. L'eau et le savon ne suffiront pas à éliminer les champignons infectieux; rincez-les d'abord avec un peu de javellisant avant de les laver.

Étant donné que la dermatophytose se transmet facilement d'un animal à l'autre, vous devriez empêcher l'animal atteint

Quand consulter un vétérinaire?

La dermatophytose, souvent, ne provoque la perte des poils qu'à un ou deux endroits; il arrive cependant que l'infection se répande sur tout le corps et qu'apparaissent de grandes plaies rouges et suintantes.

Si cela se produit, consultez un vétérinaire sans tarder. L'animal devra peut-être recevoir de la griséofulvine (sous forme de comprimés de «Fulvicin P/G»), un puissant médicament vendu sur ordonnance et administré par voie orale, qui s'attaque de l'intérieur à l'infection fongique.

La griséofulvine, en plus de mettre fin à l'infection en cours, contribue à prévenir toute réinfection car elle est absorbée au niveau des poils.

d'approcher ses amis jusqu'à ce qu'un vétérinaire vous assure de sa complète rémission.

Puisque ce type de champignon survit sur des poils qui n'appartiennent même plus à l'animal, vous auriez intérêt à passer souvent l'aspirateur afin de réduire les risques de réinfection. Soyez méticuleux et amassez tout le poil que l'animal a perdu.

Vous pourriez contenir la contagion en couvrant son coussin et les endroits où il se couche d'un drap ou d'une couverture, que vous laverez à l'eau chaude chaque jour ou à tous les deux jours. Ajoutez un peu de javellisant à l'eau de lavage pour plus de précaution.

EXPERTS CONSULTÉS

W. Jeffrey Alfriend, docteur en médecine vétérinaire, pratiquant à Los Alamitos en Californie.

Patrick McKeever, docteur en médecine vétérinaire, professeur de médecine vétérinaire à l'University of Minnesota College of Veterinary Medicine à St. Paul.

Frank L. Moore, docteur en médecine vétérinaire, pratiquant à Westminster en Californie.

Lauren Prause, docteur en médecine vétérinaire, interne au département des sciences cliniques au Colorado State University College of Veterinary Medicine and Biomedical Sciences à Fort Collins.

L'angoisse née d'une séparation

Douze moyens d'apaiser ses craintes

La plupart des animaux domestiques s'attristent devant le départ de leur maître ou de leur maîtresse; toutefois, certains d'entre eux réagissent parfois de façon démesurée. On a vu des chiens anxieux ronger le gypse des murs, courber les barreaux de leur cage pour en sortir et sauter à travers une fenêtre fermée. Ce genre d'angoisse atteint davantage les chiens que les chats, même si ceux-ci n'en sont pas exempts. Les chiens ont l'instinct de la meute et détestent se retrouver seuls; certains cèdent alors à la panique. Voici les conseils des experts afin de rassurer un chien angoissé.

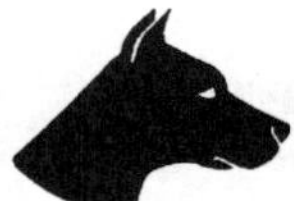

Pour chiens seulement

Pour faire en sorte qu'il s'habitue à vos absences, vous devrez procéder graduellement. Par exemple, donnez-lui un biscuit et sortez de la pièce pendant une minute en fermant la porte derrière vous. Lorsque vous entrerez de nouveau dans cette pièce, il bondira de joie comme si vous reveniez d'un périple en Afrique, mais il saura qu'il peut passer une minute sans vous. Allongez progressivement vos sorties jusqu'à ce qu'il puisse passer une heure ou deux seul dans une pièce sans pour autant devenir anxieux.

Lorsque le chien aura l'habitude de se trouver dans une pièce sans vous, sortez de la maison pendant de brèves périodes. «Un jour, je suis sorti à 20 reprises pendant quelques minutes, dit Bob Gutierrez. Lors de mes 15 premiers retours, mon chien s'est comporté comme si Dieu était revenu à la maison. Puis, quelque chose s'est produit et par la suite, c'est à peine s'il remarquait mes entrées et sorties.»

Évitez de le dorloter avant votre départ et n'en faites pas toute une histoire! Saluez-le et sortez. Ainsi, vous lui faites savoir qu'il n'y a pas lieu de s'inquiéter de vos allées et venues, ni du fait qu'il se trouvera seul.

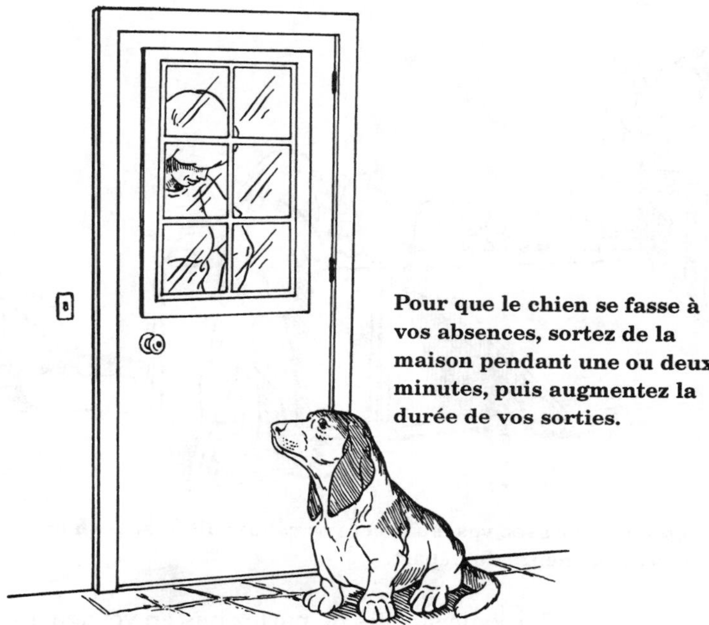

Pour que le chien se fasse à vos absences, sortez de la maison pendant une ou deux minutes, puis augmentez la durée de vos sorties.

Avant de partir, donnez-lui un jouet à mâchonner avec lequel il ne joue pas en votre présence. De cette manière, le signal de votre départ lui fera songer à ce jouet davantage qu'à l'angoisse née de votre absence. On conseille d'utiliser un os creux ou un jouet de caoutchouc et de le farcir de beurre d'arachide ou de fromage à la crème. Votre chien s'en amusera des heures durant sans plus songer à sa tristesse.

Emmenez votre chien en promenade avant de le laisser seul pendant quelques heures. S'il se fatigue un peu, il y a fort à parier qu'il dormira pendant votre absence.

Tirez le maximum de profit de vos sorties ensemble afin de le dresser. Un chien qui connaît les désirs et les attentes de son maître a davantage confiance en lui-même, et il est moins anxieux.

Étant donné que les chiens aiment se trouver en meute, la compagnie d'un autre animal pourrait modifier du tout au tout son attitude lorsque vous êtes absent. La présence d'un autre chien serait idéale, mais un chat pourra tout aussi bien chasser son appréhension.

Certains chiens sont véritablement bouleversés à la vue d'une valise. Afin de dissiper son anxiété, sortez de temps en temps les

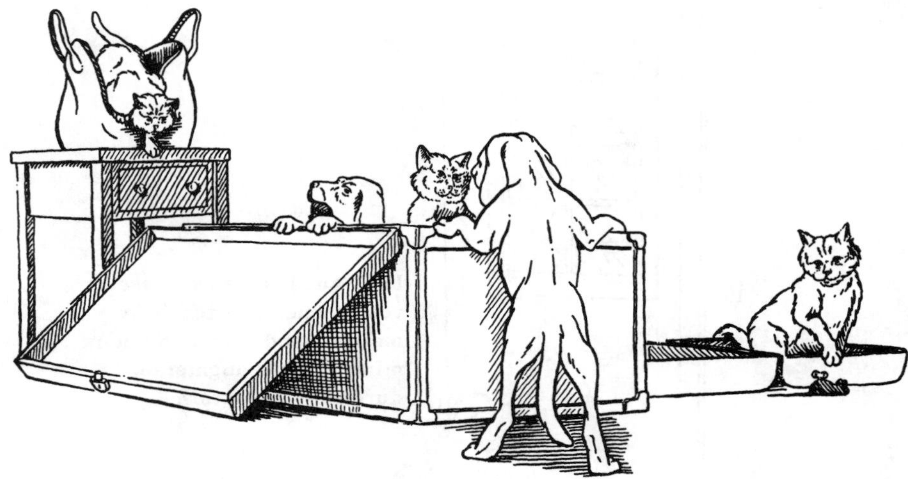

Le fait de s'amuser avec vos malles et vos valises dissipera son angoisse lorsque viendra l'heure du départ.

valises du placard, même si vous ne partez pas en voyage. Faites des jeux autour des valises, cachez-y des jouets et laissez-le les découvrir. De cette manière, lorsque vous bouclerez vos malles pour de bon, il sera moins traumatisé. De plus, vous devriez lui rapporter un cadeau chaque fois que vous rentrez de voyage. Ne soyez pas trop démonstratif, mais laissez-le fouiller vos bagages et découvrir le cadeau qui lui est destiné.

Votre chien sera plus sécurisé si vous laissez une lampe ou deux allumées en votre absence. Faites en sorte que la maison ressemble à ce qu'elle est alors que vous y êtes.

Allumez la radio, de manière à ce qu'il entende un fond sonore. Syntonisez le poste que vous écoutez habituellement et ne modifiez

Un soulagement sur ordonnance

Si rien ne calme un animal anxieux, le vétérinaire recommandera peut-être un médicament qui chasse les craintes. Il existe plusieurs médicaments vendus sur ordonnance qui augmentent la concentration de sérotonine dans le tissu cervical, ce qui a pour effet de favoriser la relaxation. Contrairement aux tranquillisants, qui endorment les chiens pris de panique, les drogues telles que l'amitriptyline (de marque «Elavil») et le buspirone (de marque «BuSpar») aident l'animal à trouver une quiétude normale. Il s'agit d'un remède miracle; les gens retrouvent l'animal qu'ils croyaient avoir perdu.

Le message est le médium

Avez-vous déjà souhaité que votre chien puisse vous confier les causes de son angoisse? Sachez que votre chien peut s'exprimer et que vous pouvez discuter avec lui; c'est du moins ce qu'affirme Jeri Ryan, une thérapeute qui croit que l'on peut communiquer avec un animal par télépathie.

Selon Mme Ryan, dont la clientèle est constituée de bipèdes et de quadrupèdes, l'angoisse née d'une séparation est fréquente chez les animaux. «Je me souviens d'un chien qui était très effrayé à l'idée de se trouver seul. En conversant avec lui, j'ai appris que ses anciens maîtres l'avaient abandonné, dit-elle. Je suis parvenue à le rassurer quant à son nouveau propriétaire et sa tristesse et sa peur se sont envolées aussitôt.»

Avant de communiquer par télépathie avec votre chien, il faut vous isoler dans un lieu calme, vous détendre et faire le vide. Songez à lui et essayez de le rejoindre en pensée. Il faut s'exercer à plusieurs reprises avant de réussir, mais cela est possible. Évidemment, si votre sixième sens vous dit que la peur de votre chien est incontrôlable, cherchez conseil auprès d'un vétérinaire!

pas le volume de l'appareil. Sinon, branchez un appareil qui émet un bruit régulier, p. ex. un ventilateur. Cela distraira l'animal qui ne s'impatientera pas dans l'attente du bruit de vos pas ou du ronflement du moteur de votre auto.

Les chiens détestent particulièrement les lundis, alors que leurs maîtres retournent au boulot. Ils ont reçu plein d'attention pendant le week-end, la maison était remplie, les jeux et les gâteries n'ont pas manqué. Soudain, la maison est vide, l'animal se retrouve seul et ne sait pas comment s'occuper. Faites-lui prendre de l'exercice avant votre départ, laissez-lui de la musique en fond sonore, ainsi qu'un jouet à mâchonner.

Certains chiens ne trouvent la sécurité que dans une cage ou une boîte. Ils s'y réfugient et s'y sentent en sécurité. Consultez un vétérinaire afin de voir s'il ne s'agirait pas d'une solution possible et voyez avec lui quel type de cage ferait l'affaire. Cependant, tous les chiens n'apprécient pas de se retrouver en cage. Habituez-y le vôtre peu à peu, pendant de courts instants et voyez sa réaction. S'il prend panique, il risque de se blesser. On ne met pas en cage un chien paniqué.

EXPERTS CONSULTÉS

Carol Lea Benjamin, dresseuse de chiens établie à New York et auteur de *Mother Knows Best: The Natural Way to Train Your Dog* et *Surviving Your Dog's Adolescence.*

Stanley Coren, Ph.D., professeur de psychologie à l'Université de la Colombie-Britannique à Vancouver, enseignant au Vancouver Dog Obedience Training Club et auteur de *The Intelligence of Dogs.*

Bob Gutierrez, coordinateur en comportement animalier à la Société de prévention de la cruauté envers les animaux de San Francisco.

Gary Landsberg, docteur en médecine vétérinaire, pratiquant à Thornhill en Ontario, spécialiste du comportement animalier.

Myrna Milani, docteur en médecine vétérinaire, pratiquant à Charlestown dans le New Hampshire, auteur de *The Body Language and Emotions of Cats* et de *The Body Language and Emotions of Dogs.*

Micky Niego, expert-conseil en comportement animalier, pratiquant à Airmont dans l'État de New York.

Karen Overall, docteur en médecine vétérinaire, conférencière spécialiste de la médecine comportementale au département d'études cliniques de l'University of Pennsylvania School of Veterinary Medicine à Philadelphie.

Jeri Ryan, Ph.D., thérapeute pratiquant à Oakland en Californie.

La mue

Quinze trucs pour une métamorphose

À l'approche de la belle saison, il n'y a pas que le pollen qui risque de se retrouver dans l'air ambiant. En effet, que votre chien soit un carlin à poil ras ou un colley à poil long, en période de mue, il pourra perdre jusqu'à des milliers de poils chaque jour qui se retrouvent dans l'air, bien sûr, mais aussi sur la moquette et les canapés.

Les animaux d'intérieur peuvent muer l'année durant, mais la véritable saison de la mue demeure le printemps, alors que nos amis perdent leur manteau d'hiver. Les chiens à poil long semblent muer davantage que leurs compères à poil court, mais ce n'est qu'une illusion, causée par la longueur des poils. Voici quelques trucs afin de faciliter cette période de transition.

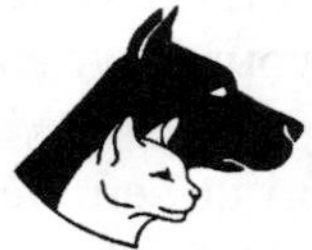

Pour chiens et chats

Vous ne brosserez jamais trop un animal qui mue. Toutes les brosses ne s'équivalent cependant pas. Il vous faut employer une brosse conçue expressément pour le type de pelage de votre animal. Ainsi, les soies d'une brosse pour chat doivent être plus souples que celle d'une brosse pour chien. Une brosse qui convient à un lévrier sera de peu d'utilité pour un malamute d'Alaska. Demandez conseil au commis de l'animalerie où vous vous fournissez. Vous devriez brosser votre animal en fonction de la quantité de poils qu'il perd, peut-être à raison d'une fois par jour, certainement au moins une fois par semaine.

Pour que le brossage soit utile, il faut procéder avec vigueur et pénétrer le pelage en profondeur. Trop souvent, on se contente d'un brossage superficiel, sans se rendre à la racine des poils, et cela n'apporte rien en période de mue.

Lorsque vous aurez brossé l'animal de la tête à la queue, refaites l'exercice en sens inverse et brossez contre le grain de la peau. Vous délogerez de la sorte les poils qui auraient échappé au premier brossage. Terminez la séance en brossant les poils dans le bon sens.

Le brossage du poil en sens inverse peut provoquer des étincelles d'électricité statique. La charge de statique s'accumulera dans le pelage et l'action de la brosse peut déclencher une étincelle qui effraiera l'animal. Afin de prévenir cet incident, employez une brosse antistatique.

Après avoir brossé à fond le pelage de l'animal, vous pourriez le passer au peigne afin de déloger les poils morts qui auraient échappé aux soies de la brosse. Voilà un excellent moyen de supprimer un problème à sa source.

On trouve en animaleries de petits râteaux à toiletter qui sont en réalité des peignes aux larges dents fixés au bout d'un manche. Ce type d'instrument est plus facile à manipuler et fournit un autre excellent moyen de lutter contre la mue.

Les étrilles en caoutchouc servant à brosser la robe des chevaux sont indiquées pour le toilettage des chiens et chats à poil long. Il faut toutefois passer l'étrille dans le sens du poil.

Tandis que vous serez à l'écurie, vous pourriez emprunter la lame dont se servent les maquignons lorsque muent les chevaux. Il s'agit d'une lame ondulée fixée à un manche; les résultats vous renverseront. Toutefois, si votre animal a le poil long, vous devriez vous exécutez à l'extérieur.

Si l'animal n'apprécie pas ce genre de manipulation et semble rebelle, vous pourriez enfiler des gants de toilettage, dotés de dents en plastique ou en caoutchouc, afin de le flatter dans le sens du poil. L'animal sera ravi et vous effectuerez le boulot sans qu'il n'y paraisse.

Vous pourriez lui donner un bain à l'eau tiède afin de relâcher quelque peu les poils avant la séance de brossage. Vous pourriez brosser l'animal pendant qu'il se trouve dans la baignoire ou par la suite, lorsque vous ferez sécher son poil. Si sa fourrure est particulièrement emmêlée, il vaut mieux la démêler à sec, avant de faire le shampooing. Sinon, le brossage n'en sera que plus ardu.

Quand consulter un vétérinaire?

Votre ami à fourrure a toujours mué quelque peu pendant la saison chaude, mais cette fois vous avez l'impression qu'il devient chauve. La peau commence à paraître sous son pelage. Que faire alors?

La mue est une chose, la calvitie en est une autre. Plusieurs affections peuvent causer la chute des poils, notamment la dermatophytose, les irritations cutanées et les déséquilibres hormonaux. Si la mue vous semble excessive, ne courez aucun risque et consultez un vétérinaire.

Vous pourriez employer occasionnellement un revitalisant, dont l'effet adoucissant facilitera votre tâche au moment du brossage, ou un conditionneur en aérosol entre les shampooings. Si le pelage est plus lisse, moins emmêlé, la séance de brossage sera plus agréable pour tous.

Votre animal muera davantage si vous surchauffez la maison et ce, même pendant l'hiver. Une hausse de la température ambiante peut provoquer une mue abondante; on conseille donc de diminuer le chauffage, de sorte que tous les occupants de la maison soient à l'aise. Il vaut mieux avoir moins chaud que trop. De plus, si l'animal dort près d'un calorifère, déplacez son panier vers un endroit frais.

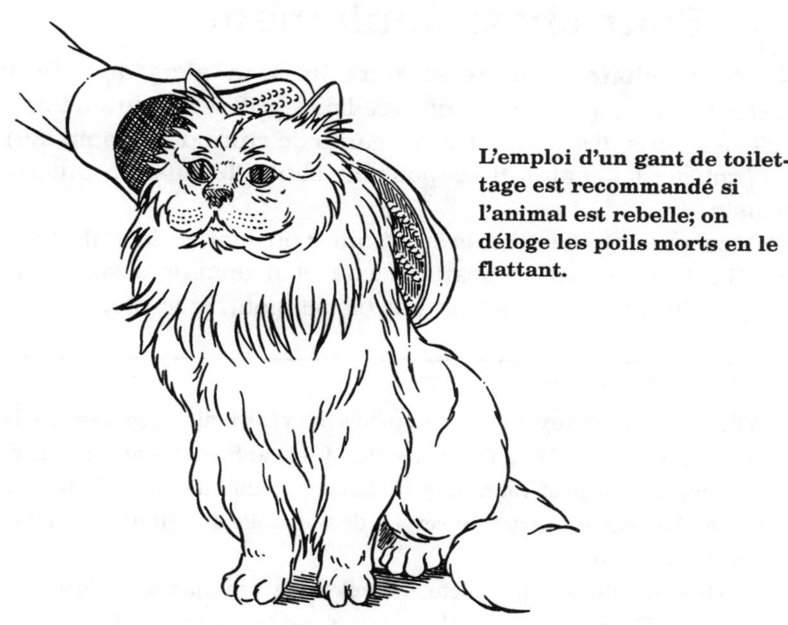

L'emploi d'un gant de toilettage est recommandé si l'animal est rebelle; on déloge les poils morts en le flattant.

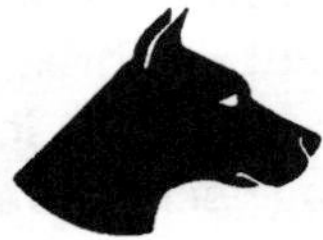

Pour chiens seulement

A l'approche de la saison chaude, lorsque votre chien à poil long se met à muer à profusion, une coupe de cheveux pourrait résoudre le problème. Il continuera sa mue, mais les poils courts causeront moins d'inconvénients aux autres occupants de la maison.

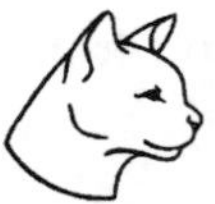

Pour chats seulement

Certains chats adorent se faire brosser, alors que d'autres détestent cela et le manifestent avec leurs griffes et leurs dents. En pareil cas, vous devriez enfiler des gants de cuir ou à crispin afin de vous protéger les mains et les poignets contre les manifestations de déplaisir.

Faites preuve de fermeté lorsque vous faites la toilette d'un chat. Saisissez-le par la peau du cou et il dominera son instinct sauvage. Un maître doit savoir parfois se montrer ferme.

EXPERTS CONSULTÉS

William D. Fortney, docteur en médecine vétérinaire, professeur adjoint de médecine animale au Department of Clinical Sciences au Kansas State University College of Veterinary Medicine à Manhattan dans le Kansas.

Renee Harris, directrice du service de toilettage au Mission Pet Hospital à San Francisco.

Shirlee Kalstone, spécialiste du toilettage pratiquant à New York et auteur de *The Complete Poodle Clipping and Grooming Book.*

Loretta Marchese, propriétaire de la Hal Wheeler's Grooming Academy à Cedar Groove dans le New Jersey.

Les problèmes de sinus

Sept manières de mieux respirer

Les chiens et les chats sont champions au chapitre de l'odorat. Leur museau sert à reconnaître leurs amis, à explorer un nouveau territoire et à flairer quiconque ne prend pas la poudre d'escampette. Dans leur bel enthousiasme, ils reniflent parfois des corps étrangers qui occasionnent ensuite une inflammation de la muqueuse ou une congestion nasale, qui entraîne à son tour une inflammation des sinus.

La sinusite est rarement grave et disparaît d'ordinaire comme elle est venue. Entre-temps, elle cause l'enchifrènement, l'écoulement nasal et parfois même le ronflement. Afin de soulager l'animal de ces désagréments, voici ce que recommandent les experts.

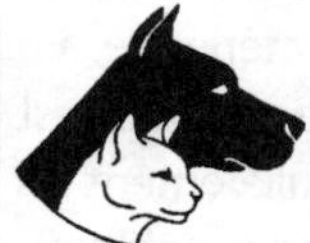

Pour chiens et chats

Servez-lui un repas chaud, cela fera davantage que titiller ses papilles gustatives: cela contribuera à désobstruer ses sinus congestionnés et l'aidera à mieux respirer. Il suffit d'ajouter un peu d'eau tiède à ses croquettes et de remuer pour que se forme un bouillon fumant. Sinon, vous pourriez mettre à chauffer sa nourriture habituelle dans un four à micro-ondes pendant une minute ou deux. Prenez garde cependant à ce qu'il ne se brûle pas les babines!

Un animal atteint d'une sinusite a généralement peu d'appétit, mais il doit continuer de bien s'alimenter pour que son système immunitaire soit en mesure de combattre l'inflammation. Dans ce cas, tentez-le en lui proposant son mets préféré. Le thon emporte l'adhésion des chats, tandis que le foie cuit récolte la palme chez les chiens.

La sinusite provoque l'accumulation de grandes quantités de mucus autour des narines, ce qui incommode l'animal et gêne sa respiration. Épongez-lui le visage à l'aide d'un gant de ratine imprégné d'eau tiède afin de déloger ces sécrétions avant qu'elles ne causent plus d'ennui.

Si son museau est irrité ou endolori, faites preuve de délicatesse. Mouchez-le avec des essuie-tout pour bébé contenant un hydratant tel que l'aloès.

Vous soulagerez ses membranes muqueuses et décongestionnerez ses sinus en augmentant l'indice d'humidité de l'air ambiant. Prenez l'animal avec vous dans la salle de bains pendant que vous êtes sous la douche. Un bain de vapeur lui fera grand bien.

Branchez le vaporisateur. Vous augmenterez ainsi l'indice d'humidité dans la pièce. Ajoutez un peu de menthol à l'eau chauffée; il exerce un effet apaisant sur les tissus délicats et contribue à dégager les sinus. Un humidificateur à eau froide favorisera l'hydratation des muqueuses et la respiration de l'animal.

Vous pourriez soulager l'irritation et chasser les sécrétions peu consistantes en lui administrant des gouttes nasales salines et stériles. Inclinez sa tête vers l'arrière et versez alors quelques gouttes dans chaque narine.

Quand consulter un vétérinaire?

Un problème de sinus peut n'être causé par rien d'autre qu'une semence de gazon reniflée de travers, mais il révèle parfois une infection bactérienne. En fait, un écoulement nasal peut être un signe de cancer. Si votre animal est fiévreux, s'il sécrète un mucus incolore et épais, s'il semble particulièrement las ou léthargique, téléphonez à un vétérinaire. Il prescrira peut-être des antibiotiques afin de maîtriser l'infection.

EXPERTS CONSULTÉS

Susan M. Cotter, docteur en médecine vétérinaire, professeur de médecine et directrice de la section de médecine animale à la Tufts University School of Veterinary Medicine à North Grafton dans le Massachusetts.

Jim Humphries, docteur en médecine vétérinaire, pratiquant à Dallas et auteur de *Dr. Jim's Animal Clinic for Cats* et *Dr. Jim's Animal Clinic for Dogs.*

James Richards, docteur en médecine vétérinaire, adjoint au directeur du Feline Health Center au Cornell University College of Veterinary Medicine à Ithaca dans l'État de New York.

Carin Smith, docteur en médecine vétérinaire, pratiquant à Leavenworth dans l'État de Washington, auteur de: *101 Training Tips for Your Cat.*

H. Ellen Whiteley, docteur en médecine vétérinaire, pratiquant à Guadalupita dans le Nouveau-Mexique, auteur de *Understanding and Training Your Cat or Kitten.*

Le parfum d'une mouffette

Sept conseils pour arrosé malheureux

Votre animal a toujours eu beaucoup de présence, mais jamais elle ne l'a précédé d'aussi loin. Désormais, il dégage une odeur nauséabonde à un km à la ronde. Il a rencontré une bête puante!

Peu d'odeurs sont aussi fortes et nauséabondes que celle que projettent les mouffettes et les putois. Imaginez comment se sent le pauvre animal qui en est aspergé! Voici quelques conseils afin qu'il se sente mieux.

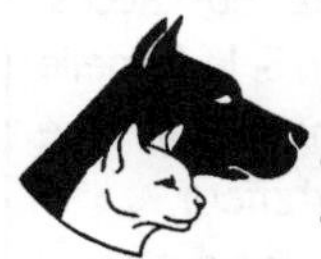

Pour chiens et chats

Examinez d'abord ses yeux. Le liquide sécrété par les glandes annales d'une mouffette est irritant et les yeux d'un animal qui en a été atteint peuvent être rougis ou suintants. Il ne risque pas de devenir aveugle, mais il éprouve tout de même une forte sensation de brûlure. Rincez-lui les yeux à l'aide d'une solution ophtalmique telle que vous en utilisez en respectant le mode d'emploi.

Donnez-lui son bain, à l'extérieur de préférence si le temps le permet. Sinon, l'odeur persistera dans la maison pendant des semaines. Portez des gants de latex ou de caoutchouc afin de protéger vos mains et frictionnez vigoureusement l'animal en le shampouinant. Rincez-le à l'eau courante et refaites un autre shampooing.

Nul ne sait pourquoi, mais il semble que le jus de tomate soit efficace pour enrayer cette odeur persistante. Versez-en abondamment sur l'animal après l'avoir lavé et asséché à la serviette. Laissez agir pendant 10 à 20 minutes, le plus longtemps possible. Rincez-le de nouveau et faites-lui un autre shampooing. S'il dégage encore une mauvaise odeur, recommencez la douche au jus de tomate et le shampooing, tant et aussi longtemps que l'odeur n'aura pas disparu.

Une mise en garde: si le pelage est blanc, le jus de tomate le colorera de façon temporaire et l'animal pourrait être rose ou orangé pendant quelque temps.

Les mouffettes envahissent les villes!

Les mouffettes se retrouvent partout à présent et leur odeur est de plus en plus répandue dans les zones urbaines. Lorsqu'elles sont déplacées en raison de la construction domiciliaire qui bat son plein dans la campagne et les banlieues, elles plient bagage et migrent en d'autres lieux. La vie à la ville leur sied parfaitement.

Si vous en avez aperçues quelques-unes dans votre voisinage, vous pouvez les décourager de signer un bail à long terme en suivant quelques conseils fort simples.

En premier lieu, étant donné qu'elles apprécient les endroits ombragés et frais, nettoyez tous les tas de bois ou de briques qui pourraient joncher votre terrain. Assurez-vous qu'il ne se trouve aucun interstice sous la galerie ou la maison par lequel elles pourraient entrer. Si des bêtes ont pris possession des lieux, attendez le soir venu qu'elles soient sorties, puis bloquez leur accès. Assurez-vous cependant qu'aucun petit n'est demeuré à l'intérieur. Si la femelle a eu des petits, vous devrez peut-être attendre l'automne ou l'hiver, alors que les rejetons seront suffisamment âgés pour suivre leur mère à l'extérieur.

Les mouffettes sont attirées par la nourriture; si la bouffe de votre animal se trouve au-dehors, rentrez sa gamelle pour la nuit. Les mouffettes sont friandes de nourriture pour chat et pour chien.

Assurez-vous également que vos poubelles ferment hermétiquement. Une poubelle ouverte est une invitation lancée à une mouffette.

Donnez-lui une douche médicamenteuse vendue sans ordonnance (de marque «Massengill»). Les professionnels du toilettage l'emploient depuis longtemps pour laver les animaux atteints. Ce produit fait des miracles, nous dit-on. On recommande d'allonger 50 ml de Massengil dans quatre litres d'eau afin de rincer le pelage des animaux de petite et de moyenne tailles, et de doubler les quantités pour les animaux de grande taille. Versez la solution sur le pelage, laissez agir pendant 15 minutes, et rincez à l'eau courante. Ensuite, faites un shampooing et rincez à nouveau.

Vous pourriez également soulager un animal nauséabond à l'aide d'une solution de vanille. Allongez 250 ml d'extrait de vanille dans 4 litres d'eau. Laissez agir pendant dix minutes, puis faites un shampooing et rincez à l'eau courante.

Un chimiste recommande de fabriquer une solution composée de 125 ml de bicarbonate de soude, d'une cuillerée à thé de détergent à vaisselle et d'un litre d'eau oxygénée, avec laquelle vous enduirez bien le pelage de l'animal pour ensuite le rincer.

Une formule similaire, exempte de détergent à vaisselle, est employée en laboratoire afin de dissiper l'odeur de l'acide sulfhydrique. Elle peut également servir à désodoriser l'animal.

Vous trouverez dans les animaleries des tas de produits désodorisants sous forme d'aérosol ou de solution de rinçage. Ils sont en général efficaces et faciles à employer, puisqu'ils sont prêts à l'utilisation.

EXPERTS CONSULTÉS

Lynda Bond, docteur en médecine vétérinaire, pratiquant à Cape Elizabeth dans le Maine.

Hazel Christiansen, spécialiste du toilettage et propriétaire du salon Blue Ribbon Pet Grooming à Lewiston dans l'Idaho, présidente de l'American Grooming Shop Association.

Veronicka Kiklevich, docteur en médecine vétérinaire, instructeur et chef de la division de la médecine communautaire au Washington State University College of Veterinary Medicine à Pullman.

Tracey McLaurin, éleveuse de chiens et spécialiste du toilettage, établie à Winchester en Virgine.

Jan White, docteur en médecine vétérinaire, directeur administratif de l'International Wildlife Rehabilitation Council à Suisun en Californie, assistant de recherche pour le compte du Wildlife Health Center de l'University of California, Davis, School of Veterinary Medicine.

L'insomnie

Dix trucs pour fermer l'oeil

Le tic-tac du réveille-matin empêche votre chien de dormir; votre chat s'active inlassablement toute la nuit. Si les occupants de la maison ne s'empressent pas de trouver le sommeil, vous — qui devez vous lever au petit matin pour aller au bureau — ferez une crise de nerfs.

Les carences de sommeil sont rares chez nos compagnons à fourrure. Les chiens dorment ou somnolent plus de la moitié du jour, tandis que les chats dorment au moins 18 heures pendant une journée. Bien que le sommeil soit généralement une de leurs caractéristiques prépondérantes, il arrive parfois que nos amis souffrent d'insomnie. Si l'agitation nocturne d'un animal vous tient éveillé, voici quelques trucs pour l'envoyer dans les bras de Morphée.

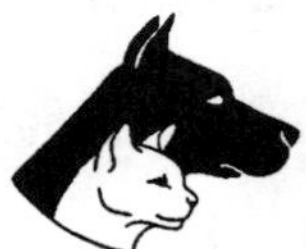

Pour chiens et chats

Préparez-lui un lit confortable. Aimeriez-vous dormir sur le parquet chaque nuit? Si vous avez déjà fait du camping ou qu'il vous est arrivé de dormir à la dure sur le sol, vous savez combien il est difficile de fermer l'oeil quand on est dans une position inconfortable. Votre animal doit avoir un endroit bien à lui où dormir, p. ex. un panier ou une niche, ou encore un oreiller ou une couverture.

Prévoyez des pauses-pipi. Les jeunes animaux et les plus âgés peuvent avoir du mal à passer la nuit sans se soulager; soyez-en conscient. Faites sortir le chien chaque soir avant le coucher et assurez-vous que la litière du chat soit accessible en tout temps.

Les animaux agités pendant la nuit devraient prendre plus d'exercice durant le jour. Si vous lui donnez suffisamment d'exercice, il s'endormira sans demander son reste à la nuit tombée.

Les animaux âgés souffrent parfois d'arthrite qui les tient éveillés. Faites en sorte de soulager la douleur et le sommeil viendra. Vous pourriez masser la région endolorie afin de détendre l'animal; sans compter qu'un massage activera la circulation sanguine de la région concernée, ce qui soulagera la douleur et activera la guérison.

Quand consulter un vétérinaire?

S'il n'y a pas lieu de se préoccuper de légers accès d'insomnie, il faut s'inquiéter lorsque l'animal parvient rarement à dormir et consulter alors un vétérinaire.

Ainsi, un chien obèse peut souffrir d'apnées du sommeil, c.-à-d. d'une suspension plus ou moins prolongée de la respiration. Il recevra alors des médicaments favorisant sa respiration et devra faire un régime amaigrissant afin de retrouver un poids normal.

Un animal peut également souffrir d'un trouble du sommeil que l'on désigne du nom de «narcolepsie». Il s'agit d'un trouble neurologique qui provoque des accès spontanés de sommeil, alors que l'on s'y attend le moins. Ainsi, l'animal peut tomber endormi en mangeant!

Il n'existe aucun remède à la narcolepsie, mais une médication appropriée peut en contrôler partiellement les symptômes.

Vous pourriez administrer à l'animal un analgésique en vente libre qui soulagerait ses douleurs articulaires et l'aiderait à trouver le sommeil. On recommande habituellement de donner le quart d'un comprimé de 325 mg d'aspirine glacée par tranche de cinq kg. Ne donnez aucun médicament vendu sans ordonnance à un chat sans d'abord consulter un vétérinaire, car un remède sans danger pour un chien peut être nocif pour un chat.

Certains animaux sont simplement noctambules et, peu importe les moyens déployés pour les faire dormir, ils se promèneront et s'activeront la nuit venue. Dans ce cas, donnez-lui un tas de jouets et confinez-le dans une pièce en particulier, de préférence une qui soit éloignée de votre chambre, de sorte que vous puissiez fermer l'oeil.

D'autres animaux sont des lève-tôt. Ils s'imaginent que vous serez frais et dispos au même moment qu'eux. Afin de décourager leurs ardeurs matinales, armez-vous d'un sèche-cheveux au moment de vous coucher. Dès que l'animal saute sur le lit le matin venu, déclenchez la gâchette; cela l'effraiera un peu sans lui faire de mal et le découragera probablement de récidiver.

Certains animaux éprouvent du ressentiment lorsque de nouveaux amis de leurs maîtres passent la nuit à la maison, ce qui peut les empêcher de dormir. L'animal peut être mal à l'aise devant une présence inconnue, jusqu'à faire de l'insomnie. On conseille

Rêves animés

Il est normal qu'un chien ou un chat remue les pattes pendant son sommeil; c'est probablement qu'il fait un rêve stimulant, p. ex. il se voit en train de pourchasser un lièvre ou de nager.

Il arrive parfois qu'un animal remue tant durant son sommeil qu'il se précipite de part en part de la chambre. Il est quelque peu déconcertant de voir un chat se propulser sur une longueur de deux mètres alors qu'il dort!

Les vétérinaires parlent alors de période des mouvements oculaires sans dystonie, c.-à-d. que l'animal subit une tension musculaire inhabituelle pendant un cycle de sommeil profond. Rarement voit-on un chien ou un chat se blesser durant son sommeil, mais votre vétérinaire pourrait lui prescrire un tranquillisant afin qu'il dorme calmement. Il est également préférable de ne pas lui permettre de dormir en hauteur, p. ex. dans votre lit.

dans ce cas de nourrir tour à tour l'animal et de jouer avec lui, de sorte qu'il se familiarise avec le nouveau venu. Il en sera heureux, sécurisé, et tous pourront fermer l'oeil!

D'autres animaux ont du mal à dormir en raison d'un sentiment d'anxiété nocturne provoqué par une peur quelconque, notamment celle de l'obscurité. Allumez une veilleuse pour le rassurer; il sera plus détendu s'il est en mesure de voir autour de lui.

Vous pourriez également mettre la radio ou laisser défiler une cassette de musique douce.

EXPERTS CONSULTÉS

Raymond Deiter, docteur en médecine vétérinaire et acupuncteur, pratiquant à Sausalito en Californie.

William D. Fortney, docteur en médecine vétérinaire, professeur adjoint de médecine animale au Department of Clinical Sciences au Kansas State University College of Veterinary Medicine à Manhattan dans le Kansas.

Edgar A. Lucas, Ph.D., directeur du All Saints Episcopal Hospital and Sleep Disorders Center à Forth Worth dans le Texas.

Adrian Morrison, docteur en médecine vétérinaire, Ph.D., professeur de neuro-science comportementale au laboratoire d'étude sur le cerveau pendant le sommeil à l'University of Pennsylvania School of Veterinary Medicine à Philadelphie.

Dennis O'Brien, docteur en médecine vétérinaire, Ph.D., professeur associé de neurologie à l'University of Missouri College of Veterinary Medicine à Columbia.
Karen Overall, docteur en médecine vétérinaire, conférencière spécialiste de la médecine comportementale au département d'études cliniques de l'University of Pennsylvania School of Veterinary Medicine à Philadelphie.
Barbara Simpson, docteur en médecine vétérinaire, Ph.D., spécialiste du comportement animalier et professeur adjoint au North Carolina State University College of Veterinary Medicine à Raleigh.

Les pistes dans la maison

Douze trucs pour que cesse la démarcation du territoire

Votre chat, d'ordinaire d'une propreté méticuleuse, a-t-il commencé à répandre ses pistes dans la maison, en dépit d'une litière pourtant bien entretenue? Contrairement à ce que l'on pourrait croire, cette vilaine habitude n'a rien à voir avec l'envie d'uriner. Il s'agit d'un moyen de démarquer son territoire et de couvrir les odeurs d'autres chats. Ainsi, un chat se rassure et s'approprie ce sur quoi il a laissé ses pistes.

Ce comportement causerait peu d'ennuis, si le chat se contentait de s'approprier un arbre planté dans le jardin. Hélas! dans la plupart des cas, il prend possession des rideaux du living et des pattes du canapé.

Certaines chattes délimitent ainsi leur espace, mais il s'agit plutôt d'un comportement mâle, auquel il est très difficile de mettre un terme, dès lors qu'un chat s'y est exercé. Voici quelques conseils qui vous seront utiles afin de limiter les dégâts.

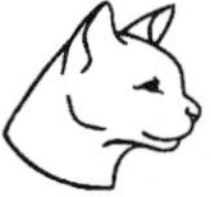

Pour chats seulement

Il est parfaitement inutile de punir un chat qui laisse des traces, quand bien même on le prendrait sur le fait. Il s'agit d'un comportement inné auquel nul châtiment ne peut mettre un terme.

Le seul moyen de contrôler cette habitude consiste à en découvrir la cause. Si votre chat observait à la fenêtre avant de répandre ses pistes, il y a sûrement vu un compère. D'autres animaux se trouvaient-ils dans la même pièce que lui? Receviez-vous des visiteurs? Il a peut-être flairé l'odeur d'un autre chat aux vêtements des gens qui vous rendaient visite.

Souvent, un chat répand ses pistes à l'intérieur après qu'il ait aperçu un autre chat au-dehors. Si vous ne pouvez interdire l'accès de votre terrain aux autres chats, interdisez l'accès aux rebords de fenêtres au vôtre; ainsi il ne verra ni ne flairera les intrus. Pour ce faire, vous pourriez éloigner les commodes, les bureaux et les fauteuils qui se trouvent à proximité des fenêtres. De lourdes tentures l'empêcheront de voir au-dehors. Vous pourriez même couvrir de papier givré la partie inférieure des portes et des fenêtres.

Les chats laissent souvent leurs pistes à travers la maison parce qu'ils rivalisent avec les autres pensionnaires à quatre pattes. Vous pourriez assigner à chacun une pièce ou un étage qui lui soit réservé, et ainsi éviter ce problème.

Les chats qui s'entendent bien sont moins susceptibles de répandre leurs pistes dans la maison que les autres. Vous auriez donc intérêt à favoriser la bonne entente entre eux. Pour ce faire, prévoyez des séances quotidiennes de jeux interactifs lors desquelles vous vous amuserez tous ensemble. Toute activité rassembleuse, qui favorise l'amitié, atténuera les tensions nées de la rivalité.

Souvent les chats se lèchent l'un l'autre pour faire leur toilette réciproque, ce qui a l'heur de dissiper les mauvais sentiments. Une fois la semaine, frottez vos chats à l'aide d'un chiffon humide; chacun fera sa toilette, puis ils pourraient se lécher les uns les autres. Ils seront dès lors moins agressifs et, par conséquent, moins susceptibles de répandre leurs odeurs dans la maison.

Si vous prêtez plus d'attention à l'un, vous susciterez la convoitise et la jalousie de l'autre. On conseille de ne pas accorder trop d'attention à ses chats de façon individuelle, mais de les caresser lorsqu'ils se trouvent réunis. Cela favorisera leurs interactions et atténuera leur rivalité.

Les chats qui dorment à proximité l'un de l'autre finissent par bien s'entendre, ce qui met fin à l'agressivité et à la rivalité. On recommande de mettre un panier à la disposition de chacun dans un endroit confortable, p. ex. près d'une fenêtre ensoleillée. Plus ils passeront de temps ensemble, mieux ils s'entendront.

Quand consulter un vétérinaire?

La plupart des chats répandent leurs pistes afin de délimiter leur territoire ou pour signifier qu'un changement récent provoque leur déplaisir. Cependant, cela dénote parfois un problème d'ordre physique, tel que le diabète, l'obstruction de l'urètre ou une infection des voies urinaires.

Si votre chat commence soudain à répandre de l'urine ici et là, s'il a du mal à uriner ou s'il urine plus souvent qu'avant, ne courez aucun risque et téléphonez sans tarder à un vétérinaire.

Si votre chat laisse toujours ses traces au même endroit, vous pourriez y pulvériser un répulsif qui découragera cette habitude. On conseille en général un répulsif à l'odeur de pommes sures ou de la naphtaline, dont l'odeur le fera fuir. Un répulsif protégera la surface imprégnée, mais ne mettra pas fin à l'arrosage. L'animal changera d'endroit, voilà tout!

Si vous avez emménagé récemment et que votre chat a soudain pris cette habitude, il flaire peut-être les traces d'un autre chat. Il faut alors shampouiner la moquette à l'aide d'un nettoyant composé d'enzymes et de bactéries que l'on trouve dans les animaleries. Les enzymes dissoudront les cristaux d'urine, tandis que les bactéries absorberont les résidus.

Les chats laissent parfois leurs pistes en réaction au changement. Tenez-vous-en à un horaire régulier afin d'éviter le problème avant même qu'il se manifeste. Ne déplacez pas son panier et sa litière, nourrissez-le toujours au même endroit et à la même heure, ne dérogez pas à la routine.

Quatre-vingt-dix p. cent des mâles castrés cessent de marquer leur territoire. Chez les femelles stérilisées, ce pourcentage atteint la barre des 95, ce qui représente un excellent taux de réussite. On conseille de stériliser les chatons à l'âge de six mois.

EXPERTS CONSULTÉS

Peter Borchelt, Ph.D., expert en comportement animalier, propriétaire de l'Animal Behavior Consultants à New York.

Gary Landsberg, docteur en médecine vétérinaire, pratiquant à Thornhill en Ontario, spécialiste du comportement animalier.

Robert J. Watson, docteur en médecine vétérinaire, pratiquant à Toronto.

Les coups de soleil

Treize conseils rafraîchissants

Nos amis adorent le soleil! Ils s'amusent, creusent le sol et s'endorment sous la douce chaleur de ses rayons. Et lorsqu'ils s'y exposent trop longtemps, ils ont des coups de soleil qui leur brûlent la pointe des oreilles, le pont du nez ou le ventre, là où la peau est la plus délicate et le pelage le plus épars.

Un coup de soleil est douloureux et le cancer de la peau reste l'un des dangers associés à une surexposition. Les animaux les plus susceptibles de brûler au soleil sont ceux dont le pelage est blanc ou pâle, et dont la fourrure est clairsemée. De plus, les animaux qui vivent en haute altitude, p. ex. dans les Rocheuses ou les Alpes, sont plus à risque que ceux qui vivent plus près du niveau de la mer. Voici les recommandations des experts afin d'apaiser la morsure du soleil et de mieux protéger, à l'avenir, votre animal.

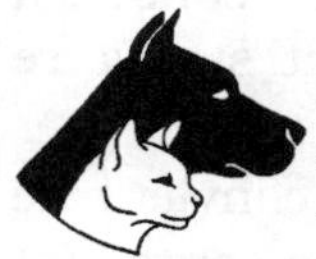

Pour chiens et chats

Afin d'apaiser la douleur occasionnée par un coup de soleil, aspergez d'eau fraîche la région atteinte à toutes les demi-heures. Les chiens apprécient généralement la fraîcheur de l'eau; les chats, par contre, détestent qu'on leur humecte le visage et ne resteront pas impassibles pendant toute la durée du traitement. Afin de calmer votre chat, posez une main en cornet devant son visage pendant la pulvérisation.

Soulagez la douleur en appliquant une compresse d'eau froide sur la peau brûlée. Prenez un linge à vaisselle que vous passerez à l'eau froide, essorez-le et drapez-le sur la région brûlée. Maintenez-le pendant quelques minutes et rafraîchissez-le, le cas échéant.

Vous apaiserez l'irritation de l'animal en le faisant tremper dans une solution d'eau fraîche à laquelle vous aurez ajouté des flocons d'avoine colloïdale (de marque «Aveeno»).

Également, vous pourriez badigeonner la région brûlée à l'aide d'une solution à base d'hamamélis, dont l'évaporation immédiate procure une sensation de fraîcheur. Aspergez votre animal d'huile d'hamamélis, à raison de trois ou quatre fois par jour.

Quand consulter un vétérinaire?

Un coup de soleil cause rarement autre chose qu'un léger malaise. Par contre, une forte insolation peut faire apparaître des cloques et des ampoules, voire une infection cutanée. Si vous constatez des lésions cutanées après une longue exposition au soleil, courez chez le vétérinaire.

Les dangers découlant d'une insolation peuvent s'inscrire à long terme, d'autant que des expositions répétées peuvent contribuer au cancer de la peau, en particulier chez les animaux au pelage blanc, et notamment les chats, qui sont particulièrement susceptibles de développer des carcinomes à la pointe des oreilles. Par suite d'un coup de soleil, ne courez aucun risque: consultez un vétérinaire!

On trouve plusieurs aérosols en vente libre qui engourdissent la douleur, tels que «Solarcaine» et «Lanacane». Ces produits, qui contiennent des anesthésiants, sont sans danger pour les chiens, mais il faut en user prudemment avec les chats: ils peuvent leur engourdir la langue par suite du léchage. Demandez conseil à votre vétérinaire avant d'employer ce type de produit sur votre chat.

La peau brûlée par le soleil est desséchée et il convient de l'hydrater le plus vite possible. Pour ce faire, les crèmes contenant de l'huile de noix de coco et de jojoba, de même que la vaseline, sont efficaces. Appliquez une mince couche de crème hydratante sur la région brûlée deux ou trois fois par jour.

Si tous les hydratants font l'affaire, le gel d'aloès cicatrise la peau plus rapidement que les autres. Il suffit de rompre une feuille de ce plant pour en récolter la sève ou de l'acheter en tube à la pharmacie.

Si votre animal passe de longues heures au soleil, vous devriez l'enduire d'un filtre solaire, du moins là où sa peau est la plus sensible. Employez un filtre dont le FPS est de 15 ou plus. Plus le FPS est élevé, meilleure sera la protection.

Il est conseillé de nourrir l'animal immédiatement après l'avoir enduit de filtre solaire, pour éviter qu'il ne se lèche. Plusieurs sortes de filtre solaire sont disponibles dans les animaleries. Ceux qui nous sont destinés font également l'affaire mais, étant donné que les animaux sont susceptibles de se lécher par la suite, évitez ceux qui contiennent du PABA et de l'oxyde de zinc, car leur ingestion peut être dangereuse.

Couvrez-lui la tête. Il existe des casquettes destinées aux animaux pour les protéger des rayons du soleil. Elles doivent projeter de l'ombre sur les oreilles et le pont du nez. On trouve également en animaleries des muselières qui protègent du soleil.

Si votre animal passe ses journées à s'ébrouer au soleil, vous pourriez lui mettre un t-shirt afin de le protéger. Rien de plus facile: vous lui passez la tête par l'encolure et les pattes de devant par les emmanchures!

Si votre animal est attiré par les chauds rayons même quand il se trouve dans la maison, tirez les rideaux ou baissez les stores, en particulier s'il s'agit d'un chat qui n'aime rien mieux que se prélasser au soleil.

Le meilleur moyen de prévenir une insolation est de faire en sorte que l'animal ne se trouve pas à l'extérieur entre 9 h et 15 h.

Assurez-vous qu'il dispose toujours d'une retraite à l'ombre et confinez-le dans un enclos ombragé lorsque le soleil est à son zénith.

EXPERTS CONSULTÉS

Lowell Ackermann, Ph.D., docteur en médecine vétérinaire, dermatologue, pratiquant à Scottsdale en Arizona, auteur de *Skin and Haircoat Problems in Dogs.*

Ken Lawrence, docteur en médecine vétérinaire, pratiquant à Sherman au Texas.

Steven A. Melman, docteur en médecine vétérinaire, pratiquant à Palm Springs en Californie et à Potomac dans le Maryland, auteur de *Skin Diseases of Dogs and Cats.*

Carin Smith, docteur en médecine vétérinaire, pratiquant à Leavenworth dans l'État de Washington, auteur de: *101 Training Tips for Your Cat.*

La queue

Huit fins heureuses

La queue d'un animal traduit son état, ses humeurs. Cependant, cet élément expressif de l'anatomie se retrouve parfois là où il ne devrait pas; p. ex. dans la gueule de l'intéressé ou sur un vase de prix. On peut y voir apparaître des rougeurs, des plaies, de l'infection. Voici les recommandations des experts afin qu'il cesse de tirer le diable par la queue.

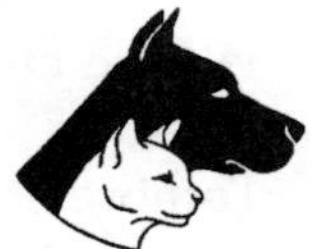

Pour chiens et chats

Les morsures de puces sont la principale raison pour laquelle les animaux se mordillent aux régions inférieures. Leur éradication met généralement fin au mordillement. Il faut alors employer un pesticide à base de pyréthrine, sous forme de poudre ou d'aérosol, qui détruira les puces existantes et leurs oeufs. Ce produit est vendu dans les animaleries et les cliniques vétérinaires. (Afin d'en savoir davantage, consultez la rubrique portant sur les puces, p. 201).

A la base de la queue d'un chien et d'un chat, se trouve une petite glande de forme oblongue qui sécrète parfois quantité de fluide qui rend alors la peau huileuse, endolorie, enflammée. Cet ennui est toutefois plus répandu chez les mâles.

Afin d'absorber les sécrétions et de permettre la cicatrisation de la queue, vous pourriez saupoudrer une fine couche d'amidon de maïs ou de maïzena. Patientez cinq minutes après avoir poudré la queue, puis passez un coup de peigne; répétez ce traitement à raison d'une ou deux fois la semaine, jusqu'à ce que les plaies guérissent.

Assurez-vous que la queue de l'animal soit propre. S'il elle a trempé dans la saleté, mouillez-la et faites-y mousser un shampooing pour animal. Rincez-la et refaites deux autres shampooings. Si votre animal est de petite taille, posez-le sur le rebord de l'évier empli d'eau et faites tremper sa queue; sinon, donnez-lui un shampooing dans la baignoire. (S'il s'agit d'un félin, consultez la rubrique «Comment donner un bain à votre chat» à la p. 202.)

Quand consulter un vétérinaire?

Au même titre que certains finissent par adopter un comportement compulsif, p. ex. se laver les mains 50 fois par jour, on voit des animaux qui n'en finissent plus de se mordiller la queue. Ils peuvent y mettre les dents à de nombreuses reprises au cours d'une même journée ou s'en préoccuper de manière ininterrompue. L'animal s'en prend parfois à sa queue de façon si vigoureuse qu'il peut aller jusqu'à se blesser.

Si votre animal court sans cesse après sa queue, vous devriez téléphoner à un vétérinaire. Il pourrait prescrire un tranquillisant ou un autre remède afin de réfréner ses ardeurs.

Si la queue est sensible, couverte de plaies ou de régions sans poils, il y a probablement infection. Dans ce cas, nettoyez-la rigoureusement à l'aide d'un shampooing antibactérien (p. ex. la marque «Betadine Solution»), plusieurs fois par semaine, afin d'apaiser l'irritation et de favoriser la cicatrisation.

L'obstruction des glandes cause de temps en temps l'apparition de points noirs et d'autres formes d'acné sur la queue. Il convient alors d'y appliquer un peu d'onguent à base de peroxyde de benzoyle (de marque «Oxy 2,5»). N'employez aucun onguent dont le degré excède les cinq p. cent; il y aurait risque d'irritation.

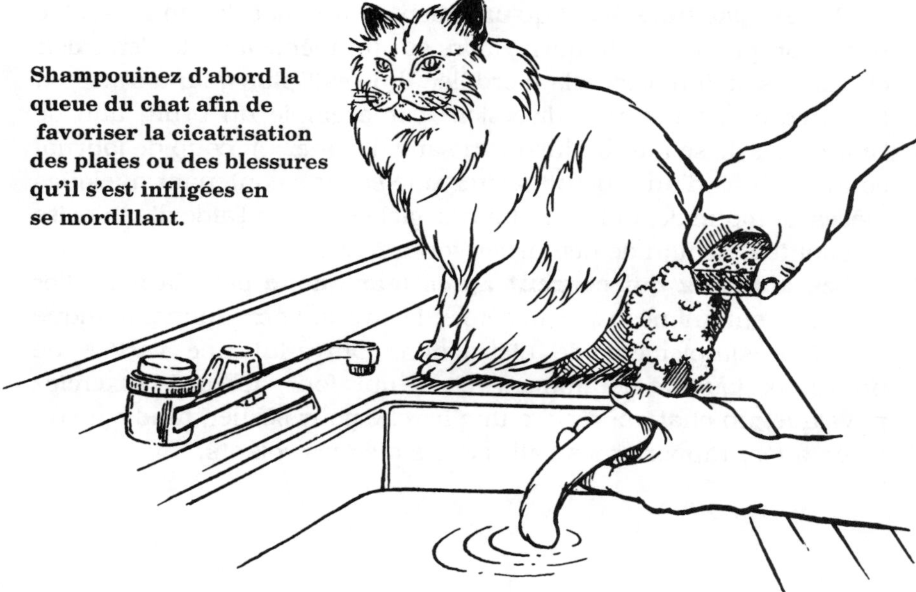

Shampouinez d'abord la queue du chat afin de favoriser la cicatrisation des plaies ou des blessures qu'il s'est infligées en se mordillant.

Les blessures à la queue

Les animaux s'expriment à l'aide de leur queue. Elle est bien droite lorsqu'ils sont de belle humeur, elle s'affaisse lorsqu'ils sont maussades. Elle peut même traduire l'impatience ou la nervosité, à la manière d'un tapotement du pied. Cet appendice se retrouve parfois en mauvaise posture, p. ex. sous la roue d'une automobile ou dans les rouages d'un fauteuil à bascule.

La queue est le prolongement de la colonne vertébrale et une rupture peut entraîner de graves conséquences. Il y a rupture lorsqu'une partie de la queue, lâche et molle, se met à pendouiller. Il peut s'y trouver de plus des éraflures, une enflure ou d'autres signes d'une blessure récente.

Si vous craignez que la queue de votre animal ne soit fracturée, téléphonez immédiatement à un vétérinaire. Certaines fractures se cicatrisent d'elles-mêmes, en particulier si elles sont situées près de l'extrémité, mais la plupart du temps la cassure est permanente. Un vétérinaire vous conseillera peut-être de la faire écourter afin de prévenir d'autres blessures. Il s'agit d'une intervention fort simple, que l'animal a vite fait d'oublier.

Vous pourriez également employer un onguent anti-inflammatoire contenant de l'hydrocortisone, qui apaisera la démangeaison, de sorte que l'animal cessera de se mordiller la queue. Une mince couche d'onguent, à raison d'une ou deux fois par jour durant plusieurs jours, fera généralement l'affaire.

Il n'est pas inhabituel qu'un chien ou un chat devienne fasciné par sa propre queue. Il tourne alors sur lui-même afin de s'en saisir et dès lors qu'il réussit à la mordiller, il ne sait plus quand s'arrêter. Dans ce cas, faites une diversion, par exemple un bruit, afin de l'empêcher de se mordre jusqu'au sang. Donnez un coup de journal contre le bras d'un fauteuil, agitez une canette contenant quelques pièces de monnaie ou lancez-lui une giclée d'eau à l'aide d'une poire de caoutchouc afin de détourner son attention.

Les animaux qui courent après leur queue pour la mordiller sont souvent animés par l'anxiété et le stress. Votre animal manque peut-être simplement de distraction. Offrez-lui une variété de nouveaux jouets, notamment ceux qui font appel à l'exercice physique; un chat appréciera une perche pour pêcher, tandis qu'un chien adore rapporter les balles et les disques volants.

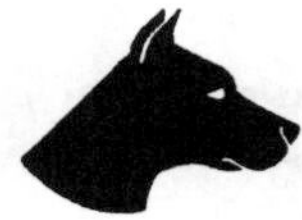

Pour chiens seulement

Un grand chien fort enthousiaste, d'un seul coup de queue, peut renverser vos jolis bibelots ou se blesser gravement, p. ex. s'il agite la queue dans les hélices d'un ventilateur. Vous ne contrôlez pas les mouvements de sa queue, mais vous pouvez mettre hors de sa portée les objets délicats et ceux qui présentent un risque de danger.

EXPERTS CONSULTÉS

Nicholas Dodman, professeur au département de chirurgie et directeur de la Behavior Clinic de la Tufts University School of Veterinary Medicine à North Grafton dans le Massachusetts.

Jim Humphries, docteur en médecine vétérinaire, pratiquant à Dallas et auteur de: *Dr. Jim's Animal Clinic for Cats* et *Dr. Jim's Animal Clinic for Dogs.*

Alan Parker, Ph.D., neurologue et directeur du personnel à la Small Animal Clinic de l'University of Illinois College of Veterinary Medicine à Urbana-Champaign.

James Richards, docteur en médecine vétérinaire, directeur adjoint du Feline Health Center au Cornell University College of Veterinary Medicine à Ithaca dans l'État de New York.

Carin Smith, docteur en médecine vétérinaire, pratiquant à Leavenworth dans l'État de Washington, auteur de: *101 Training Tips for Your Cat.*

H. Ellen Whiteley, docteur en médecine vétérinaire, pratiquant à Guadalupita dans le Nouveau-Mexique, auteur de *Understanding and Training Your Cat or Kitten.*

La percée des dents

Neuf conseils à ruminer

Votre avez adopté votre chiot il y a un mois à peine et déjà il a marqué votre coeur de manière indélébile. Malheureusement, il a également laissé sa marque sur vos livres de poche, vos chaussures et les pattes de la table de cuisine. La percée des dents survient habituellement entre l'âge de trois et six mois, alors que les dents de lait font place à la dentition adulte. Nul chiot n'y échappe, et même les chatons se prennent parfois à mordiller lorsque poussent leurs dents.

Le fait de mordiller quelque chose soulage la douleur et permet à la nouvelle dent de pénétrer plus à fond les gencives. Il ne s'agit pas d'une pratique à proscrire. Par contre, il n'est pas nécessaire d'y sacrifier vos chaussures neuves. Voici quelques conseils afin de faciliter, chez un jeune animal, cette période de transition.

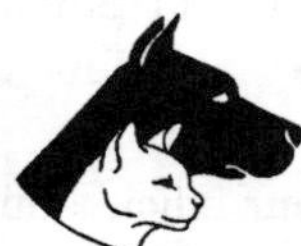

Pour chiens et chats

Éloignez la tentation! Ne laissez rien à sa portée qui puisse l'inciter à mordiller; ce serait courir après les ennuis. De même, vous devriez couvrir d'adhésif les fils électriques de tous les appareils de la maison afin qu'il ne puisse les ronger. Ne conservez aucun produit chimique là où l'animal peut les atteindre. Un jeune animal déterminé à mordiller peut déployer beaucoup d'astuce pour parvenir à ses fins.

Au même titre qu'un oiseau doit voler et qu'un poisson doit nager, un jeune animal doit ronger quelque chose pour que percent ses dents. Procurez-lui donc quelques jouets réservés à cet effet. Ainsi, il ne sera pas contraint de ronger ce qu'il ne doit pas. Vous trouverez en animaleries des centaines de jouets à mâchonner, mais n'en achetez pas trop! Il vaut mieux simplifier son choix afin que l'animal sache assurément ce qu'il peut mâchonner.

Faites en sorte que l'animal ronge les jouets prévus à cet effet en les rendant plus attirants. Un expert en comportement animalier conseille de les tremper dans du bouillon et de les enduire de beurre d'arachide. Vous pourriez également frotter ses jouets entre vos mains; l'animal aime votre odeur et sera plus tenté de mordiller quelque chose qui en est imprégné.

Lorsque vous apercevez votre jeune animal en train de mordiller ce qu'il ne doit pas, lancez-lui fermement: «Non!» Par la suite, remettez-lui un jouet et complimentez-le lorsqu'il se mettra à le ronger.

Il est inutile de réprimander un animal après coup. Si vous rentrez du travail pour découvrir vos gants en lambeaux, ne le semoncez pas, car il ne saurait pourquoi.

Les animaux qui reçoivent beaucoup d'attention sont moins susceptibles de ronger ce qu'il ne faut pas. L'exercice physique leur procure à la fois un sentiment de satisfaction et de fatigue, de sorte qu'ils songent moins à se limer les dents. Les chatons adorent jouer avec des rubans qui pendent au bout de longs bâtons, tandis que les chiots préfèrent jouer à la balle.

Pour soulager la douleur causée par l'éruption des dents, donnez-lui des glaçons ou de la glace concassée. Un animal qui perce ses dents est véritablement apaisé après avoir rongé des glaçons.

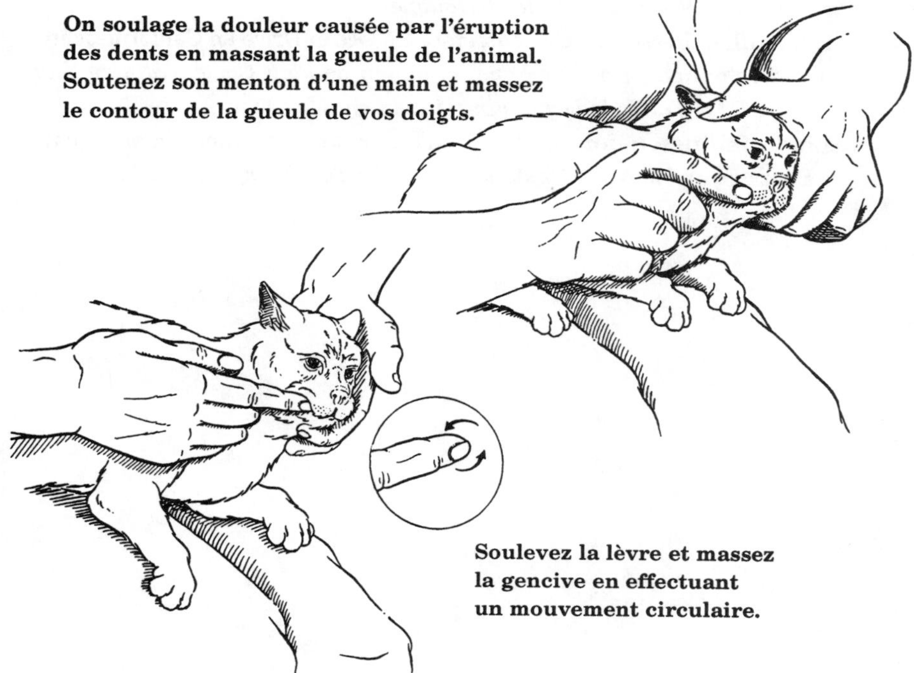

On soulage la douleur causée par l'éruption des dents en massant la gueule de l'animal. Soutenez son menton d'une main et massez le contour de la gueule de vos doigts.

Soulevez la lèvre et massez la gencive en effectuant un mouvement circulaire.

Vous pourriez également l'aider à soulager ses douleurs aux gencives en lui donnant un chiffon humide qu'il peut mâchonner. Nouez un linge à vaisselle, mouillez-le, essorez l'excédent d'eau et mettez-le à refroidir au congélateur. L'animal appréciera un chiffon congelé au contact duquel ses gencives douloureuses s'engourdiront.

Vous pourriez aussi lui masser la gueule et les gencives afin d'apaiser la douleur. Soutenez son menton d'une main et massez le contour de la gueule de vos doigts. Soulevez ensuite la lèvre et effectuez des mouvements circulaires du bout des doigts en exerçant une légère pression. Massez ainsi ses gencives inférieures et supérieures pendant quelques minutes et l'animal s'en trouvera soulagé.

EXPERTS CONSULTÉS

Debra L. Forthman, Ph.D., spécialiste du comportement animalier au Jardin zoologique d'Atlanta en Géorgie.

Bob Gutierrez, coordinateur en comportement animalier à la Société de prévention de la cruauté envers les animaux de San Francisco.

Steven Holmstrom, docteur en médecine vétérinaire, pratiquant à Belmont en Californie, président de l'American Veterinary Dental College et auteur de *Veterinary Dental Techniques.*

Liz Palika, dresseuse de chiens, établie à Ocean Drive en Californie, chroniqueuse au magazine *Dog Fancy* et auteur de *Fido, Come: Training Your Dog with Love and Understanding* et *Love on a Leash.*

Linda Tellington-Jones, experte en comportement animalier, pratiquant à Santa Fe au Nouveau-Mexique, auteur de: *The Tellington Touch.*

Les tiques

Onze moyens de les chasser

Elles se fraient un chemin dans la peau de tous ceux qu'elles croisent, en aspirent grande quantité de sang et restent enfouies presque toute leur vie dans la chair des mammifères. Elles peuvent atteindre 50 fois leur taille normale après une bonne transfusion sanguine. Elles sont responsables de la propagation de maladies contagieuses telles que la fièvre pourprée des montagnes Rocheuses et la maladie de Lyme.

Aussi, ne faut-il pas s'étonner de ce qu'elles donnent des sueurs froides aux vétérinaires. C'est qu'on ne leur connaît aucun avantage. Heureusement, il existe des moyens de les tenir à distance. Voici ce que recommandent les experts.

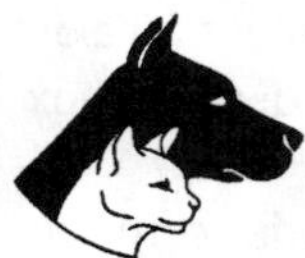

Pour chiens et chats

Les tiques aiment se rassembler à un ou deux mètres du sol, sur les feuillus en bordure des sentiers et des routes. Elles attendent alors patiemment que leur mets préféré — votre animal! — s'approche vers elles. Vous devriez donc tondre le gazon et tailler les hautes herbes, de sorte qu'ils ne soient pas plus hauts que vos chevilles. Ainsi, les tiques perdront leur point de vue et elles ne pourront plus se fixer aux feuillages.

Les tiques adultes parasitent généralement des proies de grande taille, mais leurs rejetons cherchent leur subsistance chez les souris, les mulots et les petits rôdeurs avant de s'en prendre aux animaux domestiques. Si votre jardin est inaccessible aux rôdeurs, les tiques n'y pénétreront pas.

Débarrassez votre arrière-cour des bâches et des monceaux de pierres qui la jonchent et assujettissez les couvercles de poubelles à l'aide d'un mécanisme à ressort. De plus, vous auriez avantage à entasser le petit bois et les bûches loin de la maison. Déplacez également les mangeoires pour les oiseaux, étant donné que les graines qui s'en échappent peuvent attirer les rôdeurs.

Vous pouvez mettre fin au cycle qui se perpétue des souris aux tiques grâce à un produit dont la marque commerciale est

Quand consulter un vétérinaire?

Votre chien a passé le week-end à courir par monts et par vaux, tandis que le chat chassait les mulots dans les herbes hautes. Mais depuis, les pauvres ne sont plus les mêmes. Ils n'ont plus d'appétit et semblent éprouver des douleurs articulaires. Peut-être ont-ils des lésions, la fièvre et la diarrhée? Ils peuvent également se trouver partiellement paralysés.

Téléphonez immédiatement à un vétérinaire. Les tiques peuvent transmettre un grand nombre de maladies reconnaissables à ces symptômes. Ainsi, une toxine présente dans les glandes salivaires d'une tique peut provoquer une forme rare mais dangereuse de paralysie, dite «paralysie par morsure de tique». L'animal atteint perdra progressivement des forces au train postérieur, peut-être même dans tous ses membres. Par contre, lorsque la tique sera éliminée, l'animal devrait se rétablir promptement.

Le vétérinaire s'assurera également que l'animal n'a pas contracté la maladie de Lyme, la fièvre pourprée des montagnes Rocheuses et l'ehrlichiosis. Bien qu'elles soient graves, ces maladies peuvent toutes être traitées à l'aide d'antibiotiques, avec succès, en particulier si les affections ont été décelées aux premiers stades.

Même si vous n'apercevez pas de tique sur l'animal, vous devriez communiquer avec un vétérinaire à l'apparition des premiers symptômes inquiétants. Elles sont minuscules et il ne faut donc pas confondre leur imperceptibilité et leur absence. A cet égard, on n'est jamais trop prudent.

«Damminix». Il s'agit de boules de coton ouaté imbibées d'insecticide que l'on dispose par endroits afin d'attirer les souris, qui s'en serviront pour faire leurs nids. L'insecticide élimine les puces et les tiques sans nuire aux souris. Ce produit est offert dans les catalogues de fournisseurs de produits agricoles.

Lorsque vous faites de la randonnée dans une région infestée par les tiques, n'ouvrez pas de nouveaux sentiers. Tenez-vous-en aux pistes existantes et assurez-vous que le chien vous suit de près. Ainsi, vous éviterez les herbes hautes et les sous-bois, où prolifèrent les tiques.

Avant d'emmener votre animal là où il risque d'y avoir des tiques, protégez-le à l'aide d'un insecticide contenant de la poudre de pyrèthre, une fleur apparentée aux chrysanthèmes. Les produits contenant du D-limonène, du linalol ou de la perméthrine sont également efficaces. Avant d'enduire d'insecticide votre ami félin,

Les tiques sont minuscules mais, lorsqu'elles se gorgent de sang, elles peuvent atteindre plusieurs fois leur taille normale.

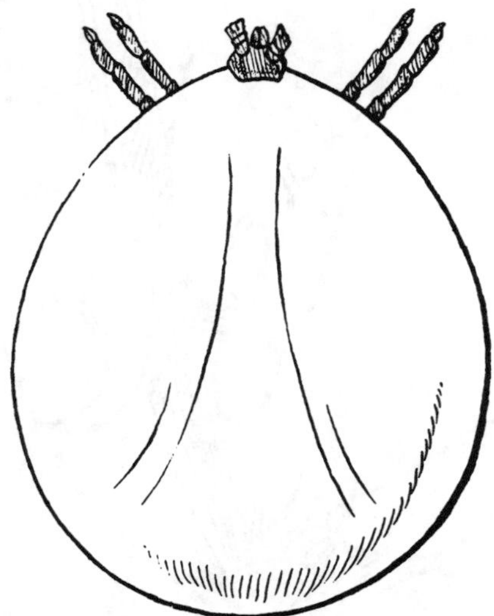

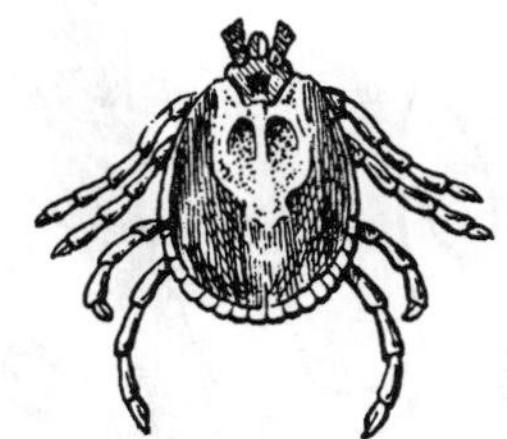

lisez attentivement la mise en garde paraissant sur le produit. Les insecticides sans danger pour les chiens peuvent s'avérer nocifs pour les chats.

Examinez soigneusement le pelage de l'animal au retour d'une randonnée en forêt. Alors que certaines espèces de tiques sont facilement décelables, d'autres ne sont pas plus grosses que le point à la fin de cette phrase. Il faut des yeux de lynx pour les repérer. De plus, les tiques apprécient les endroits chauds et humides; examinez donc attentivement les pattes et le pourtour des oreilles de l'animal.

Si vous décelez des tiques, enduisez légèrement le pelage de l'animal d'un insecticide en aérosol et passez-le au peigne fin. On trouve en animaleries des peignes à puces avec lesquels il est possible de retirer les bestioles qui ne se trouvent pas sous la peau.

Agissez sans tarder, si vous décelez une tique en train de mordre l'animal. Les risques de transmission de la maladie de Lyme sont fonction de la durée des morsures.

Ne jouez pas avec le feu! Oubliez les remèdes de bonne femme et le truc des allumettes ou de la cigarette. Vous ne viendrez pas à bout des tiques et vous risquez de brûler votre animal.

Le meilleur moyen de retirer les tiques consiste à les saisir une à une à l'aide d'une pince à épiler et à les désincruster. Ainsi, elles sortent au complet, de la tête aux pattes. Après avoir délogé une tique de la peau de l'animal, badigeonnez-la à l'aide d'une lotion

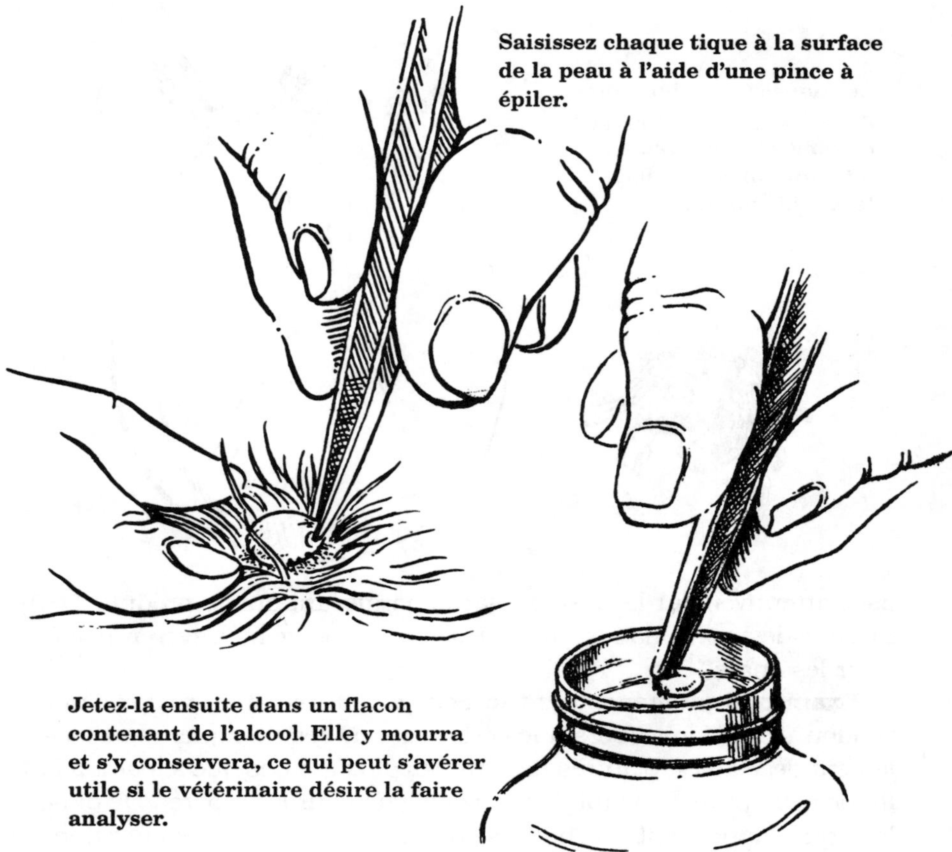

Saisissez chaque tique à la surface de la peau à l'aide d'une pince à épiler.

Jetez-la ensuite dans un flacon contenant de l'alcool. Elle y mourra et s'y conservera, ce qui peut s'avérer utile si le vétérinaire désire la faire analyser.

antiseptique telle que «Betadine Solution» ou d'un onguent antibiotique.

Faites attention aux tiques que vous délogez! Elles ne meurent pas simplement parce qu'elles ne se trouvent plus sous la peau. Ne les jetez pas à la cuvette ou à la poubelle, sinon elles pourraient grimper le long de la paroi au moment inopportun. Disposez des tiques désincrustées en les enfermant dans un flacon d'alcool ou d'insecticide. Fermez-le hermétiquement avant de le mettre au rebut ou portez-le chez un vétérinaire pour fins d'analyse, dans l'éventualité où l'animal montre les symptômes de la maladie de Lyme.

EXPERTS CONSULTÉS

Walter Doolittle, docteur en médecine vétérinaire, pratiquant à Groton dans le Connecticut.

Tanya Drlik, spécialiste de la lutte antiparasitaire au Bio-Integral Resource Center, un organisme sans but lucratif chargé de trouver des solutions de rechange aux insecticides, à Berkeley en Californie.
Steven R. Hansen, docteur en médecine vétérinaire, toxicologue chez Sandoz Animal Health à Des Plaines dans l'Illinois.
Robert Hilsenroth, docteur en médecine vétérinaire, directeur administratif de la Morris Animal Foundation à Englewood en Californie.
Philip Kass, docteur en médecine vétérinaire, Ph.D., professeur associé d'épidémiologie à la School of Veterinary Medicine de l'University of California à Davis.

Les ennuis liés à un déplacement

Quinze conseils pour faire bon voyage

Si c'était votre animal qui planifiait les vacances, vous n'auriez pas à louer une automobile ou à réserver une chambre d'hôtel. Vous n'auriez même pas besoin de carte géographique! Une simple balade au jardin public ou une baignade dans le ruisseau ferait sa joie. Malheureusement pour lui, c'est vous qui prenez les dispositions en vue des vacances et les déplacements prévus peuvent lui occasionner des ennuis. Les chiens ont le mal de la route, les chats se perdent. Tous les occupants de la voiture ont soif et chaud, et le périple prend souvent fin de façon indésirable. Voici quelques trucs pour aider votre animal à faire bon voyage.

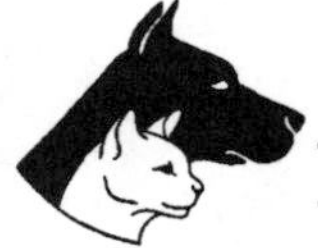

Pour chiens et chats

Si votre animal monte en voiture uniquement lorsque vous le conduisez chez le vétérinaire, l'idée d'une promenade en auto ne lui plaira pas. Avant de l'emmener pour un long périple, prenez-le avec vous pour de courts trajets. Faites le tour du pâté de maisons, conduisez-le au jardin public à quelques reprises. Il associera ainsi l'auto à une expérience plaisante, et il parviendra à se détendre lorsque vous entreprendrez un long trajet.

Les chiens et les chats ont la manie de s'enfuir et de se perdre, en dépit des précautions dont usent leurs maîtres pour les garder près d'eux. Avant le départ, assurez-vous que chacun est correctement identifié et que vos nom, adresse et numéro de téléphone sont bien lisibles. Procurez-vous une petite capsule prévue à cette fin dans une animalerie. Étant donné que vous ne vous trouverez pas chez vous (puisque vous serez en vacances), vous devriez ajouter les coordonnées de l'endroit où vous séjournez.

La direction de la plupart des terrains de camping et des parcs nationaux n'admettra pas un animal sans exiger la preuve qu'il a été vacciné contre la rage. Prenez toujours le certificat de vaccination dans vos affaires. Vous pourriez également ajouter une attestation de santé signée par votre vétérinaire; vous vous éviterez ainsi des ennuis lorsque viendra le moment de franchir un poste-frontière.

Au cours du déplacement, l'animal ne devrait pas aller et venir librement à l'intérieur du véhicule; cela est potentiellement dangereux. Qui plus est, un animal préfère la sécurité d'un espace qui lui est propre. D'instinct, un animal qui déteste les déplacements entrera dans une cage et s'y couchera en attendant d'être parvenu à destination. Donnez-lui sa couverture ou son coussin préféré, quelques jouets, et assurez-vous que la cage soit bien aérée. Au moment de charger la voiture, veillez à ce que chacun de ses côtés soit dégagé, de sorte que l'animal puisse respirer.

Que l'animal fasse le trajet à l'intérieur d'une cage ou assoupi sur le siège, il est préférable de l'attacher à l'aide d'une ceinture de sécurité. Un animal ne doit pas aller librement à l'intérieur d'une automobile; un simple coup de frein et il pourrait voler dans le pare-brise. Vous trouverez dans les animaleries une sorte de courroie que l'on passe autour du poitrail afin de tenir l'animal en place; elle est indiquée pour les animaux de grande taille qui font 12 kg et plus. Il vaut mieux mettre les animaux de petite taille dans une cage qui sera posée sur le plancher ou assujettie au fauteuil par une sangle de sécurité.

Emportez une provision d'eau car un animal se déshydrate rapidement pendant un long trajet. On trouve un modèle d'écuelle qui ne verse pas, dotée d'un couvercle, conçue expressément pour les déplacements en automobile. Vous pourriez congeler à l'avance une gamelle emplie d'eau et lui donner la glace à lécher quand il aura soif. Sinon, faites une halte à chaque heure ou deux et versez-lui à boire.

N'oubliez pas d'emporter sa nourriture. Un animal éprouve souvent des malaises lorsque son alimentation change soudainement, et c'est ce qu'il faut à tout prix éviter lorsqu'on voyage. Donnez-lui sa bouffe habituelle et vous éviterez les ennuis.

Un animal qui doit parcourir une longue distance peut éprouver le besoin de se délier les pattes à plusieurs reprises. Faites une halte à chaque heure ou deux afin qu'il puisse s'ébrouer au grand air.

Rien n'est plus angoissant que de perdre un animal dans une région inconnue ou de le voir s'aventurer sur une autoroute achalandée. Pour plus de sûreté, passez-lui une laisse avant d'ouvrir la portière.

Les voyages en avion

Au même titre que les bagages d'un voyageur peuvent être acheminés vers Los Angeles alors que lui-même s'envole vers New York, il arrive qu'un animal soit retenu temporairement à un terminal ou qu'il soit expédié à une mauvaise adresse.

Ce genre de mésaventure ne survient pas fréquemment, ce qui n'empêche pas les animaux voyageant en avion d'éprouver un léger inconfort. Voici les mesures à prendre pour vous assurer que votre animal voyagera dans les meilleures conditions possibles.

Faites-le monter avec vous. La plupart des compagnies aériennes permettent aux propriétaires d'un petit animal de le prendre avec eux, à condition qu'il se trouve dans un porte-animal posé à leurs pieds. Certains vétérinaires recommandent alors d'employer un porte-animal rembourré, plus confortable que ceux en plastique.

Réservez vos places longtemps à l'avance. Il se peut que la compagnie aérienne ne permette qu'à un seul propriétaire de prendre son animal à bord; assurez-vous que ce soit vous!

Si votre animal effectue le trajet dans la soute à bagages, scotchez un sac de nourriture sur le dessus du porte-animal, de sorte que l'on n'y pose rien.

Plusieurs modèles de porte-animal sont dotés d'une petite gamelle à eau qui s'ajuste à la porte. Emplissez-la et faites-la congeler à l'avance afin d'éviter les déversements.

Réservez vos places à bord d'un vol sans escale; ainsi, l'animal ne connaîtra pas les désagréments de l'escale et du transbordement. De plus, vous éviterez tout risque inhérent à une correspondance manquée. Si le départ était retardé, vous seriez justifié d'exiger que l'on décharge l'animal pour vous assurer de sa sécurité.

La plupart des animaux voyagent bien sans recevoir de tranquillisant, mais si le vôtre aboie ou miaule sans cesse, ou s'il semble indûment stressé, demandez au vétérinaire de lui prescrire un calmant.

Les jeunes chiens et les chatons sont particulièrement susceptibles d'avoir mal au coeur au cours d'un trajet en voiture. Évitez de nourrir votre animal au cours des six à huit heures précédant le départ, de sorte qu'il n'ait pas l'estomac barbouillé. Vous devez cependant lui donner de l'eau.

Un animal risque moins d'avoir la nausée s'il voit le paysage défiler sous ses yeux. Donnez-lui donc une place près d'une fenêtre, que vous ouvrirez un peu pour que l'air frais pénètre à l'intérieur de l'habitacle.

Le remède que nous prenons pour soulager le mal de la route, le dimenhydrinate (marque déposée «Dramamine»), agit efficacement sur les animaux. Les vétérinaires affirment qu'il est sans danger pour la plupart des chiens et des chats en santé, bien que ceux qui souffrent de glaucome et de troubles de la vessie ne devraient pas en recevoir sans l'autorisation du vétérinaire soignant. Les chiens de taille moyenne et de grande taille doivent prendre entre 25 et 50 mg de Dramamine au moins une heure avant de prendre la route; les chiens de petite taille et les chats doivent en prendre environ 12,5 mg. La Dramamine est vendue en comprimés de 50 mg, qu'il suffit de diviser en quatre pour obtenir la dose convenant à un animal.

Garez la voiture à l'ombre. La température à l'intérieur d'un habitacle exposé au soleil peut devenir infernale en l'espace de quelques minutes. Il ne faut jamais laisser un animal à l'intérieur d'un véhicule en stationnement. Si vous deviez vous y résoudre, p. ex. pendant que vous faites une course, garez la voiture en un lieu frais et ombragé, et laissez une ou deux vitres quelque peu ouvertes afin de favoriser la circulation de l'air. Ne laissez jamais l'animal dans une voiture garée pendant plus d'une minute ou deux.

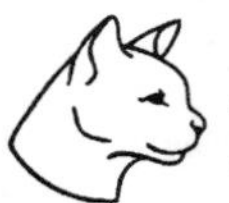

Pour chats seulement

Emportez sa litière avec vous. Contrairement à un chien, pour qui les haltes routières sont aussi invitantes que son propre jardin, un chat hésitera avant de se soulager alors qu'il se trouve au bout d'une laisse. On conseille de se prémunir d'une cage suffisamment spacieuse, de sorte que la litière puisse s'y trouver.

Pour faire en sorte que votre chat se sente en terrain connu, n'emportez pas une litière fraîche. Les granules imprégnés de son odeur lui donneront le sentiment d'être chez lui.

Experts consultés

David Barnett, docteur en médecine vétérinaire, pratiquant à Colma en Californie, ancien président de l'American Veterinary Medical Association.

M. Ward Crowe, docteur en médecine vétérinaire, professeur émérite au département de science vétérinaire à l'University of Kentucky à Lexington, président du conseil de l'Animal Welfare Committee of the American Veterinary Medical Association.

Michael Kaufmann, coordinateur en éducation pour le compte de l'American Humane Association à Englewood dans le Colorado.

Grace Long, docteur en médecine vétérinaire, à l'emploi de Ralston-Purina à St. Louis.

Clayton MacKay, docteur en médecine vétérinaire, directeur de l'hôpital d'enseignement vétérinaire à l'Ontario Veterinary College de l'Université Guelph en Ontario (Canada) et président de l'American Animal Hospital Association.

Sherbyn Ostrich, docteur en médecine vétérinaire, pratiquant à Wernersville en Pennsylvanie.

Dennis Wilcox, docteur en médecine vétérinaire, pratiquant à Port Angeles dans l'État de Washington.

Chat perché!

Douze solutions terre-à-terre

Qu'il pourchasse les oiseaux, qu'il se sauve des chiens ou qu'il préfère roupiller en haute altitude, il reste que l'ascension des arbres est l'un des passe-temps préférés du chat. Toutefois, grimper aux arbres est une chose, en redescendre en est une autre. Un chat refuse parfois de descendre d'un arbre simplement parce qu'il craint de tomber; quelquefois, il reste haut perché parce qu'il est effrayé d'entendre vos supplications et de vous voir tous assemblés au pied de l'arbre dans l'attente qu'il retrouve le plancher des vaches.

Un chat qui refuse obstinément de quitter son perchoir pendant un certain temps risque de se déshydrater. De plus, il risque de chuter et de se blesser gravement. Voici les conseils des experts consultés afin que votre ami redescende sur terre en toute sûreté et cesse de fréquenter les hautes sphères de la société.

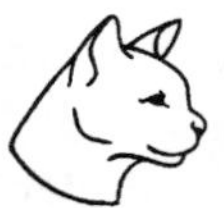

Pour chats seulement

Ne vous approchez pas de l'arbre. Votre chat peut se trouver sur une branche haut perché sans avoir besoin d'assistance. En fait, il préfère probablement vous voir vous éloigner afin de profiter de la quiétude dont il jouit là-haut.

Accordez-lui le temps nécessaire à la descente. Il est possible qu'un chat ne puisse redescendre d'un arbre mais, souvent, il ignore simplement comment s'y prendre. La plupart du temps, après être monté là-haut, il est capable de redescendre.

On conseille de laisser s'écouler une journée avant de se préoccuper de son retour sur terre, à moins qu'il ne soit blessé ou qu'il ne porte une laisse qui pourrait l'étouffer. Si la nuit tombe, vous pourriez lui porter secours, car il risque de subir les attaques de bêtes sauvages, notamment des ratons laveurs.

Un chat perché dans un arbre finit par avoir faim; posez sa gamelle là où il peut l'apercevoir (et flairer l'odeur de sa nourriture) et il pourrait redescendre plus tôt.

Si le chat est tout simplement effrayé de redescendre ou s'il ne peut s'y résoudre à cause d'une blessure, il faudra grimper pour aller le chercher. Si l'arbre ne se prête pas à une telle ascension, vous aurez besoin d'une échelle.

Un chat confiné à la branche d'un arbre est un chat qui a peur. Nombre de gens ont été mordus en tentant de porter secours à un félin effrayé. Enfilez toujours des gants de protection et un gilet matelassé avant de vous rendre au secours d'un animal apeuré.

Empoignez-le par la peau du cou, là où la chatte saisit ses chatons par la gueule. Un chat que l'on soulève de la sorte devient mou et soumis.

Ne ratez pas votre cible lorsque vient le moment de saisir l'animal. Vous pourriez n'avoir qu'une seule occasion avant que le chat ne grimpe plus haut encore.

Si votre chat est haut perché depuis plus d'une journée et que vous ne parvenez pas à le faire redescendre, il faudra alors appeler du renfort. La société de protection animale de votre région pourra vous prêter main-forte, sinon demandez l'aide d'un service de secours animaliers. Consultez le bottin téléphonique ou cherchez conseil auprès de votre vétérinaire.

Si votre chat reste souvent coincé dans le même arbre, clouez-y quelques planchettes, cela vous facilitera l'existence. Il pourra alors monter et descendre à sa guise, sans vous embêter.

Si votre chat a du mal à redescendre d'un arbre en particulier, empêchez-le d'y monter en l'entourant d'une clôture de broche ou de cônes métalliques dont on se sert pour éloigner les écureuils. Assurez-vous que la clôture est suffisamment haute et que votre chat ne peut la franchir.

Vous pourriez décourager votre chat de grimper à l'arbre qui fait problème en y fixant un pétard à deux mèches. Nouez-en une à l'arbre et cachez-vous à environ un mètre de distance en tenant bien la seconde. Aussitôt que votre chat pose une patte sur le tronc, tirez sur la mèche. La détonation qui suivra l'effraiera à tel point qu'il renoncera à grimper aux arbres.

Cela peut sembler incroyable, mais il est possible d'enseigner à un chat à redescendre d'un arbre. Voici comment:

1) Posez-le sur une branche à 1,5 mètre du sol. Il n'aura aucun mal à sauter de là. Posez-le ensuite à deux mètres du sol. Il semblera peut-être hésitant, mais il ne devrait avoir aucun mal à redescendre.

2) En vous servant d'une échelle, posez votre chat sur des branches de plus en plus hautes, jusqu'à atteindre une altitude qui le rend nerveux.
3) Lorsqu'il refuse de descendre, saisissez-le et posez-le de nouveau sur une branche de laquelle il n'a pas craint de sauter auparavant. Remettez-le sur la branche la plus haute, et ainsi de suite, jusqu'à ce qu'il semble suffisamment confiant pour se débrouiller seul. Au fil du temps, il devrait sauter des branches les plus hautes avec autant d'agilité que lorsqu'il s'agit des branches les plus basses.

Il faudra peut-être refaire l'exercice à plusieurs reprises pendant quelques semaines, mais il finira par apprendre à redescendre d'un arbre, quelle que soit sa hauteur.

EXPERTS CONSULTÉS

Steve Bell, technicien ambulancier vétérinaire, pratiquant à Scarborough en Ontario.

Peter Borchelt, Ph.D., expert en comportement animalier, propriétaire de l'Animal Behavior Consultants à New York.

Gary Landsberg, docteur en médecine vétérinaire, pratiquant à Thornhill en Ontario, spécialiste du comportement animalier.

Todd Spencer, président de Wildlife Removal and Prevention Services à Toronto en Ontario.

Les ulcères

Sept baumes pour l'estomac

Votre animal n'a pas à se préoccuper des indices boursiers, de la menace nucléaire et des hausses de taxes, mais il peut quand même faire des ulcères à l'estomac ou à l'intestin grêle. En général, un animal a des ulcères parce qu'il absorbe depuis longtemps de l'aspirine, notamment pour soulager l'arthrite. Les ennuis au foie, aux reins, de même que les objets avalés par mégarde, tels que les pièces d'un sou, peuvent également causer des ulcères. Il faut habituellement consulter un vétérinaire pour que l'animal en guérisse, mais il existe quelques trucs qui peuvent assurer le bon fonctionnement de ses boyaux.

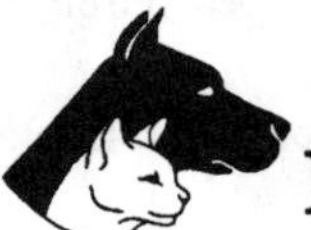

Pour chiens et chats

Il y a des chiens et des chats qui mâchouillent et avalent tout ce qui attire leur attention. Évitez de laisser à leur portée des piles, des pièces de monnaie et toute chose qui peut s'avérer nocive une fois ingérée. Si vous surprenez votre animal en train d'avaler quelque chose qu'il ne devrait pas et si vous croyez que cette chose peut présenter un danger, téléphonez immédiatement à un vétérinaire.

Bon nombre d'ulcères ont proliféré par suite de l'ingestion de matériaux impropres à la consommation, p. ex. du bois ou des os. Un animal qui dispose de jouets sans danger, tels que des os à mâchonner, cherchera moins à se mettre sous la dent des matières dangereuses.

Brossez-le régulièrement, en particulier s'il s'agit d'un chat, car ainsi il absorbera moins de poils en faisant sa toilette. Le brossage ne préviendra pas l'apparition d'ulcères, mais l'absence de poils dans l'estomac et l'intestin grêle atténuera les risques d'irritation qui aurait pour effet d'aggraver un problème déjà existant.

Au même titre que l'aspirine, les produits vendus sans ordonnance tels que ceux composés d'ibuprofène et de naproxène — qui peuvent provoquer des ulcères chez les humains — sont la principale cause d'ulcères chez les chiens et les chats. La dose recommandée pour un humain peut être contre-indiquée, voire nocive, pour un animal, surtout si elle est administrée pendant quelque temps. Consultez donc un vétérinaire avant d'en donner à votre animal. Quoi qu'il en soit, n'administrez jamais de comprimés d'acétaminophène à un chat; le foie du chat est privé de l'enzyme nécessaire à l'élimination de cette substance.

Si un vétérinaire vous a recommandé d'administrer de l'aspirine à votre animal, ajoutez-la à sa nourriture de sorte qu'elle n'irrite pas la membrane qui tapisse son estomac.

L'aspirine est une substance hautement acide; procurez-vous des comprimés glacés qui sont plus digestes.

Le stress émotif n'est pas la cause première des ulcères chez les animaux, mais il peut y contribuer. Afin que votre animal soit en santé et détendu, consacrez beaucoup de temps à ses jeux et ses divertissements.

La présence d'un autre animal à la maison procurera une source de distraction au vôtre. Vous devriez l'emmener souvent en promenade afin de lui donner de l'exercice et de le rendre heureux.

Quand consulter un vétérinaire?

Il y a des ulcères qui guérissent sans traitement particulier, tandis que d'autres peuvent causer des hémorragies internes, ce qui représente un grave danger. Au nombre des symptômes avertisseurs, notons la présence d'une substance granuleuse dans la vomissure ou la présence de sang dans les selles ou dans le vomi.

Conduisez l'animal chez un vétérinaire à la première apparition de l'un de ces symptômes. La plupart du temps, on traite un ulcère à l'aide d'un médicament prescrit sur ordonnance tel que la cimétidine (marque déposée «Tagamet») ou le sucralfate (marque déposée «Carafate»), qui contribue à dégorger l'estomac de l'acide irritant qui s'y trouve.

De plus, si vous surprenez votre animal en train d'avaler une pile alcaline, une pièce de monnaie ou toute matière impropre à la consommation, ne courez aucun risque. Téléphonez sur-le-champ à un vétérinaire.

Experts consultés

Janet R. Childs, docteur en médecine vétérinaire, pratiquant à Fairview dans le Tennessee.

Lee R. Harris, docteur en médecine vétérinaire, pratiquant à Federal Way dans l'État de Washington.

Lisardo J. Martinez, docteur en médecine vétérinaire, pratiquant à Miami en Floride.

Eugene Snyder, docteur en médecine vétérinaire, pratiquant à Kettering dans l'Ohio.

Les infections urinaires

Quatre conseils limpides

Il avait l'habitude de se retenir toute la journée mais, depuis quelque temps, votre animal campe pratiquement devant la porte. Et voilà que, à peine rentré, il demande encore à sortir! Si cela continue, il faudra installer une porte-tambour!

Les infections urinaires ne sont pas l'apanage des humains; les chiens et les chats souffrent à l'occasion d'une infection de l'urètre ou de la vessie. Une telle infection entrave l'élimination de l'urine, ce qui explique pourquoi l'animal doit souvent s'efforcer d'uriner. De plus, l'intérieur des voies urinaires peut être enflé, ce qui ajoute à la douleur éprouvée. Voici les recommandations des experts afin de contrôler et de prévenir ce type d'infection.

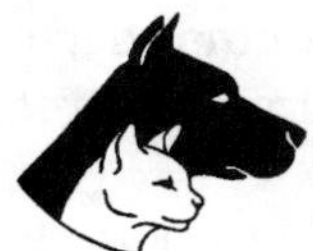

Pour chiens et chats

Versez-lui à boire du jus de canneberges, d'orange ou d'autres agrumes qui font augmenter le taux d'acidité de l'urine, ce qui contribue à réduire le nombre de bactéries et à soulager la douleur. Il y a cependant un hic: les animaux n'apprécient pas le jus de canneberges. Versez-en dans la gamelle à eau ou délayez-en dans la nourriture en petite quantité.

Lorsque l'urine demeure trop longtemps dans la vessie, les bactéries qui s'y trouvent ont amplement le temps de proliférer, jusqu'à pouvoir causer une infection. Un animal qui urine à deux reprises au cours d'une journée est plus susceptible de développer une infection qu'un autre qui urinerait dix fois par jour. Vous devriez faire sortir l'animal aux deux heures environ afin qu'il puisse éliminer les bactéries avant qu'elles ne causent d'ennui. Si votre chat fait ses besoins dans la maison, veillez à ce que sa litière soit toujours accessible.

Votre animal est capable de se retenir, mais si les seuls moments auxquels il a la possibilité d'uriner sont le matin avant

Quand consulter un vétérinaire?

Certaines infections des voies urinaires se résorbent sans traitement, mais il arrive à l'occasion que les bactéries nagent à contre-courant et provoquent une dangereuse infection rénale dite «pyélonéphrite».

Parmi les symptômes d'une infection rénale, notons la miction fréquente ou une difficulté à la miction et potentiellement la présence de sang dans l'urine. Quelquefois, l'animal est fiévreux et léthargique.

Si vous constatez le moindre changement dans les habitudes urinaires de votre animal, ne courez aucun risque. Il peut avoir besoin d'un antibiotique oral afin de contrer une légère infection qui, autrement, risque de se transformer en problème grave.

Si le vétérinaire prescrit des antibiotiques, il est préférable de les administrer immédiatement après la miction. Ainsi, l'organisme de l'animal profitera d'une plus forte concentration de médicament.

votre départ et le soir à votre retour, les bactéries ont amplement le temps de faire leur sale boulot. Si vous n'êtes pas en mesure de passer à la maison pendant la journée, vous pourriez demander à un voisin de sortir le chien à votre place. Offrez-lui de faire de même en retour, le cas échéant.

En général, un chien ou un chat ne fait pas le tour du pâté de maisons sans laisser de trace. Le sortir chaque jour à raison de deux promenades d'une durée minimale de 20 minutes chacune augmentera la miction et réduira les risques d'infection.

EXPERTS CONSULTÉS

W. Jeffrey Alfriend, docteur en médecine vétérinaire, pratiquant à Los Alamitos en Californie.

Frank L. Moore, docteur en médecine vétérinaire, pratiquant à Westminster en Californie.

Lauren Prause, docteur en médecine vétérinaire, interne au département des sciences cliniques au Colorado State University College of Veterinary Medicine and Biomedical Sciences à Fort Collins.

Les troubles de la vue

Sept moyens d'y voir clair

Votre animal a toujours eu bon pied bon oeil, mais depuis quelque temps il se heurte contre les meubles et semble ahuri. Lorsque vous l'emmenez en promenade, il ne semble pas voir devant lui. Pour une raison ou une autre, la vue de votre animal a faibli. Chiens et chats peuvent souffrir d'atrophie rétinienne progressive, qui accroît la difficulté de percevoir les choses sous une lumière faiblarde. Leur vue peut également faiblir à causes des cataractes, du glaucome ou d'autres troubles qui obscurcissent la vision. Heureusement, plusieurs traitements existent pour mettre un terme à cet inconvénient. Mais même si votre animal ne recouvrait jamais une vision parfaite, vous pourriez mettre en pratique les conseils suivants.

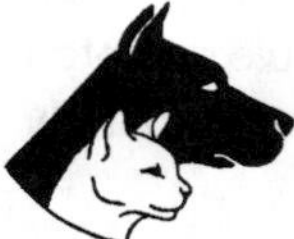

Pour chiens et chats

Ne refaites pas l'aménagement intérieur, car le territoire habituel de votre animal serait du coup désordonné. Il ne s'y retrouverait plus et risquerait de se blesser inutilement.

Si vous effectuez des changements dans la maison ou s'il commence à éprouver des troubles de la vue, faites-lui faire doucement le tour du propriétaire et tenez-le en laisse dans la maison pendant un jour ou deux, de sorte qu'il apprenne à reconnaître les lieux.

Vous pourriez également le confiner à une pièce ou deux, jusqu'à ce qu'il s'y retrouve facilement. Lorsqu'il se sera familiarisé avec les lieux, vous pourrez élargir son territoire. Les animaux domestiques aiment se trouver en présence de leurs maîtres; aussi, gardez-le dans les pièces où vous passez le plus de temps.

La constance est particulièrement importante pour un animal qui a peine à voir. Posez sa nourriture, son eau, sa litière et son panier aux mêmes endroits afin de le sécuriser. Moins vous déplacerez les choses, mieux cela vaudra.

Quand consulter un vétérinaire?

Perdre la vue est une tragédie chez un humain mais les animaux s'y adaptent mieux que nous. En raison de leurs sens alertes, les animaux souffrant d'un handicap visuel sont en mesure de se déplacer sans trop de mal.

Certains ont l'ouïe si fine qu'ils parviennent à percevoir si une porte est ouverte ou fermée et la franchissent (ou pas) sans hésitation.

Les troubles de la vue deviennent plus évidents et plus dangereux lorsque l'animal se trouve en terrain inconnu. Un animal aveugle peut se frapper contre un meuble ou un mur. S'il sort sans surveillance, il peut se retrouver au milieu d'une voie rapide.

Un animal atteint de troubles de la vue doit être conduit chez un vétérinaire. Mais comment savoir si la cécité le guette? Si l'animal a du mal à vous trouver quand vous l'appelez, cela peut être mauvais signe. Si un chien est aveugle, il sera probablement réticent à emprunter les escaliers. Si un chat est atteint de troubles de la vue, il perdra sûrement l'habitude de bondir sur les meubles.

Vous pourriez lui faire subir l'épreuve de la boule de coton ouaté. Placez-vous à quelques mètres devant l'animal et laissez tomber une boule de coton ouaté à plusieurs reprises; si l'animal n'a aucune réaction, il se peut qu'il n'y voit pas. Téléphonez sans tarder à un vétérinaire.

Si votre chien semble éprouver des troubles de la vue, ne courez aucun risque: tenez-le en laisse partout où vous allez, même sur votre terrain, si celui-ci n'est pas clôturé.

Soyez vigilant si vous possédez une piscine creusée; on a souvent vu des animaux aveugles y tomber et s'y noyer.

Il arrive qu'un animal doté de bons yeux en fait profiter un autre qui a peine à voir. Même s'ils ne sont pas les meilleurs amis au monde, la présence d'un autre animal peut être bénéfique à celui qui voit mal. Ainsi, il suffit de fixer un grelot au collier de celui qui voit bien pour que l'autre puisse le suivre sans entrave.

Si votre animal souffre de troubles de la vision et que de longs poils lui couvrent les yeux, raccourcissez-les. Chez certains chiens, les bergers anglais notamment, la présence de poils dans les yeux affaiblit davantage une vision déjà mauvaise.

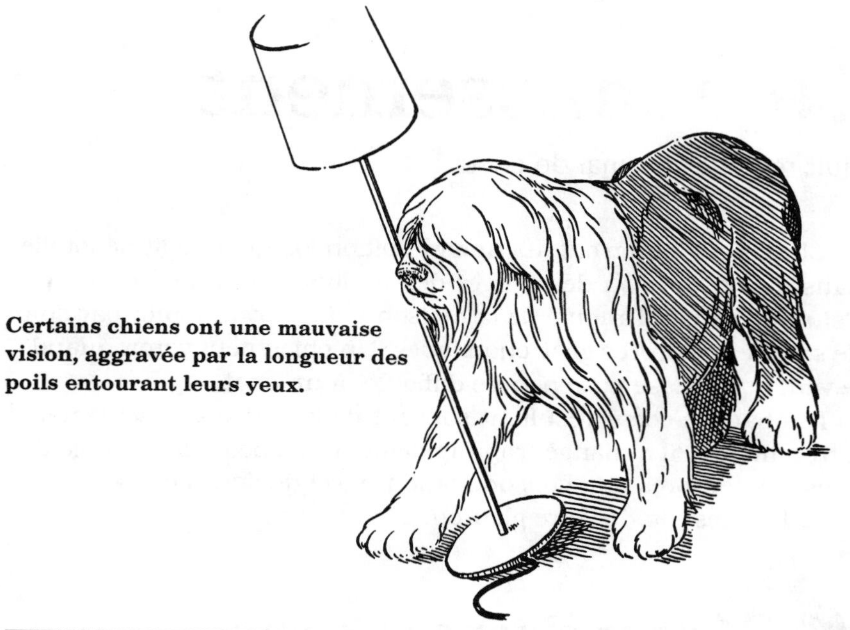

Certains chiens ont une mauvaise vision, aggravée par la longueur des poils entourant leurs yeux.

EXPERTS CONSULTÉS

Mary B. Glaze, docteur en médecine vétérinaire, professeur d'ophtalmologie à la Louisiana State University School of Veterinary Medicine à Bâton Rouge, co-auteur de *The Atlas of Feline Ophthalmology.*

Art J. Quinn, docteur en médecine vétérinaire, professeur d'ophtalmologie à l'Oklahoma State University College of Veterinary Medicine à Stillwater.

David C. Smith, docteur en médecine vétérinaire, pratiquant à Tulsa en Oklahoma.

Le vomissement

Huit remèdes au mal de coeur

Chiens et chats n'ont aucune inhibition lorsqu'il s'agit de fouiller dans les ordures ou de manger des mulots. Aussi, ne doit-on pas s'étonner de voir l'animal de la maison s'efforcer de vomir, par suite de ses mésaventures gastronomiques. Un chien peut vomir quand il le veut et la chose pose peu de difficulté à un chat.

Les haut-le-coeur résultent souvent de la gourmandise: l'animal a trop mangé, il a mangé trop rapidement ou encore il a mangé des choses impropres à la consommation. Voici quelques conseils pour aider la digestion de votre glouton.

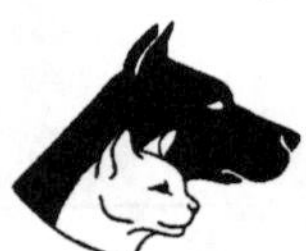

Pour chiens et chats

Lorsqu'un animal vomit, son estomac a besoin d'un temps de repos. Ne lui donnez rien à manger pendant 24 heures; un jeûne court peut suffire à le remettre d'aplomb. Si le vomissement ne cesse pas en l'espace de 24 heures, téléphonez à un vétérinaire.

Lorsque le pire est passé, incitez l'animal à boire de l'eau. Il faut à tout prix éviter qu'il se déshydrate.

Si l'eau lui donne la nausée, faites-lui lécher des glaçons. Il l'absorbera plus lentement et la conservera mieux que s'il buvait à grandes lampées. De plus, les animaux adorent jouer avec des glaçons.

Mettez de la glace dans la gamelle de l'animal ou déposez un glaçon sur le sol si vous ne craignez pas d'y voir un peu d'eau. Ne lui donnez pas plus d'un glaçon aux 15 minutes pour être sûr qu'il ne le rendra pas.

Afin d'empêcher l'animal de boire trop d'eau, abaissez le siège de la cuvette: il pourrait s'abreuver à volonté à cette source à laquelle il ne doit jamais boire car elle regorge de bactéries.

Après un jeûne de 24 heures, l'animal aura peut-être envie de manger. Ne lui donnez pas d'aliments sapides car vous risquez de vous retrouver à la case départ. Son organisme doit s'habituer peu à peu à digérer normalement.

On recommande de mélanger deux parts de riz blanc cuit à une part de fromage blanc ou de blanc de poulet cuit au four sans la peau.

Quand consulter un vétérinaire?

L'appétit vorace de votre animal lui a causé des ennuis à plus d'une reprise, mais jamais à ce point! Il est léthargique, désorienté et vacillant, tout comme s'il était ivre. Sans compter qu'il vomit à un rythme affolant.

Téléphonez immédiatement à un vétérinaire. Il se peut qu'il ait grignoté les feuilles d'une plante vénéneuse, p. ex. le Dieffenbachia ou le philodendron, ou ingéré un produit toxique tel que l'antigel. Chaque minute compte si l'on croit que l'animal peut souffrir d'empoisonnement.

Des vomissements excessifs peuvent également révéler des troubles graves, p. ex. une tumeur au cerveau, un ulcère, des ennuis aux reins ou au foie.

Vous aideriez le vétérinaire à établir son diagnostic en examinant de près la vomissure, malgré que cela soit répugnant. Voyez s'il s'y trouve du sang, un fluide verdâtre, des matières ayant l'apparence de grains de café ou des amas semblables à des matières fécales. Le vomissement peut signaler un nombre considérable de problèmes et toute observation judicieuse permet d'écarter un tas d'avenues.

Donnez-lui d'abord une petite portion aux quatre heures; le lendemain, s'il digère bien ces aliments, augmentez légèrement sa ration.

Après deux jours d'un régime ne comptant aucun aliment sapide, réintroduisez graduellement sa nourriture habituelle. Les vétérinaires recommandent de substituer le quart du riz et du poulet par sa bouffe ordinaire, chaque jour pendant quatre jours.

L'animal ne se sentira peut-être pas en forme, même quand les vomissements auront cessé. Le «Kaopectate» pourrait calmer son estomac. Donnez-lui-en une cuillerée à thé par tranche de 5 kg, bien que vous seriez avisé de consulter un vétérinaire afin de connaître la dose idéale.

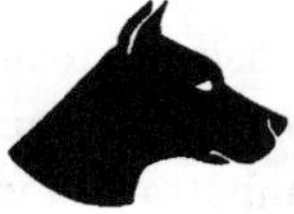

Pour chiens seulement

Un peu de «Pepto-Bismol» soulagera les maux d'estomac de votre chien autant que les vôtres. On recommande d'en donner à raison d'une cuillerée à thé par tranche de 10 kg aux quatre ou aux

Herbe et pelouse

Nul ne sait pourquoi, mais presque tous les chiens et les chats adorent manger de l'herbe à l'occasion. Il s'ensuit qu'ils vomissent. D'aucuns affirment qu'ils se purgent ainsi des déchets qui polluent leur organisme; d'autres estiment qu'il s'agit plutôt d'une question de goût.

En autant que la pelouse n'ait reçu aucun fertilisant chimique et que l'animal ne consomme pas d'herbe en quantité excessive, vous n'avez aucune inquiétude à vous faire. Laissez l'animal agir à sa guise.

six heures pendant au plus deux jours. Les chiens n'apprécient pas son goût; vous pourriez lui en administrer à l'aide d'une seringue ou d'une poire à eau.

Ne donnez jamais de «Pepto-Bismol» à un chat sans l'approbation d'un vétérinaire, car ce produit contient des composants que les félins ont du mal à métaboliser. Il pourrait être encore plus malade!

EXPERTS CONSULTÉS

James B. Dalley, docteur en médecine vétérinaire, professeur associé de sciences cliniques animales au Michigan State University College of Veterinary Medicine à East Lansing.

Martin J. Fettman, docteur en médecine vétérinaire, Ph.D., professeur de pathologie et de nutrition clinique au Colorado State University College of Veterinary Medicine and Biomedical Sciences à Fort Collins.

Lisa Freeman, docteur en médecine vétérinaire, instructeur clinique au Tufts University School of Veterinary Medicine à North Grafton dans le Massachusetts.

David Hammond, docteur en médecine vétérinaire, pratiquant à Pleasant Hill dans l'Oregon, directeur des services vétérinaires chez Hill's Pet Nutrition.

Fred Oehme, docteur en médecine vétérinaire, Ph.D., professeur de toxicologie, médecine et physiologie au département des sciences cliniques au Kansas State University College of Veterinary Medicine à Manhattan dans le Kansas.

David Simmons, docteur en médecine vétérinaire, pratiquant à Castro Valley en Californie.

Les moustaches

Quatre conseils pour tenir l'antenne!

Un fin limier flaire une piste à des lieues à la ronde. Un lévrier afghan peut repérer une souris d'aussi loin qu'il peut voir. Cela est certes impressionnant, mais le pif d'un chat l'est tout autant, sinon davantage.

Les moustaches d'un chat, situées au-dessus des yeux, sous le menton et sur les côtés du visage, prennent racine dans des faisceaux nerveux. Les moindres changements dans les mouvements de l'air font bouger ses moustaches qui transmettent alors à l'animal des tas de renseignements sur son environnement. Elles sont d'une grande sensibilité.

Une altération aux moustaches ne pose jamais de problème grave, sauf que l'animal peut être décontenancé ou en ressentir une douleur. Privé de moustaches, un chat aura de la difficulté à se mouvoir en des espaces exigus et à évaluer la distance au cours de ses chasses nocturnes.

Les chiens ont également des moustaches, mais ils s'y fient beaucoup moins que les chats. Si celles de votre félin ont été taillées par inadvertance, voici ce que vous pouvez faire.

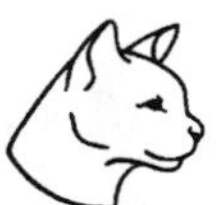

Pour chats seulement

Gardez-le dans la maison. Étant donné qu'il se fie à ses moustaches pour se diriger, toute altération pourrait entraîner des heurts et des blessures. Ainsi, un chat privé de moustaches peut se blesser les yeux en s'approchant trop près de buissons épineux. Il peut également se coincer dans un lieu trop étroit et cela peut avoir des incidences graves dans les situations d'urgence, p. ex. s'il tente d'échapper à un chien. Assurez sa sécurité en le gardant dans la maison pendant plusieurs mois, jusqu'à ce que ses moustaches aient repoussé.

Si votre chat vient de perdre ses moustaches, ce n'est pas le moment de réaménager votre intérieur. Il aurait de la difficulté à percevoir la profondeur des espaces.

Prenez garde aux moustaches si vous toilettez vous-même votre chat. Les félins reviennent souvent de leurs excursions avec des moustaches abîmées; il arrive aussi parfois que le maître les taille par mégarde lors du toilettage.

Les moustaches que l'on taille finissent par repousser, mais si elles ont été brûlées par une flamme ou le serpentin électrique de la cuisinière, elles risquent de ne jamais repousser. Si votre minet montre plus de curiosité que de prudence, vous devriez lui interdire l'accès d'une pièce où il risque de se brûler.

EXPERTS CONSULTÉS

Bernadine Cruz, docteur en médecine vétérinaire, établi à Laguna Hills en Californie.

Nicholas Dodman, professeur au département de chirurgie et directeur de la Behavior Clinic de la Tufts University School of Veterinary Medicine à North Grafton dans le Massachusetts.

Jan A. Hall, docteur en médecine vétérinaire, dermatologue pratiquant à Montréal au Québec.

Mollyann Holland, docteur en médecine vétérinaire, résidente au département de chirurgie et de médecine vétérinaire à l'University of Missouri College of Veterinary Medicine à Columbia.

Nancy Scanlan, docteur en médecine vétérinaire, établie à Sherman Oaks en Californie.

Chat amateur de laine

Huit trucs visant à préserver vos vêtements

Les chats font les choses les plus inusitées: il tombent endormis dans le tiroir à ustensiles; ils déroulent le papier hygiénique et le réduisent en charpie; ils se gavent de cataire et fixent leur reflet dans une glace. Alors que vous étiez convaincu d'avoir tout vu, voilà que votre félin se transforme en dévoreur de tricots. Il se met à sucer tous vos vêtements et accessoires de laine: sweaters, chaussettes, gants, bonnets, couvertures et tapis. Le vétérinaire parle de succion, vous parlez de destruction!

On ignore la raison de ce réflexe, mais on croit que les chatons qui ont été sevrés trop tôt sont plus susceptibles de s'y adonner que les autres. Les siamois ont un penchant marqué pour la laine, bien que cela se constate également chez les chats d'autres races.

Voici quelques conseils pour résoudre le problème et vous éviter de vous faire manger la laine sur le dos!

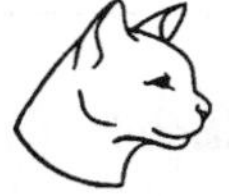

Pour chats seulement

Le meilleur moyen d'empêcher votre chat de trouer vos articles de laine est de les ranger là où il ne peut les trouver. Fermez bien vos placards et vos tiroirs.

Si votre chat affectionne quelque chose que vous ne pouvez ranger, disons un tapis ou un coussin, la seule solution consiste à lui interdire l'accès de la pièce où se trouve l'objet de sa passion.

Les chats qui disposent d'un tas de jouets à mâchonner sont moins portés à mordiller les lainages. On trouve dans les animaleries une variété de jouets qui sauront plaire à un chat amateur de laine.

Vous pourriez également changer sa nourriture au profit d'une nouvelle dont la teneur en fibres est élevée. Il arrive parfois que le simple fait de nourrir un chat de croquettes sèches satisfasse son envie de mâcher. Il délaissera alors vos gilets et vos bas de laine.

La chose reste sans explication, mais il semble qu'un chat qui mange un peu de laitue, en particulier la romaine, ne songe plus à la laine. Donnez-lui chaque jour une ou deux feuilles de laitue, entières ou déchiquetées, selon sa préférence.

Les chats que la laitue n'intéresse pas peuvent trouver satisfaction dans quelque chose de plus croquant, p. ex. des haricots verts, des pelures de pommes de terre cuites ou un peu de bacon croustillant.

Vous pourriez éloigner votre chat des vêtements qui l'intéressent en employant un répulsif en aérosol. Ils détestent tout particulièrement l'odeur de pommes sures. Lorsque vous enduisez un vêtement ou un objet de répulsif, vous devriez poser un jouet juste à côté; ainsi, le félin apprendra à distinguer le jouet dont il peut s'emparer, du vêtement auquel il ne doit pas toucher.

La forte odeur de la naphtaline éloignera à coup sûr votre chat de vos tricots. Mettez les billes de naphtaline dans un sac qui ferme de façon hermétique, car certains minets ne détestent pas y enfoncer les dents!

Vous pourriez assurer la sécurité de votre garde-robe en y installant un détecteur de mouvements. Quand le chat entendra le retentissement de l'alarme, il sera effrayé et s'enfuira. Il évitera ensuite de s'approcher du placard en question.

EXPERTS CONSULTÉS

Peter Borchelt, Ph.D., expert en comportement animalier, propriétaire de l'Animal Behavior Consultants à New York.

Suzanne Hetts, Ph.D., experte-conseil en comportement animalier appliqué, pratiquant à Littleton dans le Colorado.

John C. Wright, Ph.D., spécialiste du comportement animalier, professeur de psychologie à la Mercer University à Macon en Géorgie, et membre de la faculté à l'University of Georgia School of Veterinary Medicine à Atlanta.

Les vers

Sept solutions finales

Il est fort désagréable d'apercevoir ces bestioles remuant dans les selles d'un animal, mais la présence de vers intestinaux est tout sauf rare. Virtuellement chaque chiot ou chaque chaton naît avec des vers ou en contracte peu après la naissance. Les animaux adultes en sont également atteints, en particulier dans les régions où les vers prolifèrent, le Sud notamment.

Les vers que vous apercevez, s'ils donnent la nausée, causent rarement autre chose qu'une légère diarrhée ou un peu de vomissement. Par contre, les vers que vous ne voyez pas — p. ex. l'ankylostome ou le trichocéphale — peuvent provoquer l'anémie, la déshydratation ou des carences nutritionnelles. Étant donné que des médicaments spécifiques sont prescrits pour enrayer chaque sorte de vers, il faut consulter un vétérinaire. Mais voici ce que vous pouvez faire afin de soulager les symptômes et de prévenir la répétition du problème.

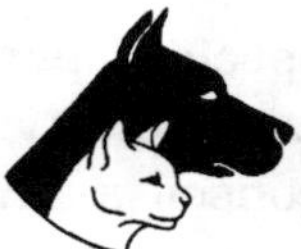

Pour chiens et chats

Presque tous les chiens et les chats naissent avec des vers ou en contractent pendant la période d'allaitement. Conséquemment, les vétérinaires conseillent un traitement vermifuge dès l'âge de six semaines. Le médicament est vendu en animalerie et dans les cliniques vétérinaires.

Très souvent, un animal qui a des vers de l'ordre des Cestodes les a contractés de puces infectées, qu'il a avalées en faisant sa toilette. S'il faut éliminer les vers, il importe également d'éradiquer les puces qui les véhiculent. Il existe un tas de poudres et d'aérosols contre les puces; on conseille en général d'employer un produit contenant du D-limonène ou de la pyréthrine, plus efficace et moins toxique que d'autres insecticides. Vous pourriez faire l'essai de produits à base de méthoprène, une hormone de synthèse qui gêne l'éclosion des oeufs de puces.

Il faut cependant savoir qu'un produit sans danger pour un chien n'est pas nécessairement indiqué pour un chat. Lisez attentivement les mises en garde paraissant sur l'emballage.

Quand consulter un vétérinaire?

Les vers constituent rarement un ennui grave mais en l'absence de traitement, ils pourront proliférer jusqu'à atteindre un niveau dangereux pour l'animal. Voilà pourquoi il importe de consulter un vétérinaire dès l'apparition des premiers symptômes.

Parmi ces derniers, notons le vomissement, une diarrhée sanglante ou des selles ayant l'aspect du goudron noir. Les vers présents dans l'organisme perdent parfois de minuscules segments de leur corps, qui se retrouvent dans les selles de l'animal.

Si l'animal a la diarrhée, donnez-lui du «Kaopectate». Ce produit en vente libre soulage sûrement et efficacement la diarrhée, il convient tant aux chats qu'aux chiens et ajoute à la solidité des selles.

Afin d'administrer ce médicament à l'animal, emplissez-en une seringue ou une poire à jus. Inclinez-lui la tête vers l'arrière et faites gicler le médicament au fond de sa gorge. Tenez-lui la gueule fermée et caressez-lui la gorge pour qu'il avale.

On conseille d'administrer une cuillerée à thé de «Kaopectate» par tranche de 5 kg, à raison de deux ou trois fois par jour. La dose varie grandement d'un animal à l'autre; aussi, demandez conseil à un vétérinaire.

Un animal peut également contracter des vers s'il mange des souris, des lapins ou autres rôdeurs. Afin d'atténuer ce risque, confinez l'animal à l'intérieur de la cour ou du jardin et tenez-le en laisse lors de vos promenades.

De nombreux parasites intestinaux prolifèrent dans un sol contaminé par les excréments de chiens et de chats. Un chien peut contracter des vers simplement en creusant dans un sol contaminé. Sans compter qu'un animal peut développer une infection intestinale appelée «giardiase» simplement pour avoir bu de l'eau sale.

Une bonne hygiène résoudra votre problème à 90 p. cent. Nettoyez votre cour en enlevant les excréments avant qu'ils ne puissent contaminer le sol.

Il est à noter que quelques médicaments prescrits afin de prévenir les vers du coeur contribueront à réduire la présence de certains vers intestinaux.

Surveillez bien les selles de votre animal afin de déceler rapidement la présence de vers. Ceux appartenant à l'ordre des Cestodes ont la forme d'un grain de riz, tandis que les Ascaris ressemblent plutôt à des spaghettis. Un vétérinaire devrait analyser les selles de votre animal une fois l'an.

EXPERTS CONSULTÉS

Dwight Bowman, docteur en médecine vétérinaire, professeur associé de parasitologie au Cornell University College of Veterinary Medicine à Ithaca dans l'État de New York.

Thomas Craig, docteur en médecine vétérinaire, Ph.D., professeur au département de pathobiologie vétérinaire du Texas A&M University College of Veterinary Medicine à College Station.

Michael Dryden, docteur en médecine vétérinaire, Ph.D., professeur associé de parasitologie vétérinaire au Kansas State University College of Veterinary Medicine à Manhattan dans le Kansas.

Tam Garland, docteur en médecine vétérinaire, Ph.D., toxicologue pratiquant au Texas A&M University College of Veterinary Medicine à College Station.

Michael Willard, docteur en médecine vétérinaire, professeur au département de médecine et de chirurgie animales au Texas A&M University College of Veterinary Medicine à College Station.

Les blessures

Onze conseils pour administrer les premiers soins

Bien entendu, votre animal est votre meilleur ami mais les bêtes du voisinage ne partagent peut-être pas vos sentiments. Les chiens se livrent parfois des combats sans pitié et les chats des duels qui prennent des proportions épiques.

Si l'on prend en compte les risques d'accident, de blessure et de fracture inhérents à la vie animale, vous serez probablement en présence de vilaines plaies, d'abcès et de saignements un jour ou l'autre. En de tels cas, voici ce que vous pouvez faire.

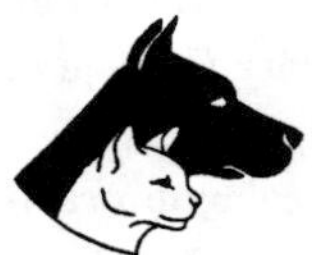

Pour chiens et chats

Usez de précaution. La plupart des experts recommandent de museler un animal blessé avant de le soigner. Si l'on effleure la région endolorie, il mordra. Si vous ne possédez pas de muselière, vous pouvez en fabriquer une de fortune avec des bandes de gaze ou un bout de corde. Il suffit d'en enrouler plusieurs fois le museau de l'animal, d'en ramener les extrémités vers la nuque et de les nouer. Ayez toutefois des ciseaux sous la main; si l'animal se mettait à vomir, il faudrait lui retirer la muselière rapidement pour éviter qu'il ne s'étouffe.

Si votre animal est trop petit pour être muselé, couvrez-lui la tête d'une taie d'oreiller, d'une serviette ou d'une couverture avant d'entreprendre le traitement de sa blessure. Évidemment, ne l'empêchez pas de respirer!

En premier lieu, vous devrez mettre fin à l'effusion de sang. Appliquez sans tarder une pression ferme sur la blessure à l'aide d'une main ou d'un chiffon propre. Maintenez la pression jusqu'à ce que cesse le saignement; il faut d'ordinaire compter quelques minutes. Si l'effusion ne cesse pas, conduisez l'animal chez un vétérinaire sans plus tarder. (Pour obtenir davantage de renseignements concernant les premiers soins, voyez la p. 88.)

Lorsque vous aurez mis fin au saignement, il faudra ensuite désinfecter la plaie. Pour ce faire, taillez d'abord les poils entourant

Quand consulter un vétérinaire?

On peut soigner la plupart des blessures à domicile, mais un professionnel doit se charger des entailles et des éraflures profondes, en particulier lorsque l'effusion de sang est abondante et la douleur atroce.

Si l'entaille est assez profonde pour atteindre un tendon ou un muscle, il faut voir un vétérinaire. Les entailles profondes nécessitent souvent une anesthésie et des points de suture. Même une éraflure peut être grave s'il y a une importante perte de sang ou si l'infection s'y installe.

En fait, l'infection est le principal risque encouru par suite d'une blessure, quelle qu'elle soit. Les signes avant-coureurs en sont l'écoulement de pus, l'apparition de rougeurs, l'enflure ou la sensibilité qui ne se résorbe pas. L'infection est répandue par suite de morsures, en particulier les morsures de chats, car leur gueule renferme des bactéries et leurs canines effilées peuvent causer des ruptures profondes.

Par suite d'une morsure ou d'une rupture profonde, il est plus sage de consulter un vétérinaire qui prescrira des antibiotiques afin d'écarter tout ennui plus sérieux.

la région afin de la dégager. Vous pouvez employer des ciseaux, mais les vétérinaires conseillent une tondeuse électrique. Il faut faire en sorte qu'aucun poil ne touche ou n'infiltre la plaie, sinon il y aurait risque d'infection.

Afin d'empêcher les poils rasés de se loger dans la plaie, couvrez-la d'abord d'une mince couche de gelée hydrosoluble (de marque «K-Y»). Les poils adhéreront à la gelée et il suffira de bien rincer par la suite.

Vous devrez rincer à l'eau courante les plaies et entailles profondes afin de déloger les poils et les saletés porteurs de germes qui pourraient les contaminer. L'eau et le savon permettent de combattre efficacement les bactéries mais vous pourriez tout aussi bien employer un onguent antiseptique.

Bien qu'il importe de désinfecter la plaie, les vétérinaires consultés déconseillent l'emploi d'un antiseptique tel que l'eau oxygénée ou l'alcool à friction qui irriterait plus encore les tissus déchirés.

Lorsqu'un chien ou un chat se blesse, sa langue se met aussitôt à l'oeuvre. Laissez-le lécher sa plaie; cela peut accélérer la cicatrisation dans la mesure où la plaie est constamment nettoyée.

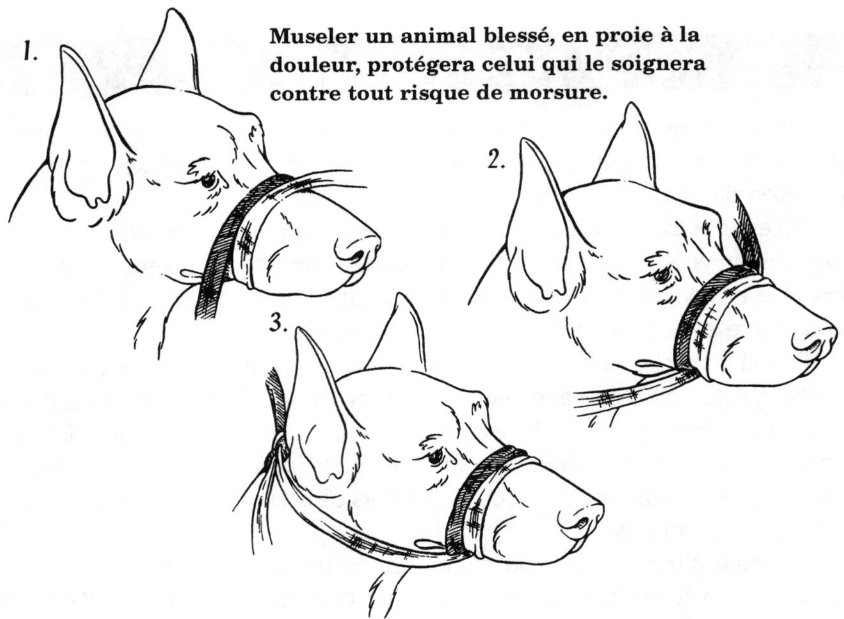

Museler un animal blessé, en proie à la douleur, protégera celui qui le soignera contre tout risque de morsure.

S'il y a pas de mal à ce que l'animal lèche sa plaie, il peut être tenté, le cas échéant, de mâchouiller ses points de suture. Afin de l'en empêcher, passez-lui un collier élisabéthain, une sorte de collerette de plastique qui lui isolera la tête pendant quelque temps. On peut s'en procurer dans une animalerie ou en fabriquer un soi-même en perçant un orifice au fond d'un contenant de plastique ou d'un seau. Assurez-vous que l'orifice est suffisamment grand, de sorte que l'animal ne s'étouffe pas et qu'il soit en mesure de boire et de manger.

Toutefois, attendez de voir si l'animal s'intéresse trop à sa blessure avant de lui passer ce collier. En général, il n'est pas nécessaire d'y recourir.

Bien qu'un pansement soit parfois indiqué pour ralentir l'effusion de sang, la plupart du temps il n'est pas nécessaire et peut même retarder la cicatrisation de la plaie. Plus on couvre une blessure, plus elle met de temps à guérir.

En général, une blessure légère se cicatrise seule; cependant, il arrive à l'occasion qu'un abcès se forme. Cette poche de pus, qui se forme sous la peau, indique que l'infection gagne en importance. Étant donné que le pus se s'écoule pas, l'infection risque de s'étendre par voie interne. Dans ce cas, il faudra probablement crever l'abcès et l'animal devra recevoir des antibiotiques. En présence d'un abcès, consultez un vétérinaire, à défaut de quoi vous perdriez un temps précieux.

On fabrique un collier élisabéthain en perçant un orifice au fond d'un contenant ou d'un seau de plastique, de sorte que l'animal puisse y passer la tête. La circonférence de l'orifice doit être telle que l'animal n'en soit pas incommodé, qu'il puisse boire et manger, sans risquer de perdre son collier.

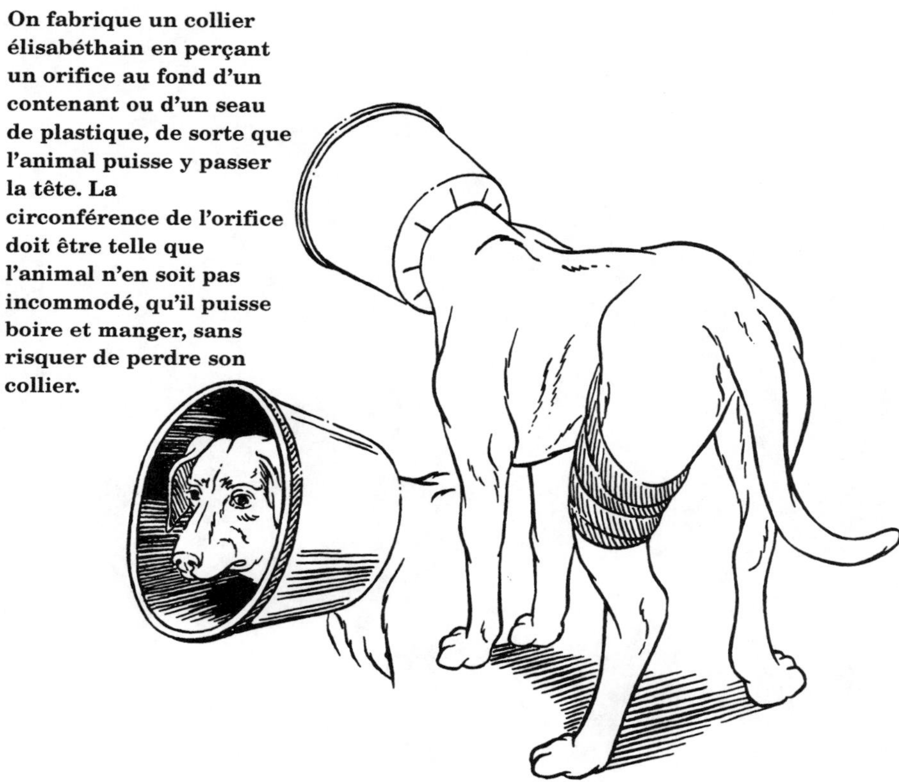

Experts consultés

C.B. Chastain, doyen associé et professeur de médecine vétérinaire et de chirurgie à l'University of Missouri College of Veterinary Medicine à Columbia.

William D. Fortney, docteur en médecine vétérinaire, professeur adjoint de médecine animale au Department of Clinical Sciences au Kansas State University College of Veterinary Medicine à Manhattan dans le Kansas.

Alan Lipowitz, docteur en médecine vétérinaire, professeur de chirurgie animale à l'University of Minnesota College of Veterinary Medicine à St. Paul.

Wayne Wingfield, docteur en médecine vétérinaire, directeur du département de la médecine d'urgence au Colorado State University Veterinary Teaching Hospital à Fort Collins.

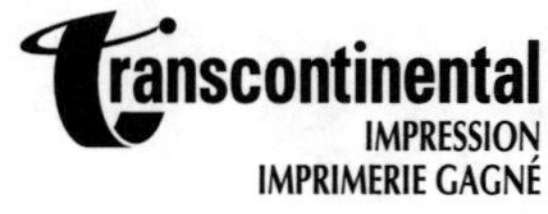
ranscontinental
IMPRESSION
IMPRIMERIE GAGNÉ

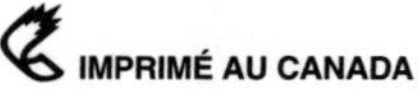
IMPRIMÉ AU CANADA